Das große Mikroskopier-Buch

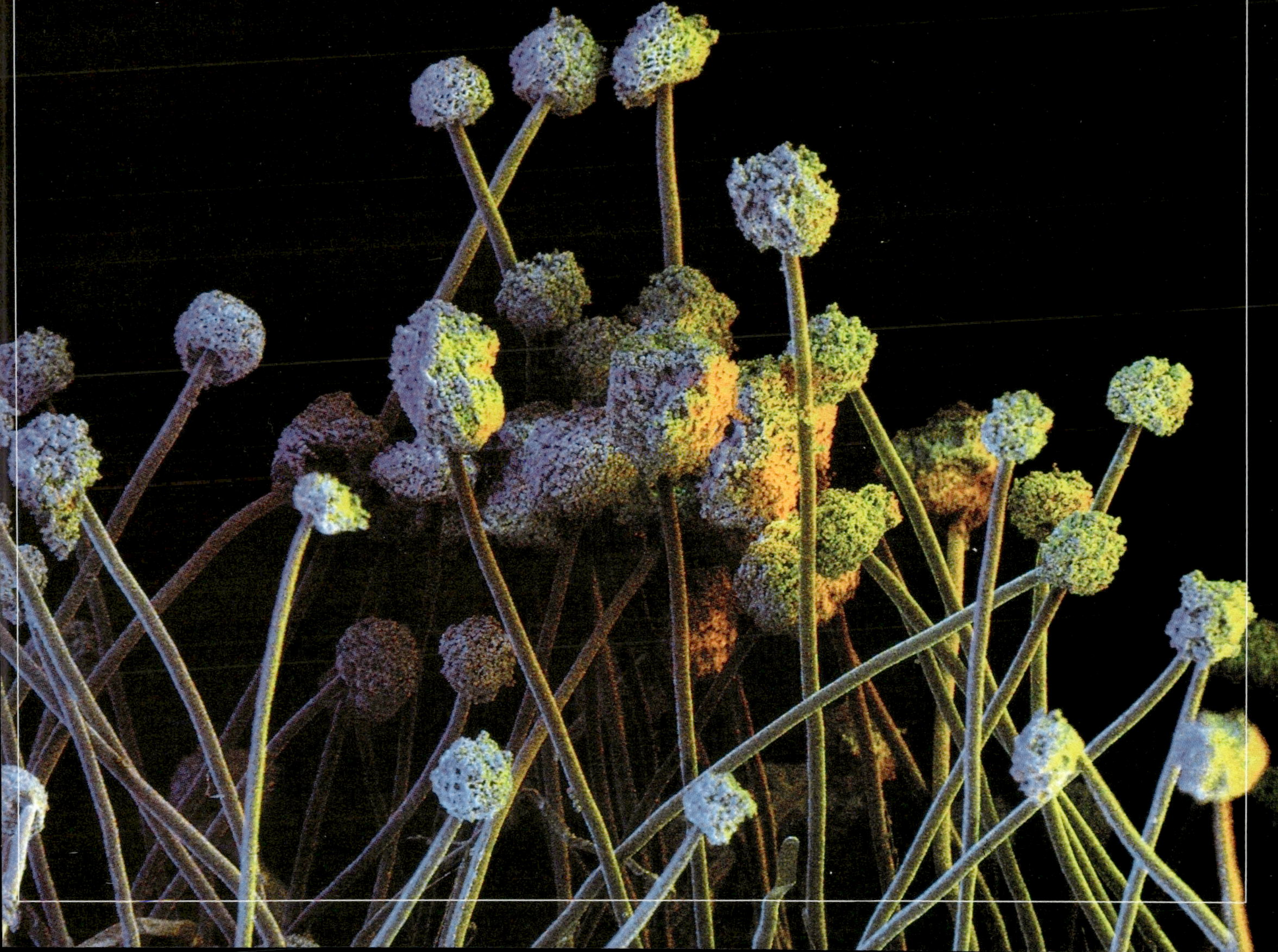

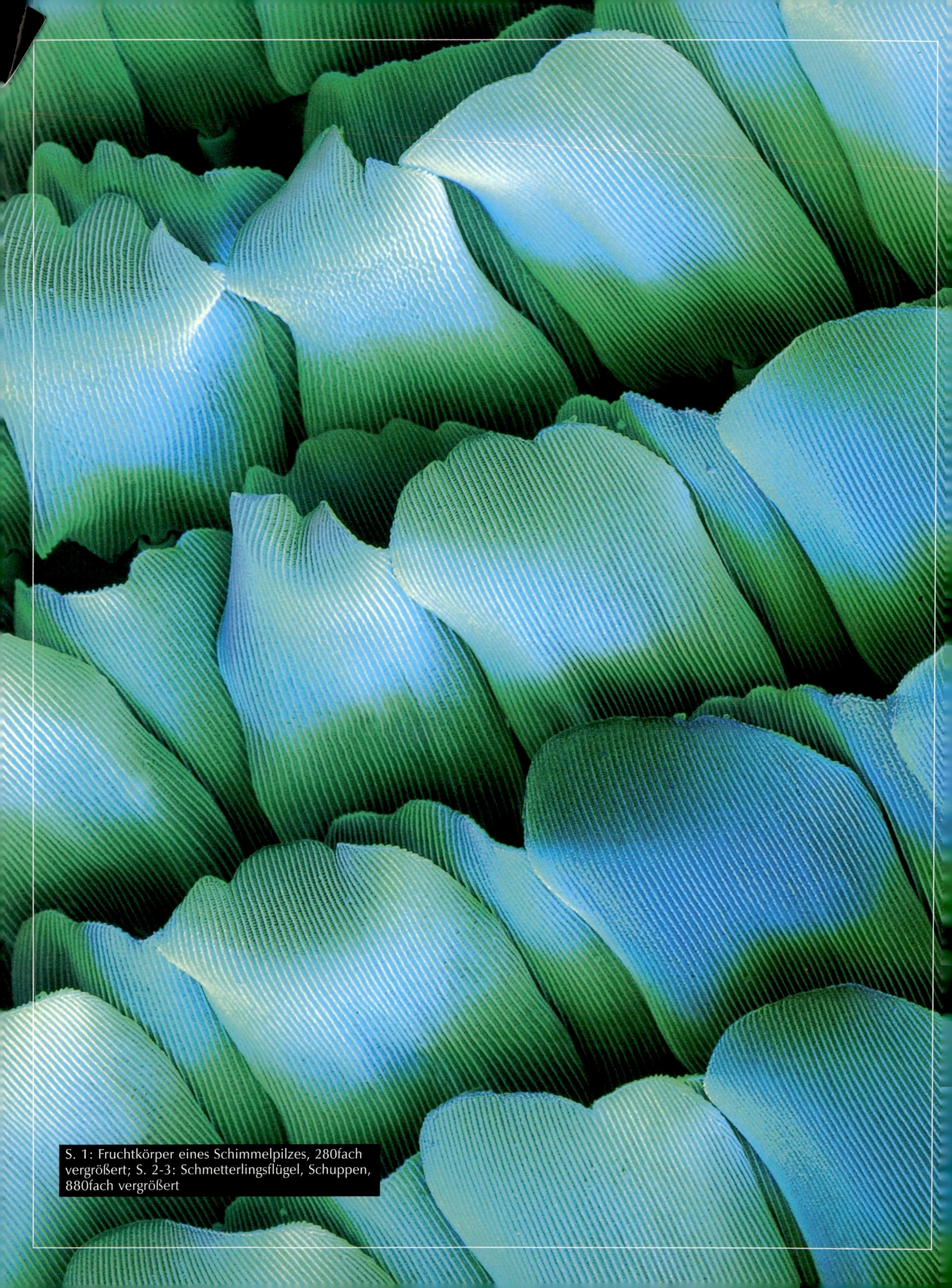

S. 1: Fruchtkörper eines Schimmelpilzes, 280fach vergrößert; S. 2-3: Schmetterlingsflügel, Schuppen, 880fach vergrößert

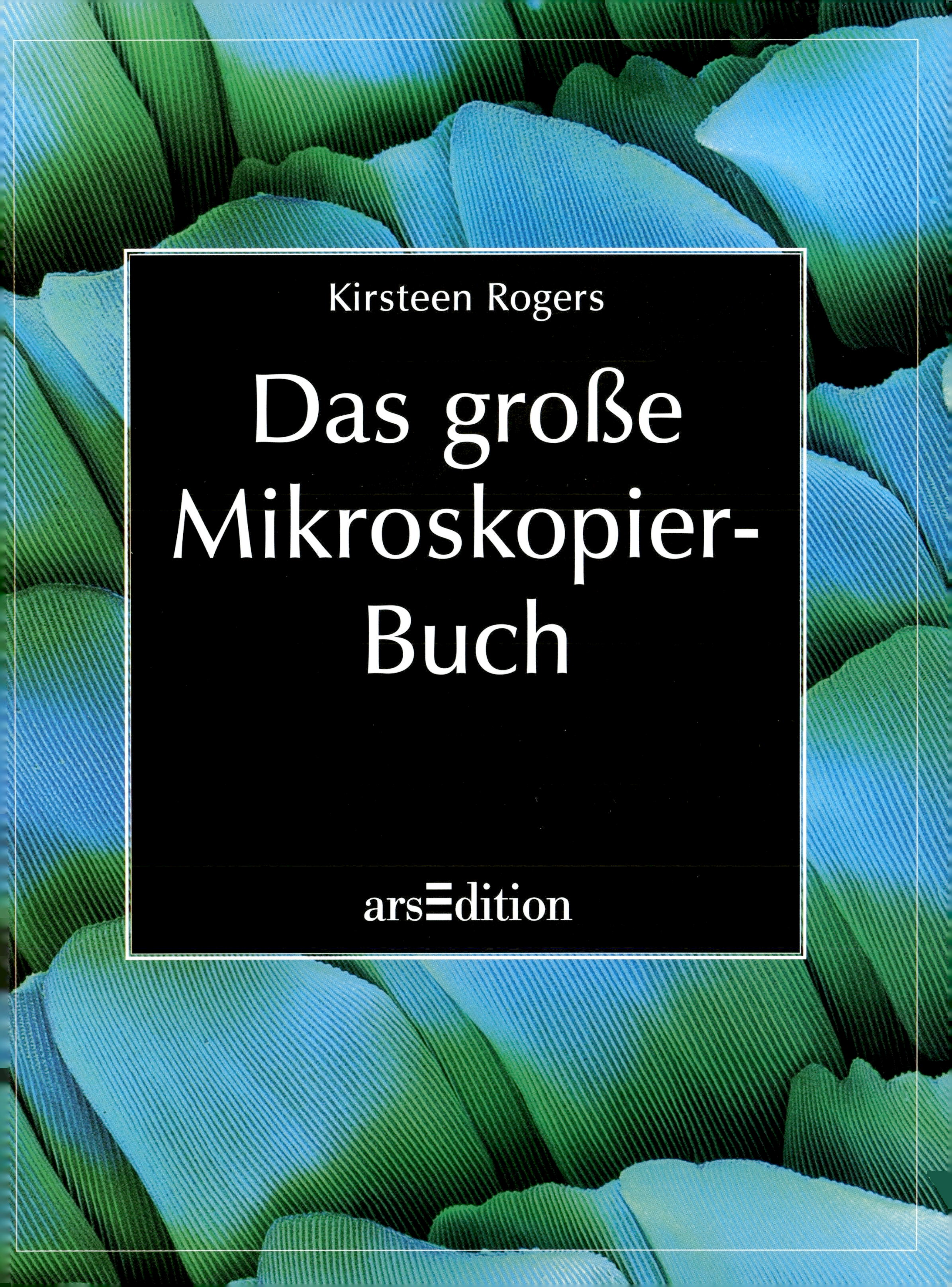

Kirsteen Rogers

Das große Mikroskopier-Buch

arsEdition

Inhalt

Die Mikrowelt

Der menschliche Körper

Pflanzen und Pilze

Die Welt der Gliederfüßer

Minerale und Maschinen

Vergangenheit und Gegenwart

Praktische Hinweise

Schritt für Schritt

Im gesamten Buch findest du Anweisungen für schrittweises Arbeiten mit deinem Mikroskop.
Manchmal wirst du bei den Arbeitsanleitungen dieses Symbol entdecken. Es bedeutet, dass du besonders vorsichtig sein musst oder einen Erwachsenen bitten solltest, dir zu helfen.

Vorsicht

Die Mikrowelt

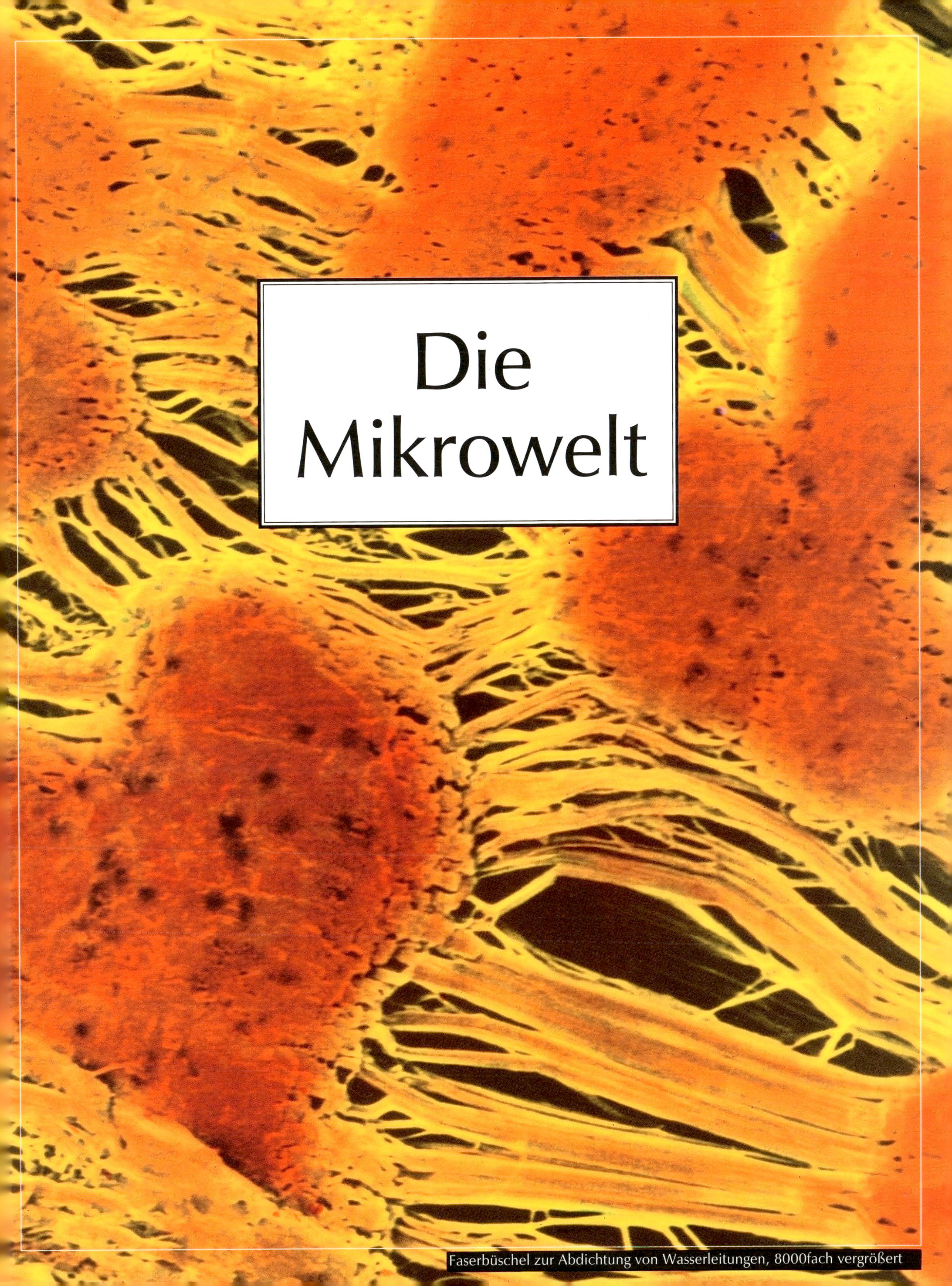

Faserbüschel zur Abdichtung von Wasserleitungen, 8000fach vergrößert

Größer als sonst

Was dir das Lichtmikroskop bietet, sieht immer ganz anders aus als das, was dir deine Augen sonst zeigen. Hier siehst du einige seltsame und wunderschöne Dinge versammelt, von denen wir ohne die Erfindung des Mikroskops gar nichts wüssten.

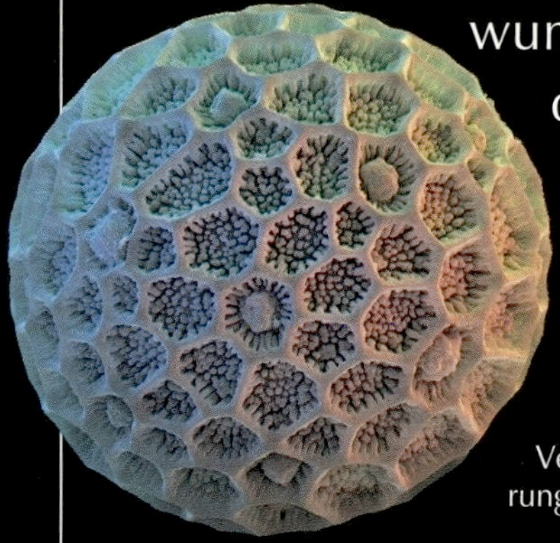

Blütenpollen in 1100-facher Vergrößerung

Neue Welten

Mit bloßem Auge betrachtet sieht das Pollenkorn eines Knöterichs im Bild oben aus wie ein Staubteilchen. In einem Mikroskop zeigt es sich als leicht abgeflachte Kugel mit dem Oberflächenmuster eines fein durchbrochenen Netzwerks aus Leisten.

Klein, aber quicklebendig

Ein Wassertropfen aus dem Gartenteich erscheint dem bloßen Auge völlig leer, wimmelt aber in Wirklichkeit vor winzigen Lebewesen. Die unwirklich aussehenden Formen im Bild rechts sind die Schalen mikroskopisch kleiner Algen, Diatomeen oder Kieselalgen genannt. Trotz ihrer Winzigkeit sind sie äußerst wichtig. Sie produzieren Sauerstoff zum Atmen und sind die Nahrung kleiner Wassertiere.

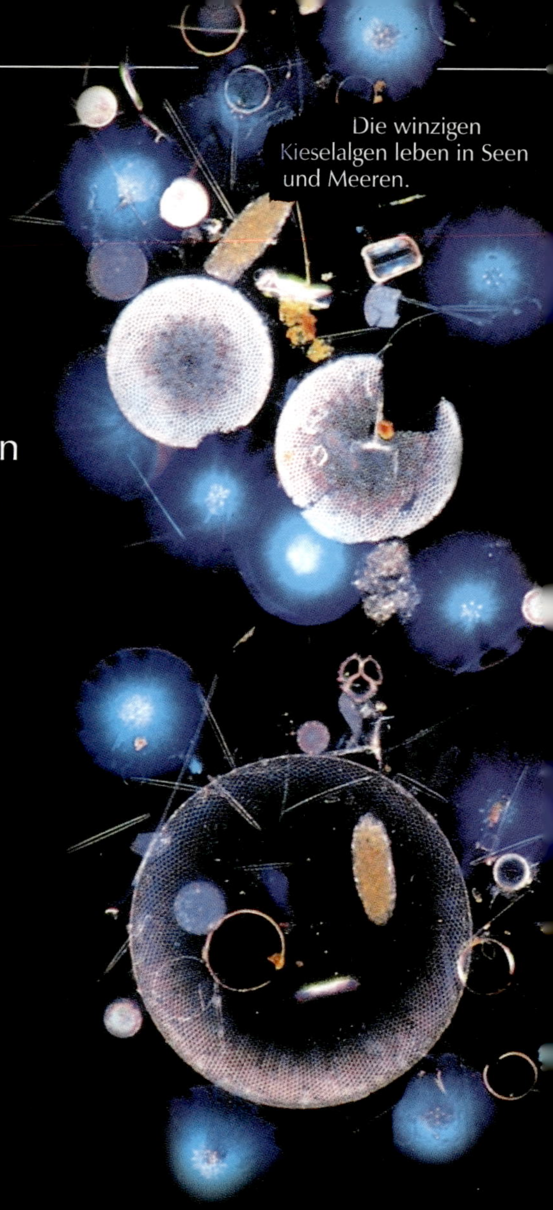

Die winzigen Kieselalgen leben in Seen und Meeren.

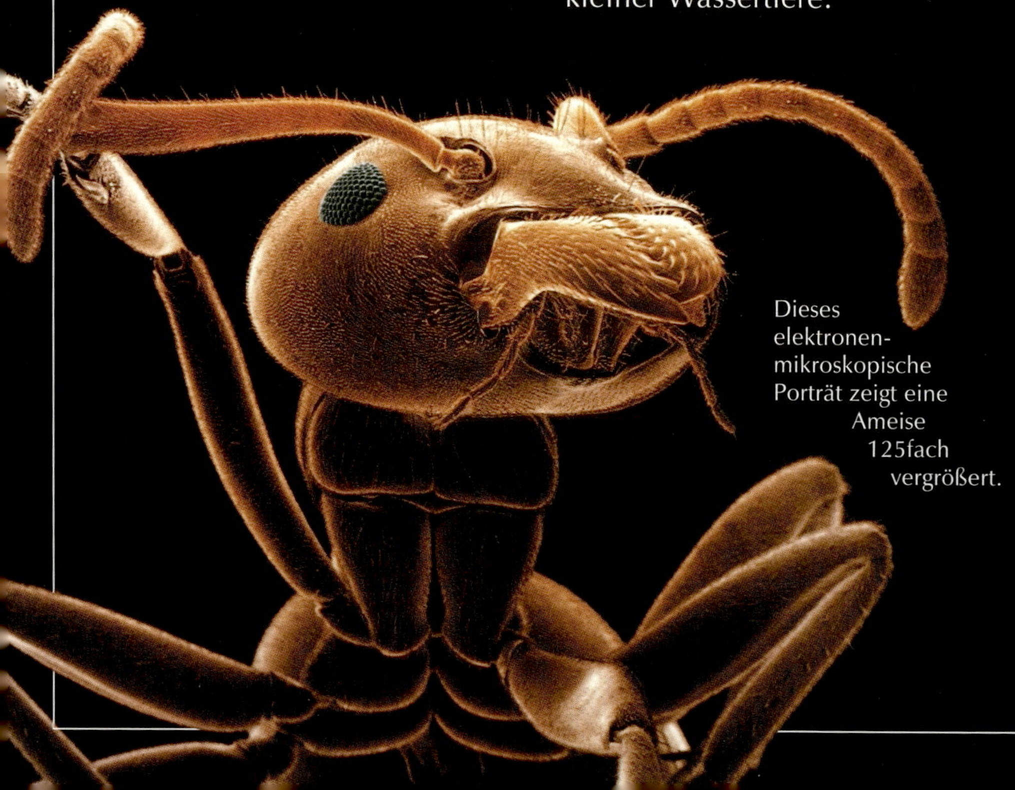

Dieses elektronenmikroskopische Porträt zeigt eine Ameise 125fach vergrößert.

Fremdartige Wesen

Links siehst du eine Samtige Baumameise. Das Bild zeigt die winzigen Härchen auf ihrem ganzen Körper, die sie pelzig aussehen lassen. Durch solche Nahansichten im Mikroskop können Wissenschaftler tief in die Welt der Insekten vordringen. Diese Bilder werfen ein neues Licht auf die Frage, wie Körperform, Verhalten und Überleben der Insekten zusammenhängen.

Forschung

Den Mikroskopen verdankt die Medizin viele bedeutende Entdeckungen. Vor über hundert Jahren gelang damit der Nachweis, dass viele Krankheiten von winzigen Keimen verursacht werden. Der Erreger der Diphtherie ist im Bild unten vom Elektronenmikroskop 54000fach vergrößert dargestellt.

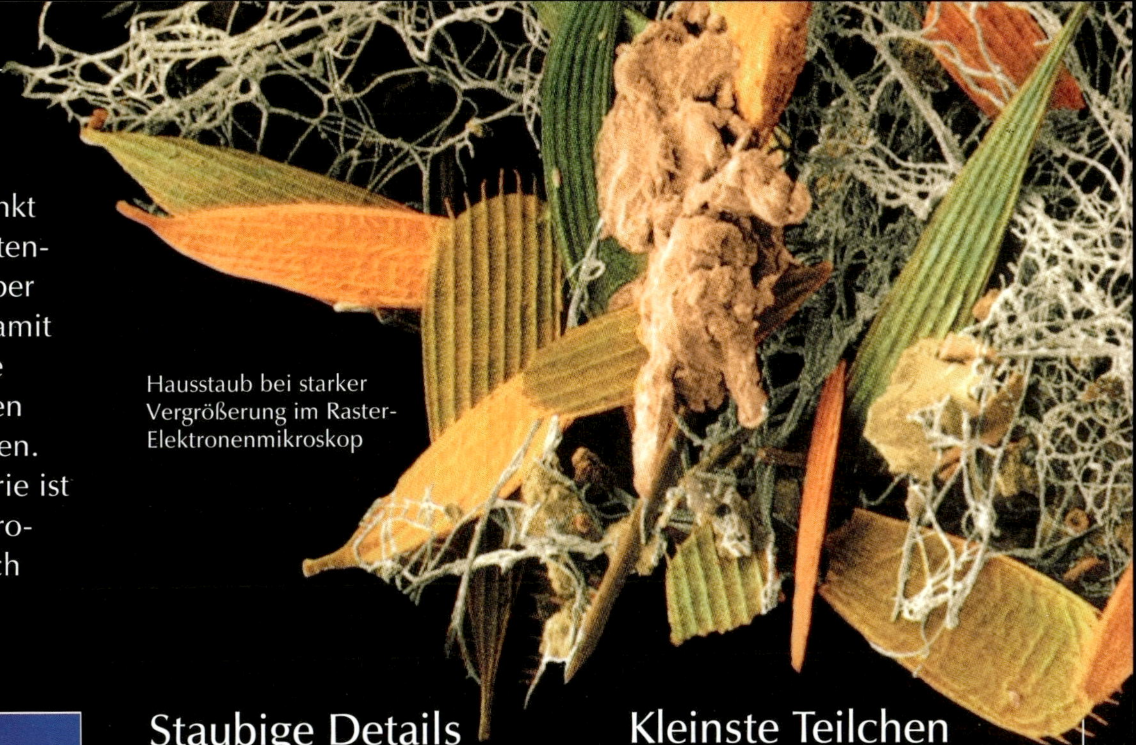

Hausstaub bei starker Vergrößerung im Raster-Elektronenmikroskop

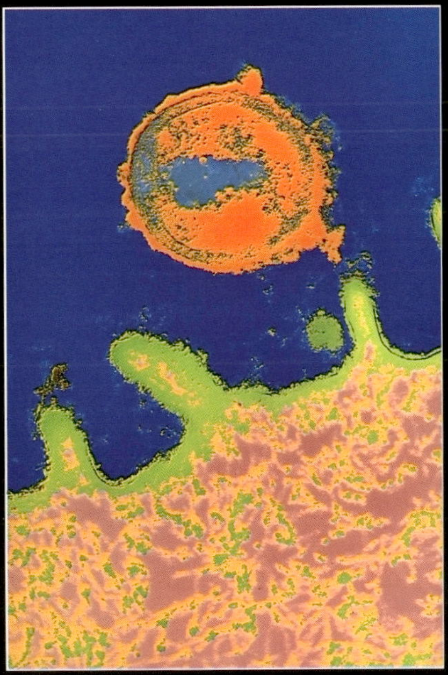

Ein Diphtherie-Bakterium auf der Schleimhaut eines Patienten

Im Kampf gegen Seuchen

Nachdem wichtige Eigenschaften der Krankheitserreger erforscht waren, konnte man bessere Heilmethoden entwickeln. Einst verlief die Diphtherie-Erkrankung tödlich. Dank genauerer Kenntnis der Erreger kann man diese Infektion heute gut behandeln oder sogar vermeiden.

Staubige Details

Sogar alltägliche Dinge sehen im Mikroskop sehr ungewöhnlich aus. Das elektronenmikroskopische Bild rechts oben zeigt z. B. etwas Hausstaub bei 28000facher Vergrößerung.

Fetzen und Partikel

Diese Staubprobe enthält die Reste eines Spinnennetzes, die Schuppen eines Mottenflügels, einige Brikettkörnchen und Insektenkot. Im Unterschied zum einheitlich grauen Belag, den das bloße Auge erkennt, zeigt das Mikroskop den Hausstaub als eine bunte Ansammlung aller möglichen Kleinigkeiten.

Kleinste Teilchen

Mit technisch sehr weit verbesserten Mikroskopen kann man inzwischen auch Ansichten winziger Objekte erhalten, die man sich vorher gar nicht vorstellen konnte. Die neueste Entwicklung, das Raster-Tunnelmikroskop, kann sogar Atome darstellen.

Millionenvergrößerung

Die gelbrote Masse unten sind Gold-, die grünen Lappen Kohlenstoffatome. Sie wurden millionenfach vergrößert.

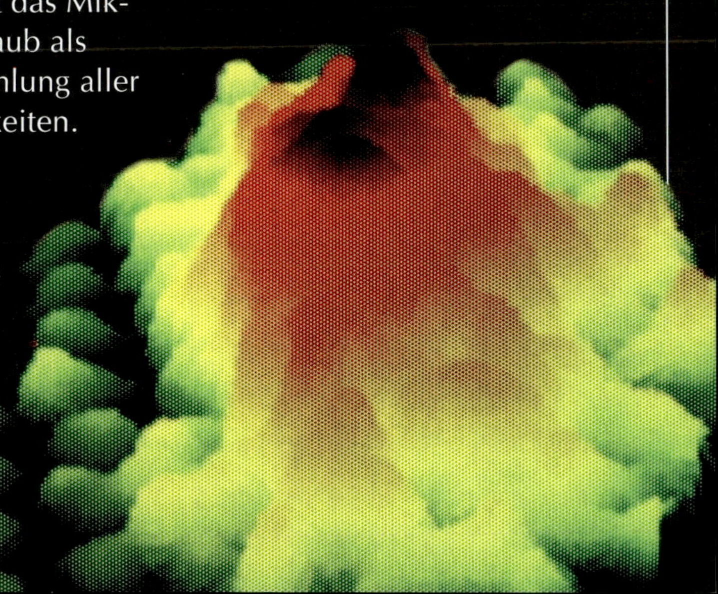

Diese Atome sind die kleinsten Strukturen, die man heute elektronenmikroskopisch darstellen kann.

Gegenstände vergrößern

Man unterscheidet zwei verschiedene Mikroskoptypen: Lichtmikroskope und Elektronenmikroskope. Die zu Hause oder in der Schule verwendeten Instrumente sind Lichtmikroskope. Elektronenmikroskope sind sehr kompliziert und teuer. Sie werden in der Forschung und in der Industrie eingesetzt.

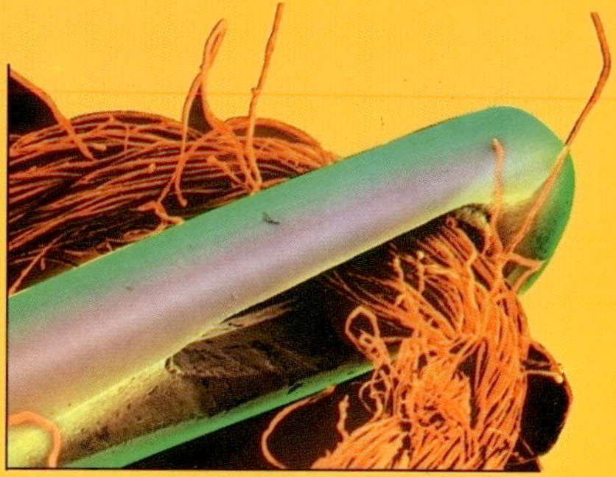

Ein Nadelöhr mit durchgezogenem Faden in 30facher Vergrößerung

Das bloße Auge

Das Bild unten zeigt einen Tropfen Blut, wie man ihn mit bloßem Auge sieht – unbewaffnet, d.h. ohne technische Hilfsmittel. Er ist rot, weil er Tausende roter Blutkörperchen in einer klaren Flüssigkeit enthält. Du siehst den Blutstropfen, wenn Licht davon abprallt und in dein Auge fällt. Einzelne Blutkörperchen erkennst du nicht, weil deine Augen nur solche Objekte sehen, die einen Viertelmillimeter voneinander entfernt sind. Liegen kleine Objekte enger zusammen, erkennen wir nur eine einheitliche Struktur.

Ein kleiner Tropfen Blut wird auf einen Objektträger gebracht.

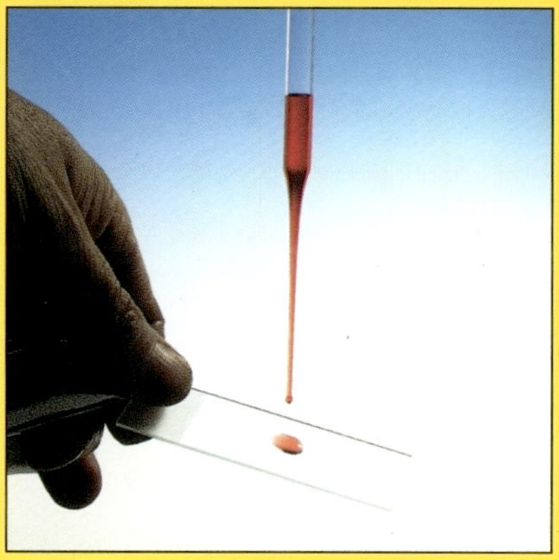

Der Einsatz von Licht

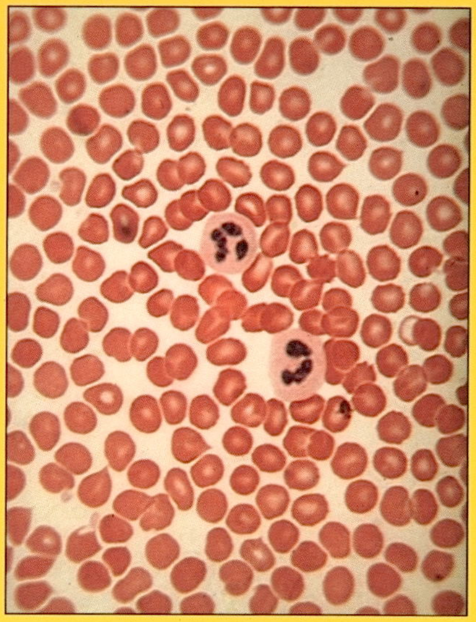

Rote Blutzellen (Blutkörperchen), 500fach vergrößert

Das Bild oben zeigt den Ausschnitt eines Blutstropfens im Lichtmikroskop. Bei dieser Vergrößerung erkennst du zahlreiche einzelne rote Blutzellen sowie zwei weiße in der Bildmitte. Lichtmikroskope verwenden sichtbares Licht als Informationsträger und Linsen aus gekrümmt geschliffenem Glas, um die Lichtstrahlen zu brechen. Dadurch erscheinen die Dinge, die man betrachtet, vergrößert.

Sich ein Bild machen

Im Mikroskop entwirft die Objektivlinse zunächst ein vergrößertes, seitenverkehrtes Bild des Objekts. Dieses wird anschließend von einer zweiten Linse, dem Okular, noch einmal vergrößert.

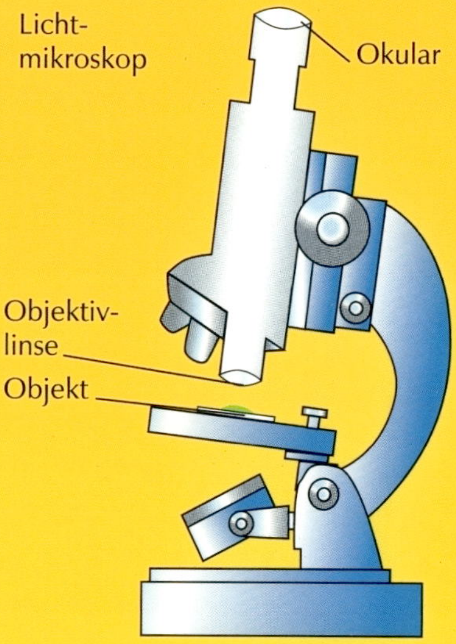

Wie viel größer?

Lichtmikroskope liefern bis zu 2000fache Vergrößerungen. Sie zeigen dir Objekte als getrennte Punkte, die tausendmal näher zusammenstehen als solche, die du sonst getrennt wahrnehmen kannst.

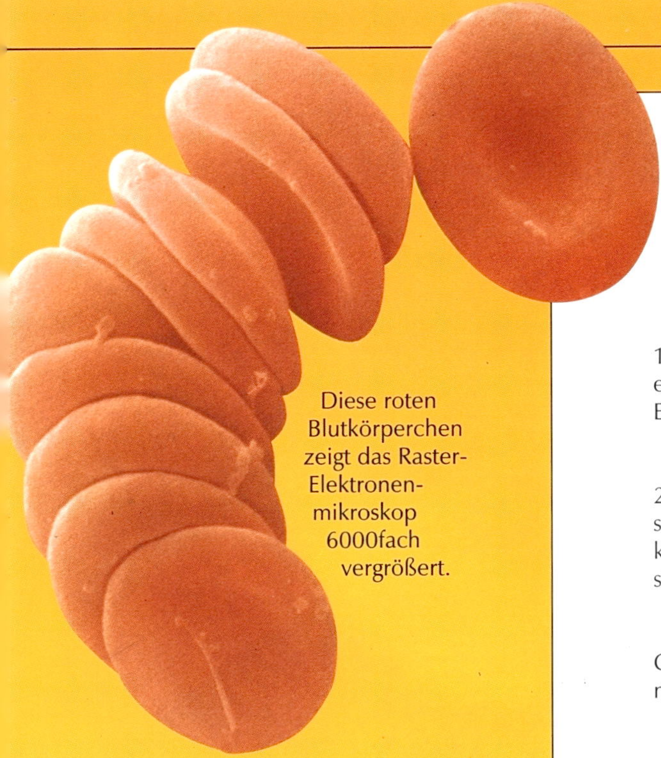

Diese roten Blutkörperchen zeigt das Raster-Elektronen-mikroskop 6000fach vergrößert.

Mit Elektronen

Die Abbildung oben zeigt rote Blutkörperchen, wie sie das Raster-Elektronenmikroskop erkennen lässt (siehe auch S. 25). Man erkennt genau die Form der Zellen und die Oberflächenbeschaffenheit.

Kleine Teilchen

Elektronenmikroskope verwenden statt Licht die besser auflösende Strahlung aus Elektronen. Die vergrößerten Bilder kann man nicht direkt sehen. Sie erscheinen auf einem besonderen Bildschirm. Elektronenmikroskope bilden unvorstellbar kleine Objekte ab, die nur ein Viertelmillionstel Millimeter »groß« sind, und zeigen sie rund eine Million Mal größer. Für die Forschung, vor allem die Biologie und die Medizin, sind sie daher sehr hilfreiche Werkzeuge.

Elektronen erzeugen Bilder

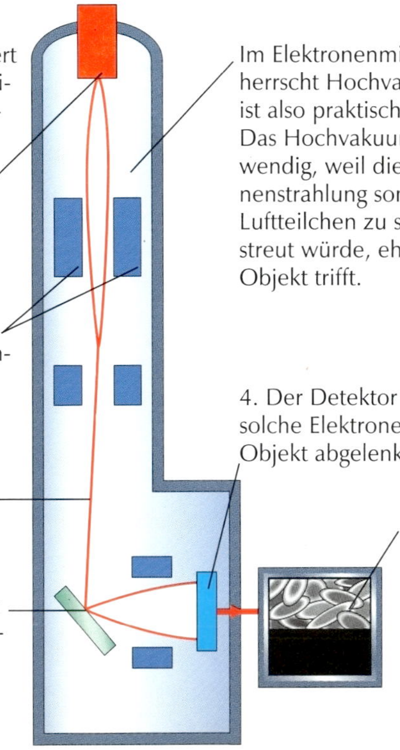

Dünne Scheibchen

Das Bild unten zeigt einige rote Blutkörperchen, wie sie ein Transmissions-Elektronenmikroskop darstellt. Dieses Instrument schießt Elektronenstrahlen durch ein sehr dünnes Scheibchen des Objekts (ein Dünnschnitt) und bietet davon eine sehr genaue, stark vergrößerte Ansicht.

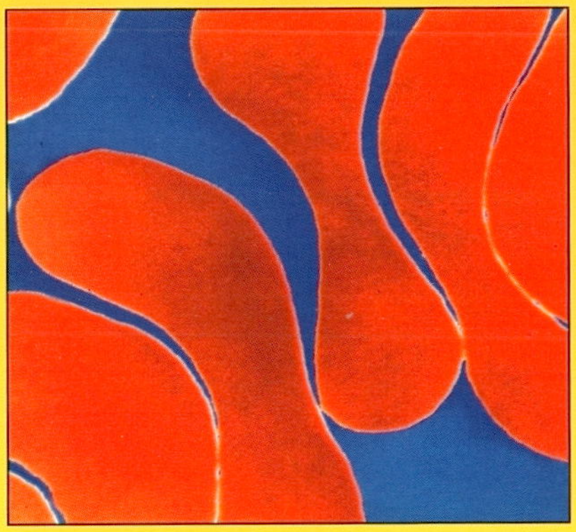

Schnittbild roter Blutkörperchen, 7200fach vergrößert

Computerfarben

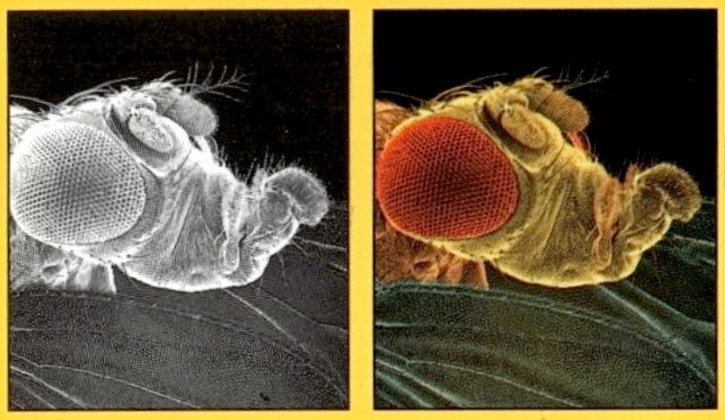

Rasterelektronenmikroskopisches Bild einer Taufliege. Das Bild rechts wurde vom Computer mit Farben versehen.

Alle elektronenmikroskopischen Bilder sind »von Natur aus« schwarzweiß. Man kann sie jedoch mithilfe eines Computers farbig wiedergeben. Dadurch sind bestimmte Einzelheiten im Bild besser zu erkennen. Man nennt solche Aufnahmen Falschfarbenbilder. Die meisten elektronenmikroskopischen Ansichten in diesem Buch wurden so nachträglich eingefärbt.

Das Lichtmikroskop

Die meisten Lichtmikroskope können das Bild kleiner Gegenstände etwa 50- bis 1000-mal vergrößern. Besonders leistungsfähige Mikroskope schaffen sogar bis zu 2000fache Vergrößerungen. Wenn man ein wenig darüber Bescheid weiß, sind Lichtmikroskope recht einfach zu handhaben.

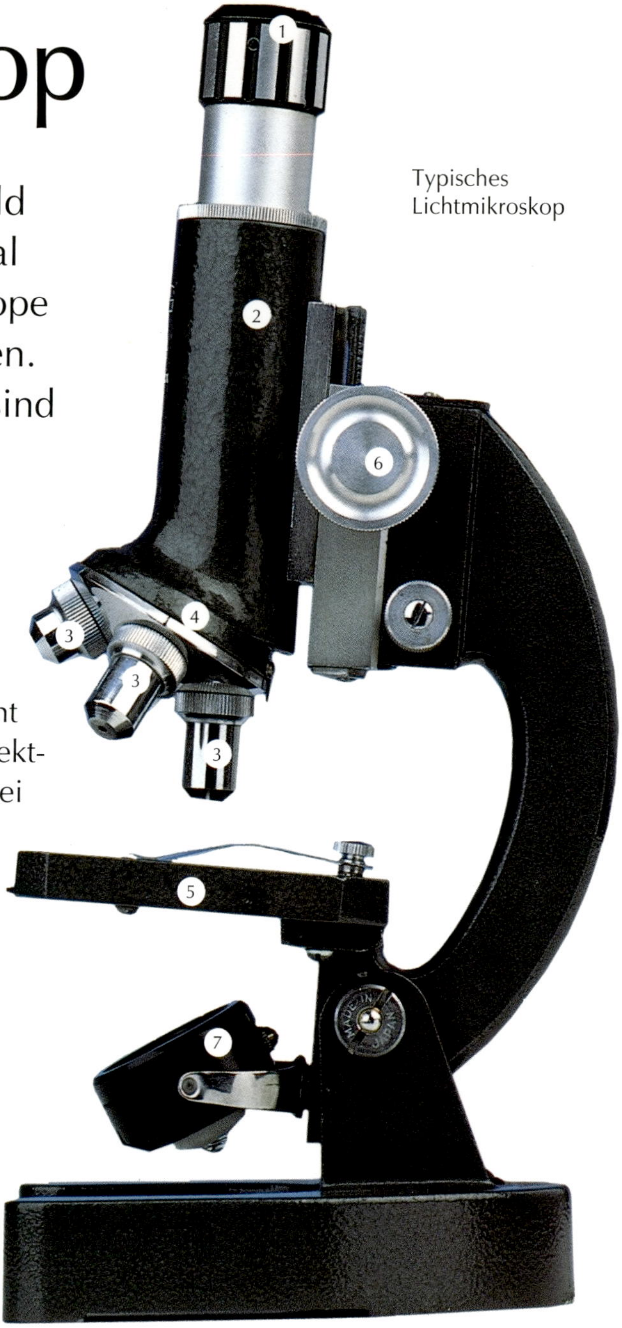
Typisches Lichtmikroskop

Teile des Mikroskops

Das Bild rechts zeigt die wichtigsten Bauteile eines Lichtmikroskops.

① Okular. Es enthält eine Glaslinse. Hier schaust du hinein.
② Tubus. Bei manchen Mikroskopen kann er mit dem Stativbügel geneigt werden.
③ Objektive. Die meisten Mikroskope haben drei verschiedene Objektive (siehe unter »Vergrößerung«, S. 11).
④ Revolver. An diesem Bauteil sind die Objektive drehbar angeordnet.
⑤ Objekttisch. Hier befestigst du das Objekt, das du betrachten möchtest.
⑥ Drehknopf. Er dient zum Scharfstellen des Objektbildes.
⑦ Spiegel. Er lenkt das Tages- oder Lampenlicht durch ein Loch im Objekttisch in das Objektiv. Bei manchen Mikroskopen ist hier eine eigene Leuchte eingebaut.

Warnung:
Verwende zum Arbeiten niemals das direkte Sonnenlicht! Die Sonnenstrahlung ist zu stark und schädigt deine Augen.

Aufbau

Stelle dein Mikroskop so auf einen Tisch, dass du bequem und ohne Verrenkungen zu machen von oben in das Okular blicken kannst. Den Stativbügel kannst du natürlich auch leicht neigen, um besser hineinblicken zu können.

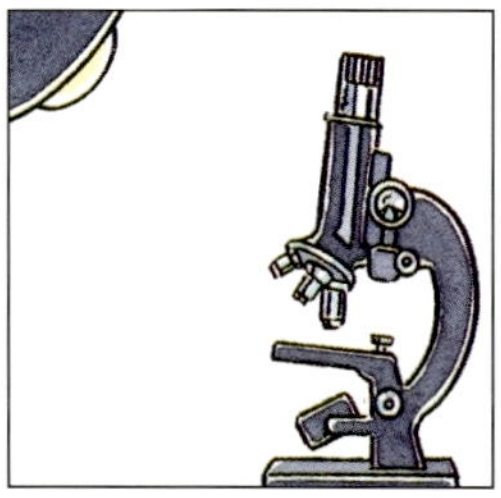
1. Um ein Objekt von oben zu beleuchten (Auflicht), stellst du eine Lampe 20 cm vor dem Mikroskop auf.

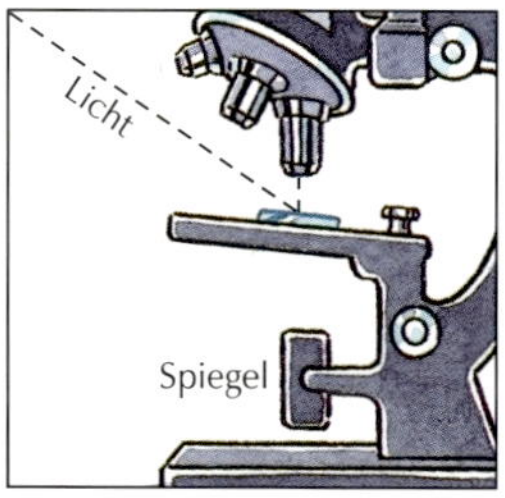

2. Richte die Lampe so aus, dass sie dein Objekt von schräg oben beleuchtet. Stelle den Spiegel senkrecht.

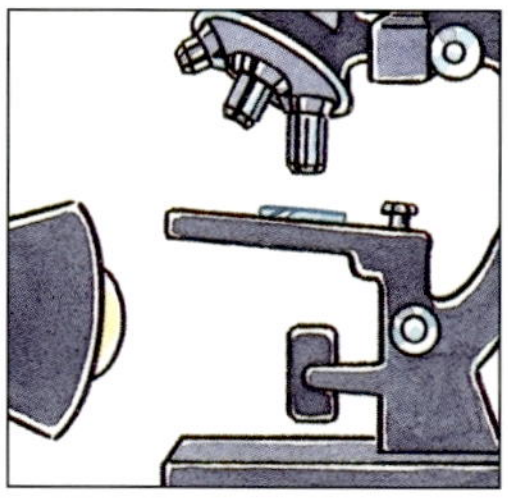
3. Um ein Objekt von unten zu beleuchten (Durchlicht), richtest du die Lampe direkt auf den Spiegel.

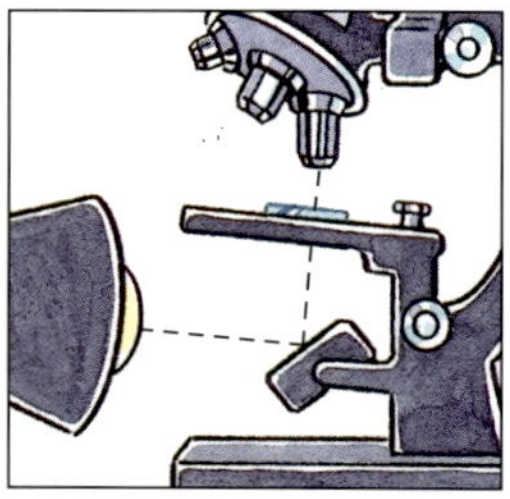
4. Drehe den Spiegel so, dass er möglichst viel Licht von unten in das Objekt einfallen lässt.

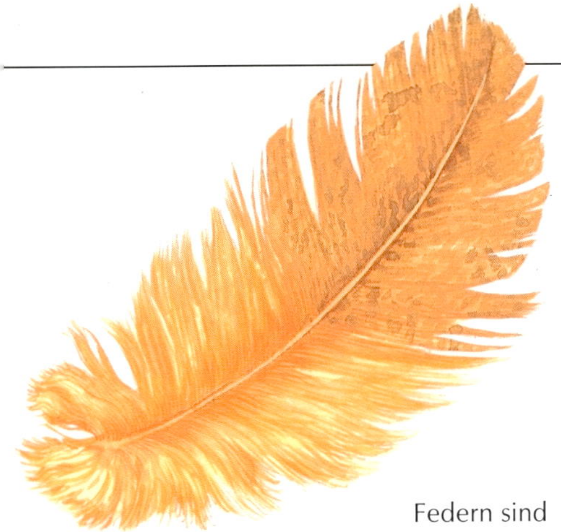

Federn sind leicht zu finden und besonders interessante Objekte für ein Mikroskop (siehe rechts).

Vergrößerung

Die meisten Lichtmikroskope sind mit drei Objektiven von unterschiedlicher Stärke ausgerüstet. Man nennt sie schwach, mittel oder stark vergrößernd. Die Vergrößerungsleistung kannst du errechnen, indem du die Vergrößerung des Okulars mit der des Objektivs multiplizierst.

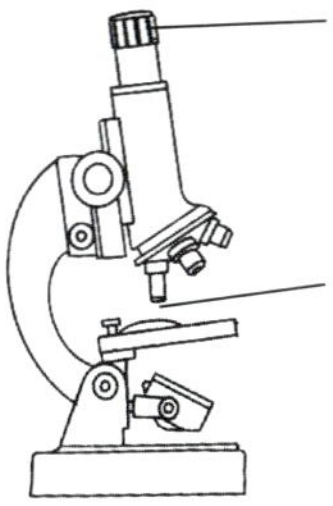

Von schwach zu stark

Die drei Bilder rechts zeigen eine Vogelfeder bei verschiedenen Vergrößerungen. Im oberen Bild erkennst du den kräftigen Schaft, der die Feder längs durchzieht. Die davon abstehenden, kammartigen Seitenzweige nennt man Federäste. Das nächste Bild zeigt, wie von jedem Federast zwei Reihen Federstrahlen abzweigen. Diese verhaken sich untereinander und bilden so die flächige Federfahne, die ein Vogel zum Fliegen braucht. Körperfedern dienen vor allem dem Kälteschutz und besitzen meist weniger Federäste. Das dritte Bild verdeutlicht, wie die Federstrahlen sich miteinander verbinden. Die roten Strahlen haben winzige Häkchen, mit denen sie hinter die gelben Strahlen greifen.

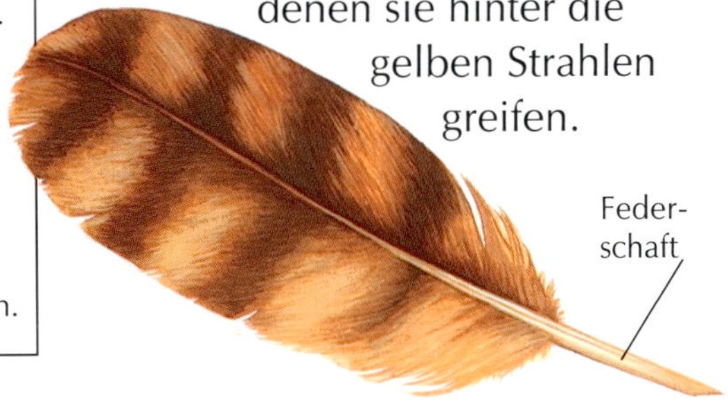

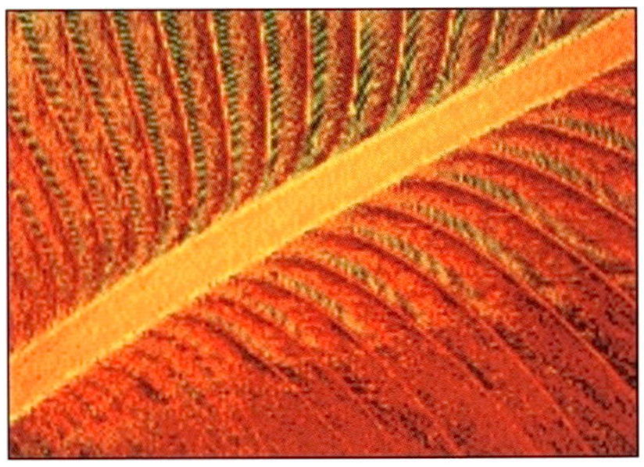

Lichtmikroskopisches Bild einer Flügelfeder bei schwacher Vergrößerung

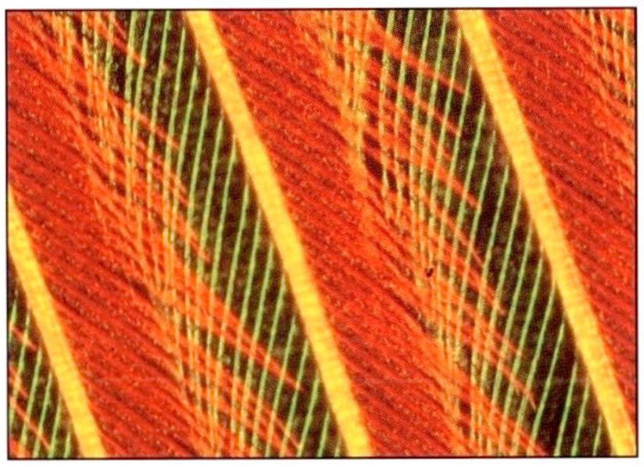

Die mittlere Vergrößerung zeigt einen kleineren Ausschnitt der Feder.

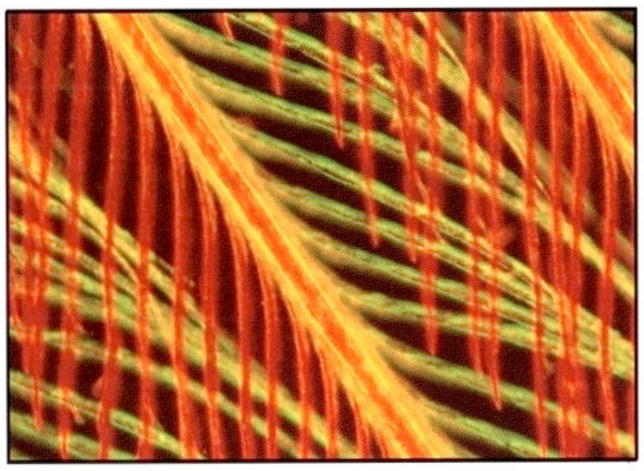

Ein noch genaueres Bild liefert die Betrachtung mit einem starken Objektiv.

Sieh dir verschiedene Federtypen mit dem Mikroskop an.

Scharf stellen

Zuerst bringst du den Tubus mit den Objektiven möglichst weit nach oben. Dann drehst du den Revolver, bis das schwach vergrößernde Objektiv nach unten zeigt. Beginne immer mit diesem Objektiv, es zeigt dir den größten Ausschnitt des Objekts.

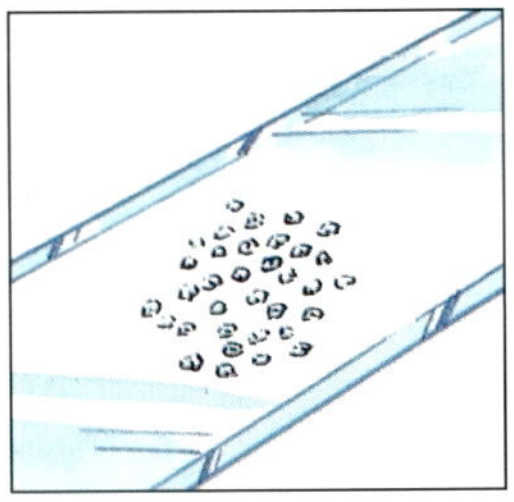

1. Bringe ein Objekt (beispielsweise die hier gezeigten Zuckerkristalle) in die Mitte eines Objektträgers.

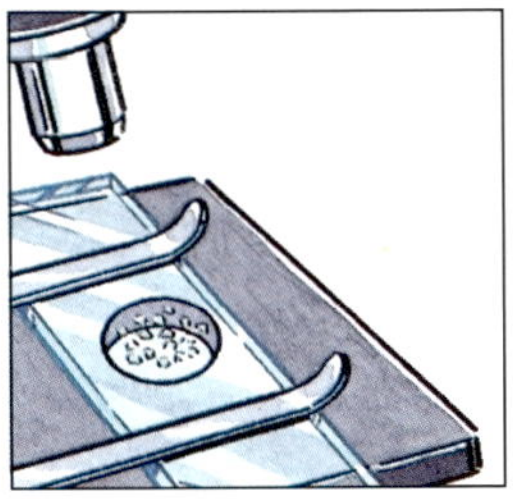

2. Lege den Objektträger so auf den Objekttisch, dass das Objekt über dem Loch ist. Beleuchte von unten.

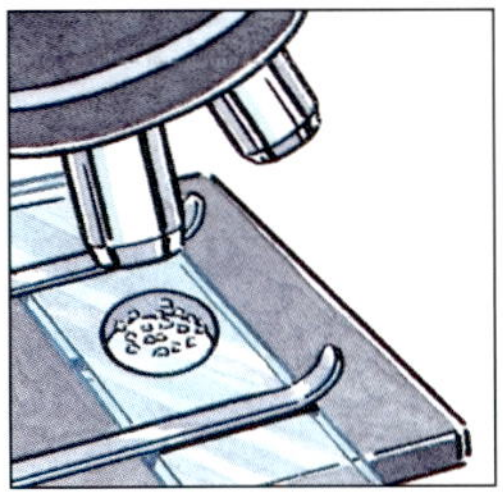

3. Drehe den Drehknopf und senke das schwache Objektiv langsam bis dicht über den Objektträger.

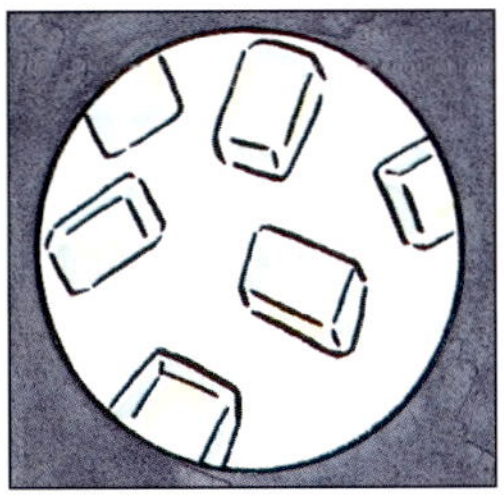

4. Blicke durch das Okular und drehe vorsichtig am Drehknopf zurück, bis das Bild klar und scharf erscheint.

Papier und Druck

Wir verwenden Papier für die unterschiedlichsten Zwecke – vom Lesebuch bis zum Wischtuch. Wenn du Papier im Mikroskop betrachtest, siehst du, dass es aus Millionen feinster Fasern besteht. Du erkennst auch, warum eine bestimmte Papiersorte für ihren Zweck besonders geeignet ist.

Flache Fasern

Papier besteht häufig aus Kiefern- oder Fichtenholzfasern. Diese werden zerschnitzelt, chemisch aufbereitet und mit Wasser zu Brei verrührt. Danach werden sie gepresst und getrocknet. Die dünne Faser-

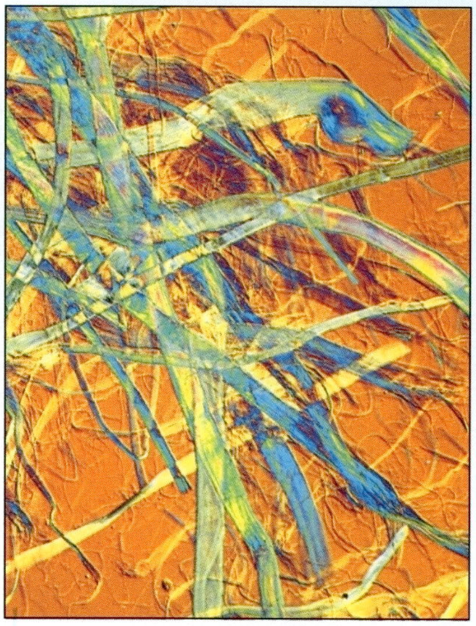

Papierstück, 110fach vergrößert

schicht bildet dann den Papierbogen. Die faserigen Papierbestandteile kannst du an der Reißkante im Mikroskop betrachten. Das Bild oben zeigt, dass die größeren Fasern flach gepresst und miteinander verfilzt wurden.

Dick und dünn

Mit dem Mikroskop kannst du Papiere unterschiedlicher Herstellungsarten untersuchen.

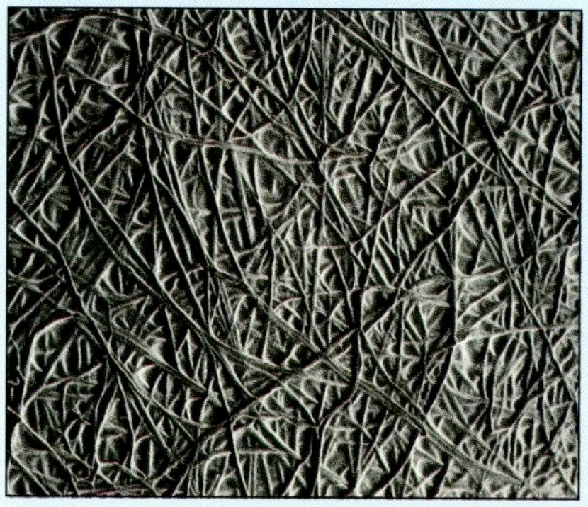

Lichtmikroskopisches Bild von Schreibpapier, 30fach vergrößert

Das Schreibpapier oben wurde aus besonders reinen Zellulosefasern hergestellt. Seine langen Fasern sind etwa gleich dick. Sie liegen so dicht aufeinander, dass sie eine glatte Fläche bilden. Bei der Herstellung wurde eine wachsartige Flüssigkeit zugegeben. So wird die Schreiboberfläche zusätzlich abgedichtet. Die Tinte kann nicht mehr zwischen den Faserlücken verlaufen.

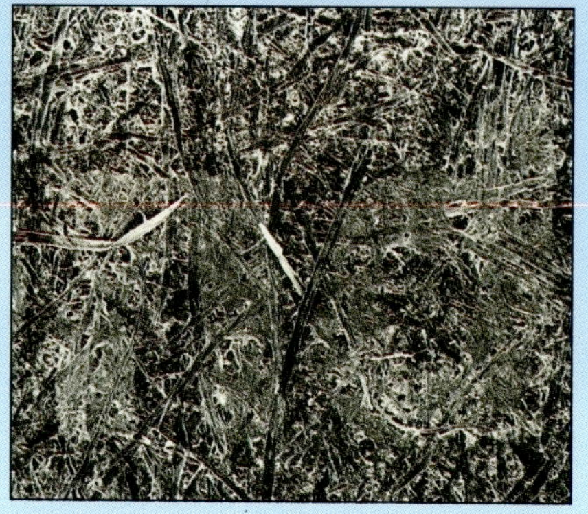

Zeitungspapier, etwa 40fach vergrößert. Bei genauerem Hinsehen erkennst du die Buchstaben »n« und »d«.

Kurze Fasern

Zeitungspapier besteht aus einer Grundmasse, bei der Holz mit Rinde vermahlen wurde. Wenn du die Reißkante von Zeitungspapier im Mikroskop betrachtest, wirst du feststellen, dass die einzelnen Fasern sehr unterschiedlich lang und dick sowie völlig wirr verfilzt sind.

Druckerschwärze

Zeitungspapier enthält keine Zusätze und saugt sich leicht mit Wasser voll. Dennoch verläuft die Druckerschwärze nicht, da sie in Alkohol gelöst ist, der beim Drucken rasch verdunstet, ehe Farbe verläuft.

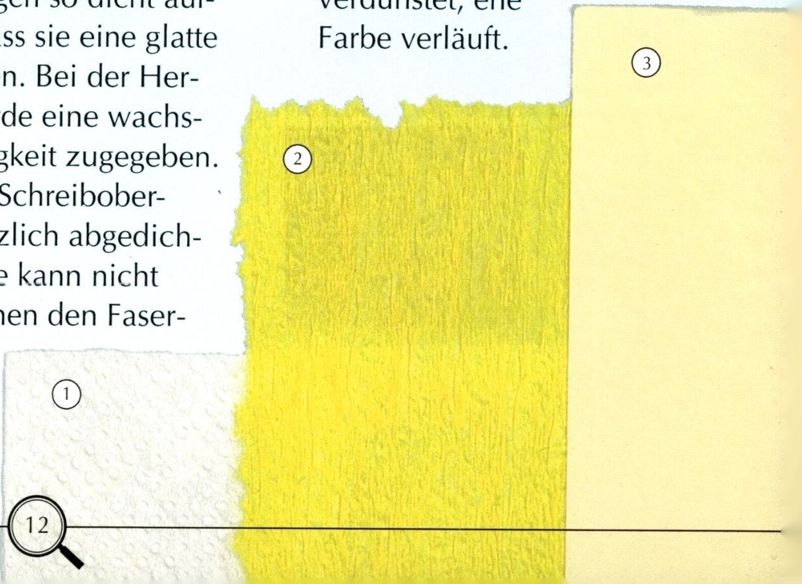

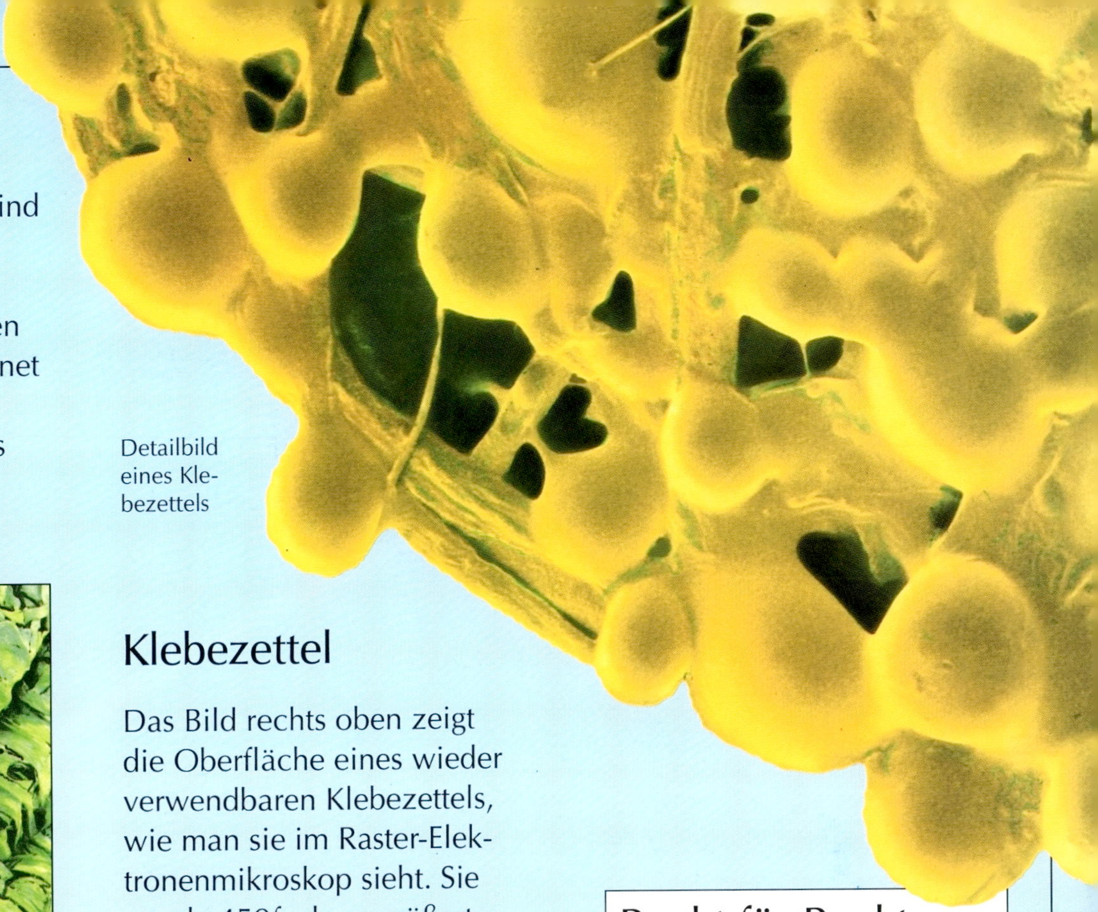

Detailbild eines Klebezettels

Haushaltspapiere

Die grünen Bündel unten sind die Fasern in weichem Toilettenpapier. Im Mikroskop siehst du, dass die einzelnen Fasern sehr locker angeordnet sind. Flüssigkeiten können leicht eindringen, sodass es zum Auf- und Abwischen bestens geeignet ist.

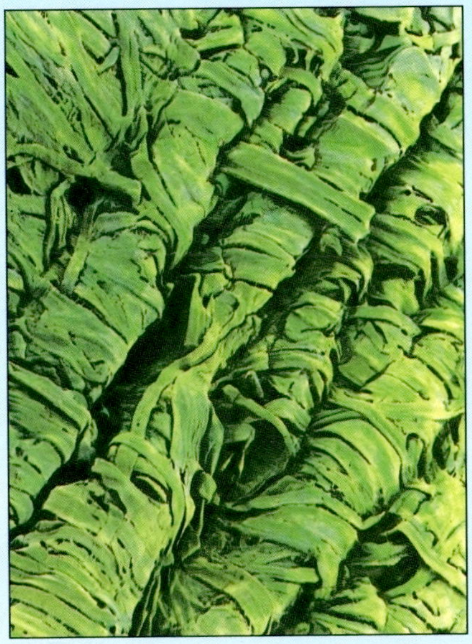

Ein Stück Toilettenpapier, im Raster-Elektronenmikroskop 110fach vergrößert

Sieh dir in deinem Mikroskop verschiedene Papiersorten an:

1. Küchenpapier
2. Krepppapier
3. Schreibpapier
4. Seidenpapier
5. Braunes Packpapier

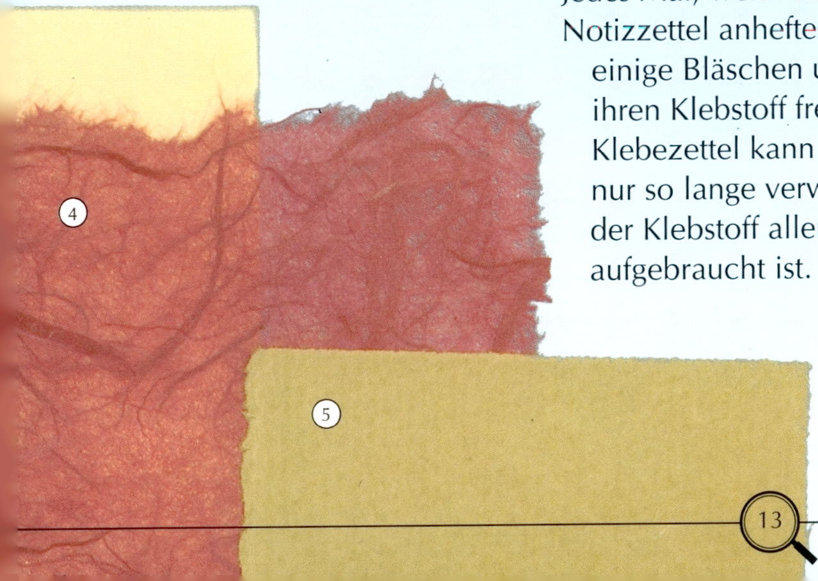

Klebezettel

Das Bild rechts oben zeigt die Oberfläche eines wieder verwendbaren Klebezettels, wie man sie im Raster-Elektronenmikroskop sieht. Sie wurde 450fach vergrößert. Jedes gelbe Bläschen enthält eine winzige Menge Klebstoff. Unter Druck platzen die Bläschen leicht auf.

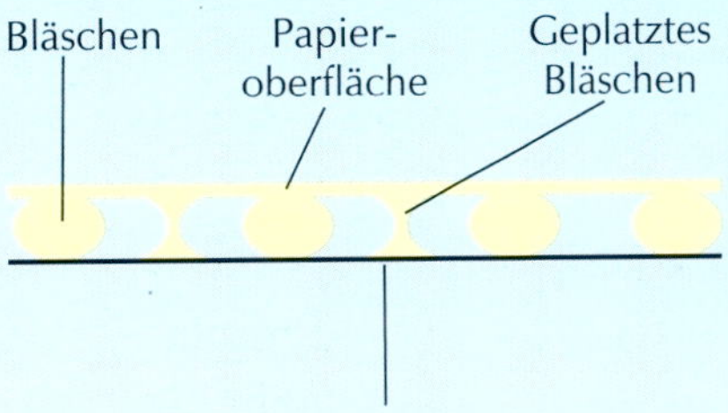

Jedes Mal, wenn du einen Notizzettel anheftest, platzen einige Bläschen und geben ihren Klebstoff frei. Klebezettel kann man also nur so lange verwenden, bis der Klebstoff aller Bläschen aufgebraucht ist.

Punkt für Punkt

Dieses Bild aus einer Illustrierten wurde 8fach vergrößert. Es besteht aus einer Vielzahl kleiner Farbpunkte.

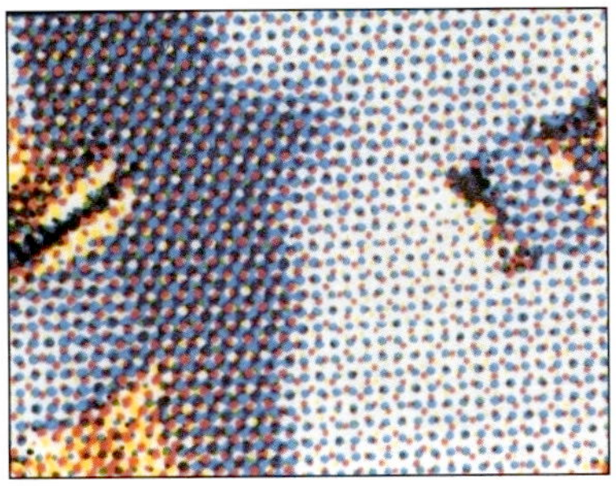

Es wurden nur vier Farben verwendet. Aus größerem Abstand sieht es so aus, als seien viel mehr Farben darin enthalten.

Auch alle Bilder in diesem Buch bestehen aus Punkten in diesen Farben:

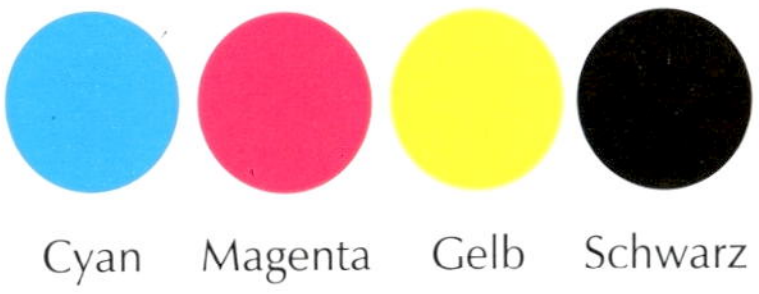

Fasern und Gewebe

Unsere Textilien bestehen vielfach aus Baumwoll- oder Nylongewebe. Man stellt diese Gewebe aus Garnen her, die sich aus mikroskopisch kleinen Fasern zusammensetzen. Auf dieser Doppelseite erfährst du, warum Textilien unterschiedlich aussehen und sich verschieden anfühlen.

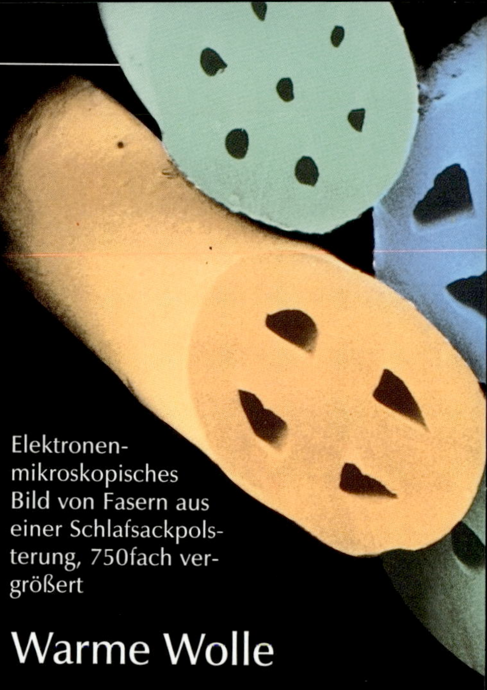

Elektronenmikroskopisches Bild von Fasern aus einer Schlafsackpolsterung, 750fach vergrößert

Rau oder glatt

Das elektronenmikroskopische Bild unten zeigt zwei verschiedene Fasertypen. Die raue grüne Faser ist Baumwolle und stammt aus der Natur, von den Samenkapselhaaren der Baumwollpflanze. Die glatten gelben Stränge bestehen aus dem Kunststoff Polyester. Vom Menschen gefertigte Kunstfasern sind meist viel glatter als natürliche.

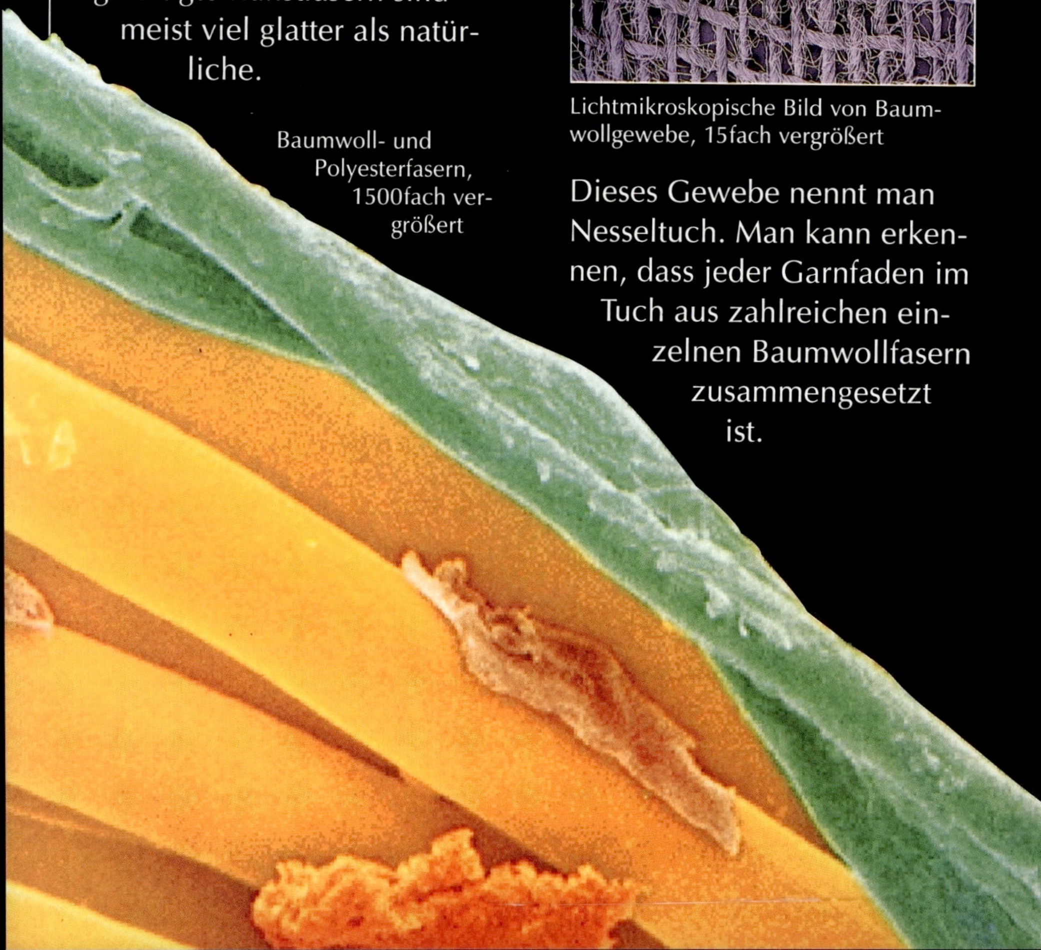

Baumwoll- und Polyesterfasern, 1500fach vergrößert

Verwobene Garne

Das Bild unten zeigt, wie ein Baumwollgarn zum Maschenwerk eines Textilgewebes verwoben wurde.

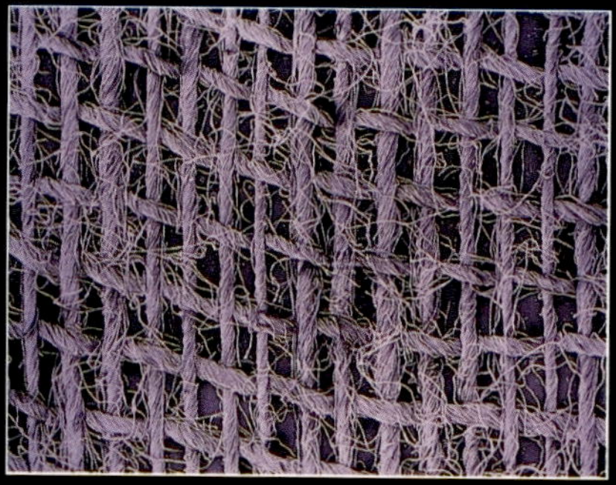

Lichtmikroskopische Bild von Baumwollgewebe, 15fach vergrößert

Dieses Gewebe nennt man Nesseltuch. Man kann erkennen, dass jeder Garnfaden im Tuch aus zahlreichen einzelnen Baumwollfasern zusammengesetzt ist.

Warme Wolle

Im Bild unten siehst du eine einzelne Faser von ungefärbter Schafwolle mit ihren luftgefüllten Hohlräumen. Körperwärme heizt die darin enthaltene Luft auf. Diese isoliert und vermittelt ein wohlig-wolliges Gefühl.

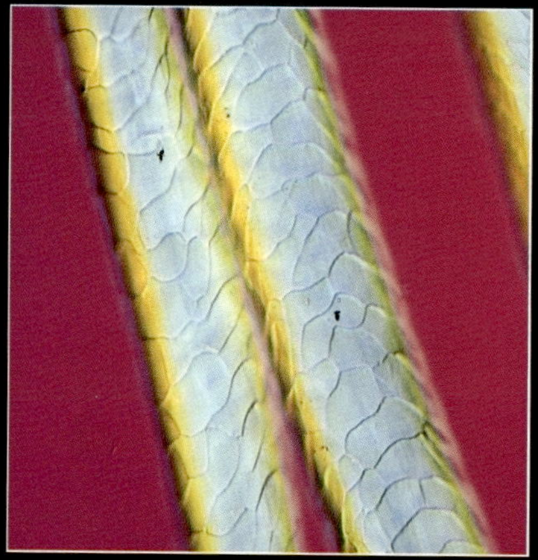

Lichtmikroskopisches Bild einer Schafwollfaser, 960fach vergrößert

Die Oberfläche der Wollfaser trägt winzige Schuppen, die nach oben zur Spitze weisen. Beim Waschen wollener Kleidung reiben diese Schuppen aneinander. Wärme, Wasser und Reiben biegen die Schuppen auf und lassen die Wolle verfilzen.

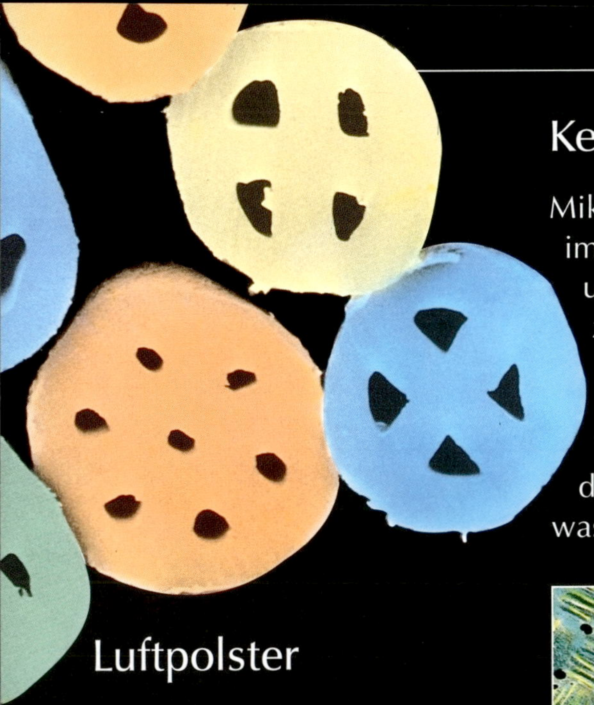

Luftpolster

Die Schnittbilder oben sind Ansichten eines speziellen Polyester-Kunststoffs, den man zum Polstern von Schlafsäcken verwendet. Luftgefüllte Hohlräume durchziehen die Faser in Längsrichtung und erwärmen sich. Dadurch bleiben die Polster leicht und fühlen sich behaglich an.

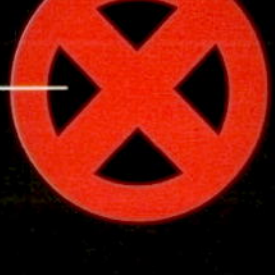

Winzige Löcher

Bei der Herstellung solcher Fasern wird Polyester durch eine Metallplatte mit Hunderten winziger Löcher gepresst. Fasern mit großen Hohlräumen nehmen mehr Luft auf, die unter Druck leicht herausgequetscht wird. Dünne Hohlräume enthalten weniger Luft, doch bleiben die Fasern eher in Form. Schlafsäcke bestehen meist aus einer Fasermischung, damit sie leicht und warm sind.

Kein Schweiß

Mikroskopisch kleine Löcher im Gewebe halten trocken und warm. Das Bild unten zeigt das Gewebestück eines wetterfesten Anoraks. Er wurde mit einem Kunststoff überzogen, der das Eindringen von Regenwasser verhindert.

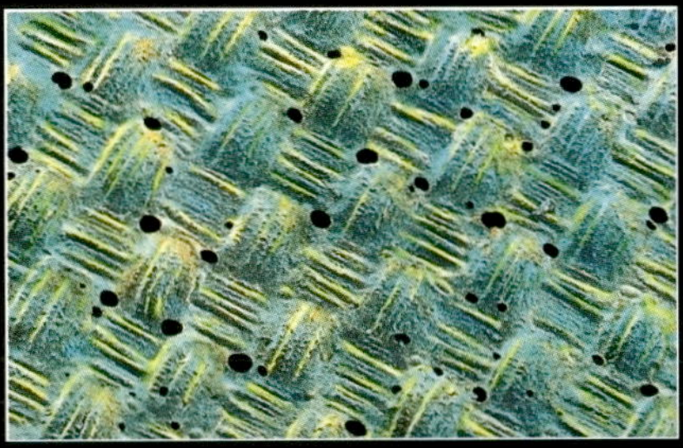

Wasser abweisendes Gewebe für Geländekleidung, 30fach vergrößert

Die im Mikroskop sichtbaren Löcher sind für die Wassertropfen zu eng. Sie lassen jedoch feuchte Luft bzw. Wasserdampf, den der Körper ausschwitzt, leicht nach

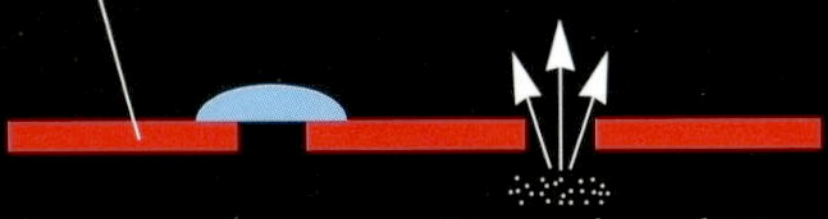

außen dringen. Dadurch wird verhindert, dass man im Anorak schwitzt und sich unwohl fühlt.

Kuschelweich

Die Kunststoffe im Bild ganz unten rechts werden für so genanntes Mikrofasergewebe verwendet. Dieses fühlt sich besonders weich und kuschelig an und ist oft in Textilien enthalten. Das Bild zeigt einen stärker vergrößerten Ausschnitt dieses Gewebes.

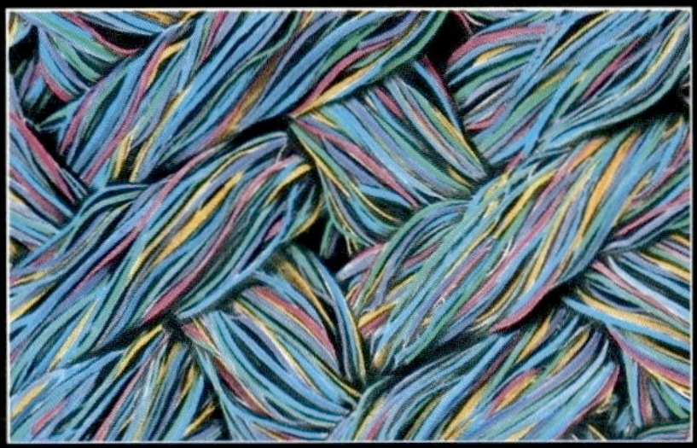

Ein Stück Mikrofasergewebe in 40facher Vergrößerung

Es eignet sich auch gut zum Reinigen von Gläsern, weil seine keilförmigen Einzelfasern Schmutzfilme leicht von der Oberfläche aufsaugen. Der Schmutz haftet in den Zwischenräumen, sodass das Glas nicht verschmiert.

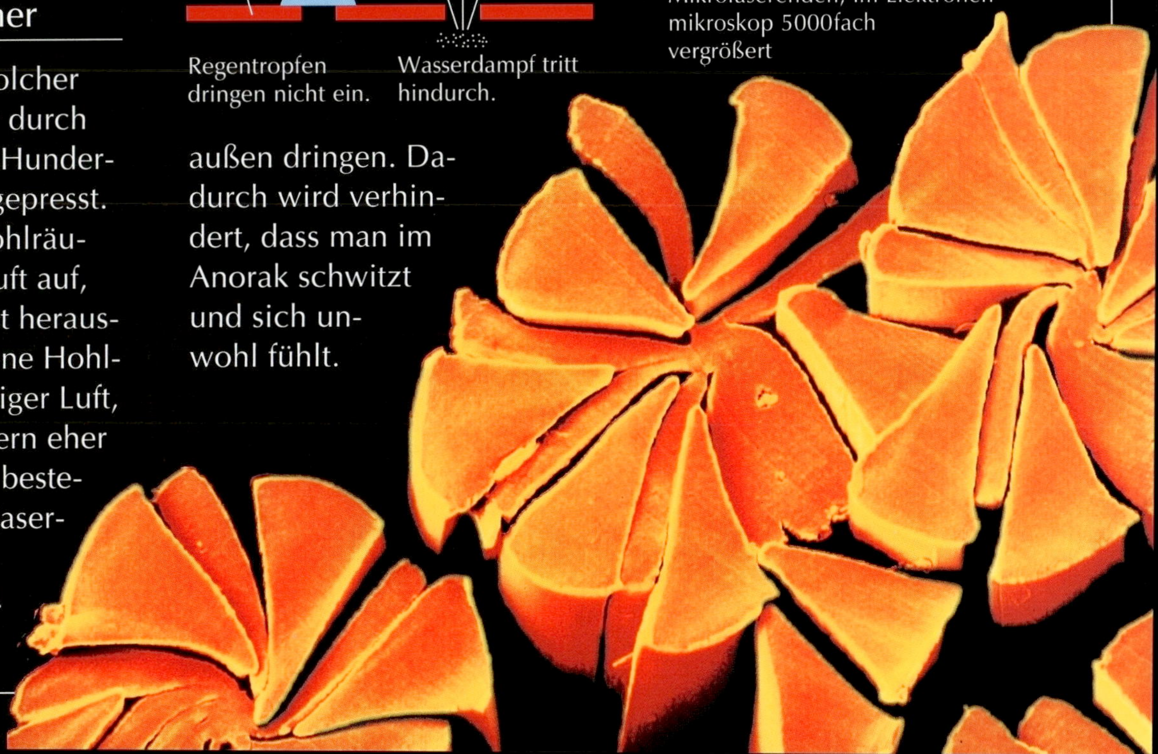

Mikrofaserenden, im Elektronenmikroskop 5000fach vergrößert

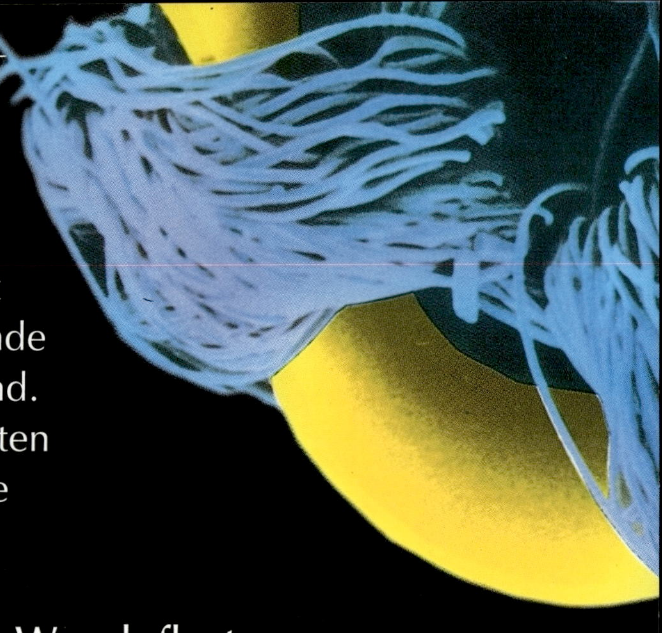

Maschen

Überall im Haus findest du Materialien mit verschlungenen Maschen, die faszinierende Objekte für die Betrachtung im Mikroskop sind. Diese Doppelseite zeigt dir einige Nahansichten vertrauter Alltagsdinge und erklärt, woraus sie bestehen und warum sie so beschaffen sind.

Nylonnetze

So wie im Bild unten sieht im Raster-Elektronenmikroskop 88fach vergrößert das Netzgewebe eines Fischkäschers aus, wie man ihn bei der Aquarienpflege verwendet. Das gelbe Garn besteht aus dem Kunststoff Nylon, der zu feinen Maschen verschlungen ist. Die Nylonfasern sehen im Vergleich zu Naturfasern wie Baum- oder Schafwolle ganz glatt aus (vergleiche S. 14).

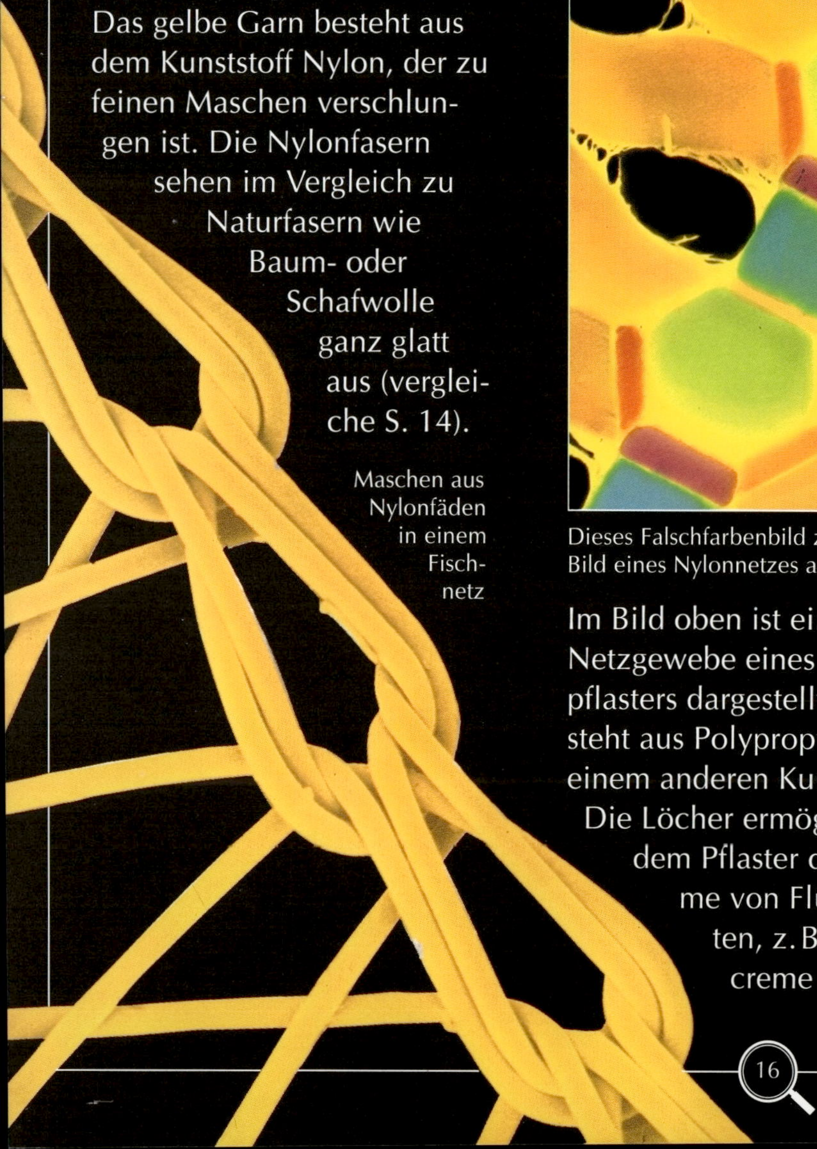

Maschen aus Nylonfäden in einem Fischnetz

Wundpflaster

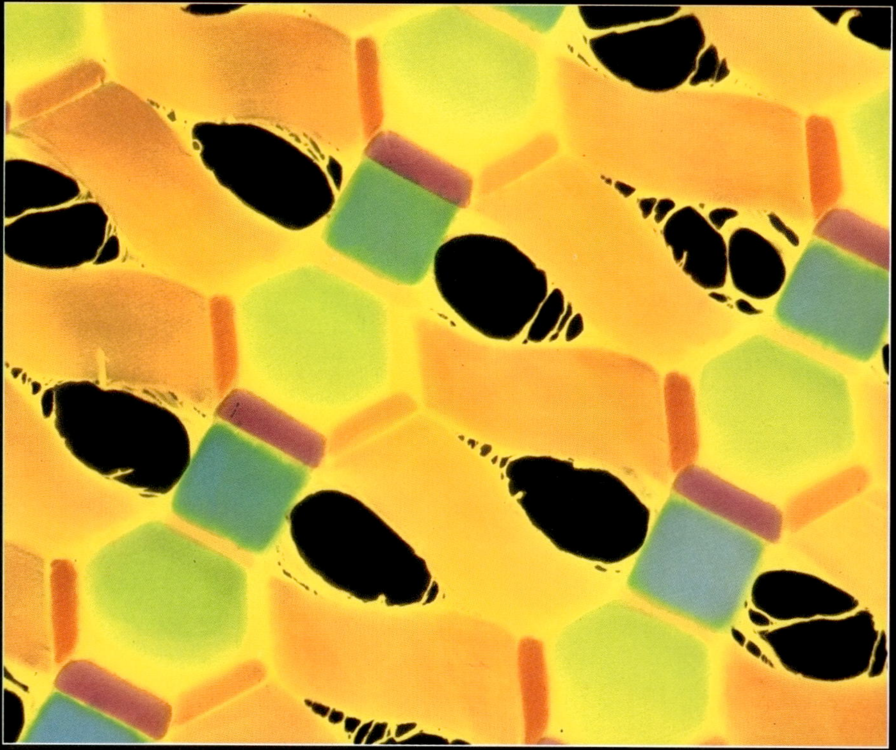

Dieses Falschfarbenbild zeigt, etwa 40fach vergrößert, das elektronenmikroskopische Bild eines Nylonnetzes aus einem nicht verklebenden Wundpflaster.

Im Bild oben ist ein Stück Netzgewebe eines Wundpflasters dargestellt. Es besteht aus Polypropylen, einem anderen Kunststoff. Die Löcher ermöglichen dem Pflaster die Aufnahme von Flüssigkeiten, z. B. von Heilcreme oder Blut aus der noch offenen Wunde. Das Polypropylen-Netz selbst nimmt keine Flüssigkeit auf. Dadurch kann das Pflaster die Wunde perfekt abdecken, ohne sie zu verkleben.

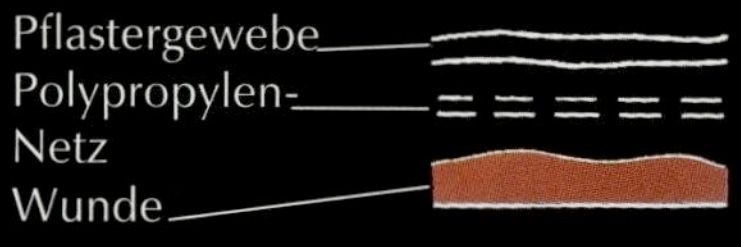

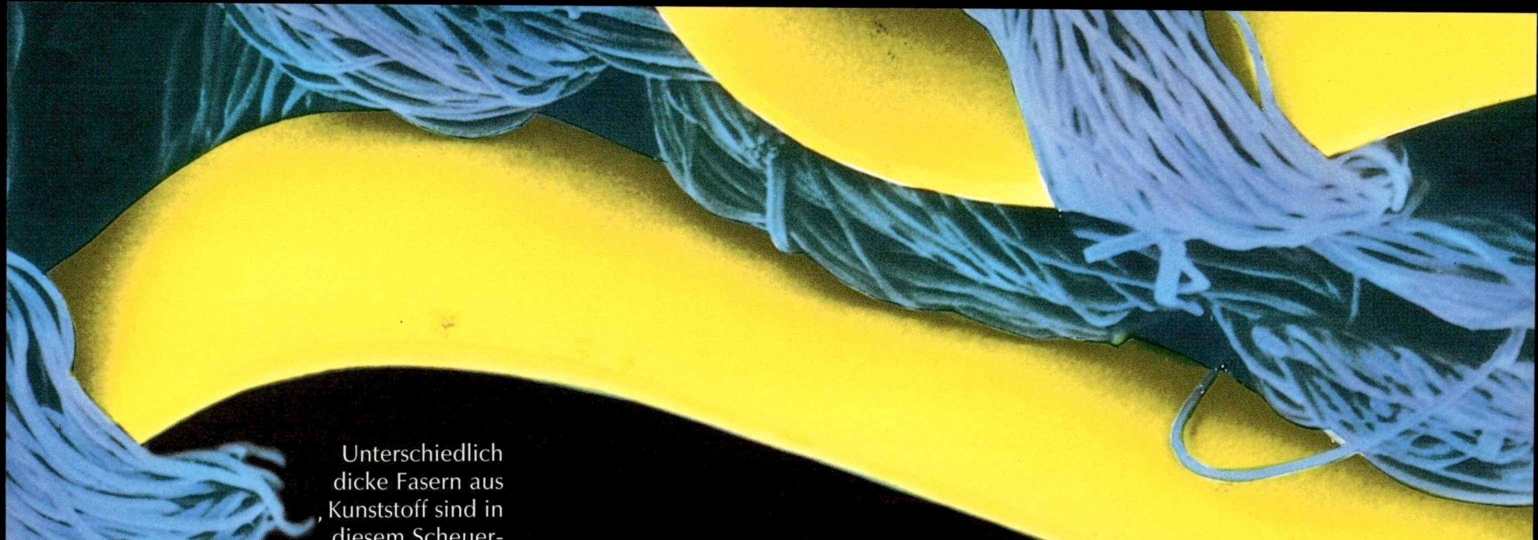

Unterschiedlich dicke Fasern aus Kunststoff sind in diesem Scheuerschwamm miteinander verwoben.

Scheuerschwamm

Das elektronenmikroskopische Bild oben zeigt einen Scheuerschwamm, wie man ihn zum Reinigen von Bratpfannen benutzt. Das Bild ist 70fach vergrößert.

Sanfte Reinigung

In das Gewebe sind große, gelb dargestellte Nylonfäden eingearbeitet. Vor allem diese harten Stränge schrubben die Speisereste weg. Ihre Rundungen können kraftvoll reinigen, ohne die Pfannenoberfläche zu zerkratzen.

Feste Verbindung

Unten kannst du das elektronenmikroskopische Bild eines Klettverschlusses sehen, mit dem man Jacken oder Taschen verschließt. Er ist aus Nylon gefertigt und umfasst immer zwei verschiedene Maschenserien.

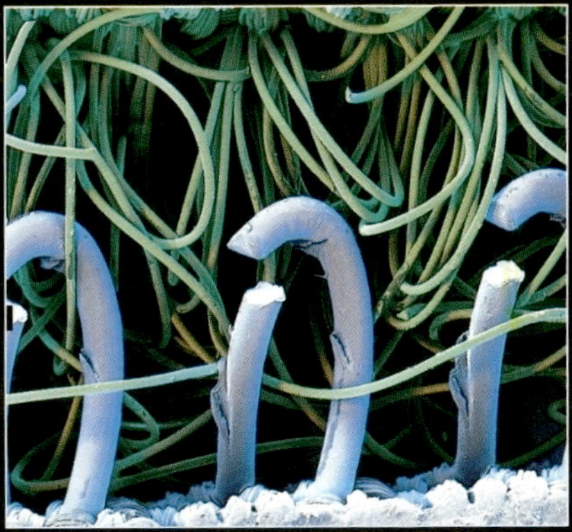

Ausschnitt aus einem Klettverschluss, im Raster-Elektronenmikroskop 20fach vergrößert

Lockere Verhältnisse

Der obere Teil des Klettverschlusses (im Bild grün) besteht aus lockeren Maschen im sonst eher dicht verwobenen Nylongewebe. Den unteren Teil, in Blau dargestellt, bilden einzelne, dickere Nylonösen, die in das Gewebe eingefügt und zu offenen Haken aufgeschnitten werden. Legst du beide Teile aufeinander, greifen die Haken in die losen Maschen und sie hängen fest ineinander. Sie sind aber biegsam genug, um sich wieder zu lösen.

Mikrozeichnungen

Eine gute Möglichkeit festzuhalten, was du im Mikroskop siehst, sind Zeichnungen. Male einen tassengroßen Kreis auf das Papier. Dann ziehst du mit geraden Linien ein Netz über den Kreis. Die Linien müssen untereinander den gleichen Abstand haben.

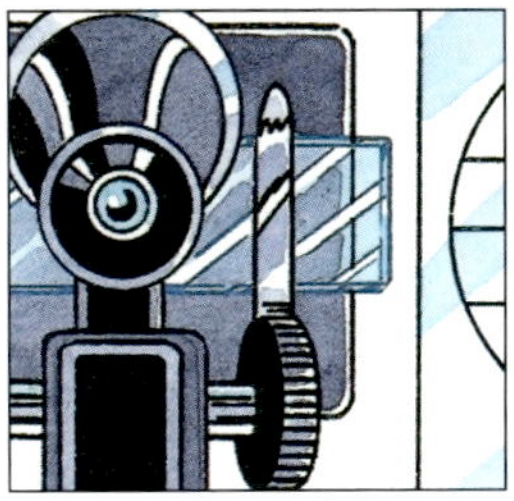

1. Lege das Zeichenpapier so auf den Tisch, dass du es sehen kannst, ohne den Kopf vom Okular zu heben.

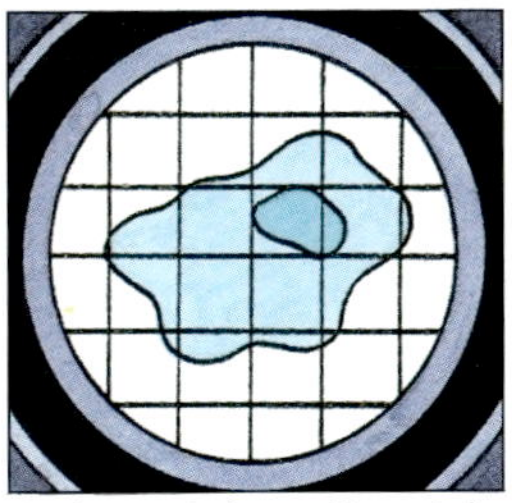

2. In welchem Bereich eines gedachten Gitternetzes befinden sich die einzelnen Teile des Objekts?

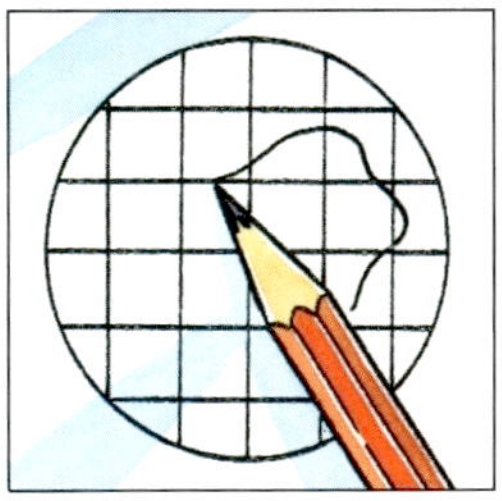

3. Zeichne die Umrisse des Objekts in die entsprechenden Felder deines Gitternetzes auf dem Zeichenpapier.

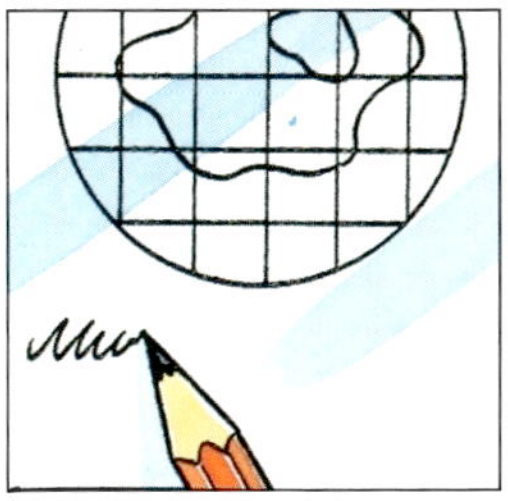

4. Vermerke auf deiner Zeichnung das dargestellte Objekt, die verwendete Vergrößerung und das Datum.

In die Vergangenheit

Vieles von dem, was wir über unsere Vorfahren wissen, stammt aus der genaueren Betrachtung ihrer Hinterlassenschaften. Archäologen untersuchen anhand solcher Spuren frühere Lebensweisen. Manche Überbleibsel sind so klein, dass man sie nur im Mikroskop erkennen kann.

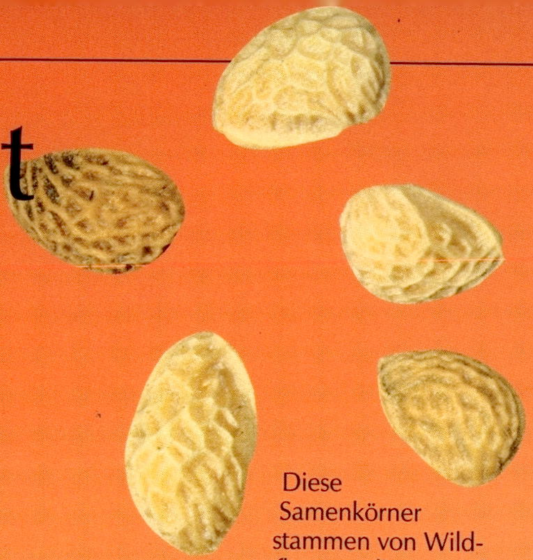

Diese Samenkörner stammen von Wildpflanzen, die vor vielen Jahrhunderten wuchsen.

Scherben

Manche vom Menschen gefertigten Gegenstände wie Ziegel oder Töpferware bieten interessante Informationen, weil sie auch nach längerer Zeit nicht vergehen. Das Bild unten zeigt Baumaterial, das die Römer um 450 v. Chr. zum Bau eines Badehauses verwandten. Archäologen untersuchen auch Keramikreste mit mikroskopischen Verfahren. Spezialisten finden dabei heraus, wozu ein bestimmtes Gefäß diente. Ein hoher Sandgehalt macht ein Tongefäß z. B. hitzefest. Scherben mit vielen Sandkörnern stammen daher wahrscheinlich von einem Kochgefäß.

Lichtmikroskopisches Bild von römischem Baumaterial, 30fach vergrößert

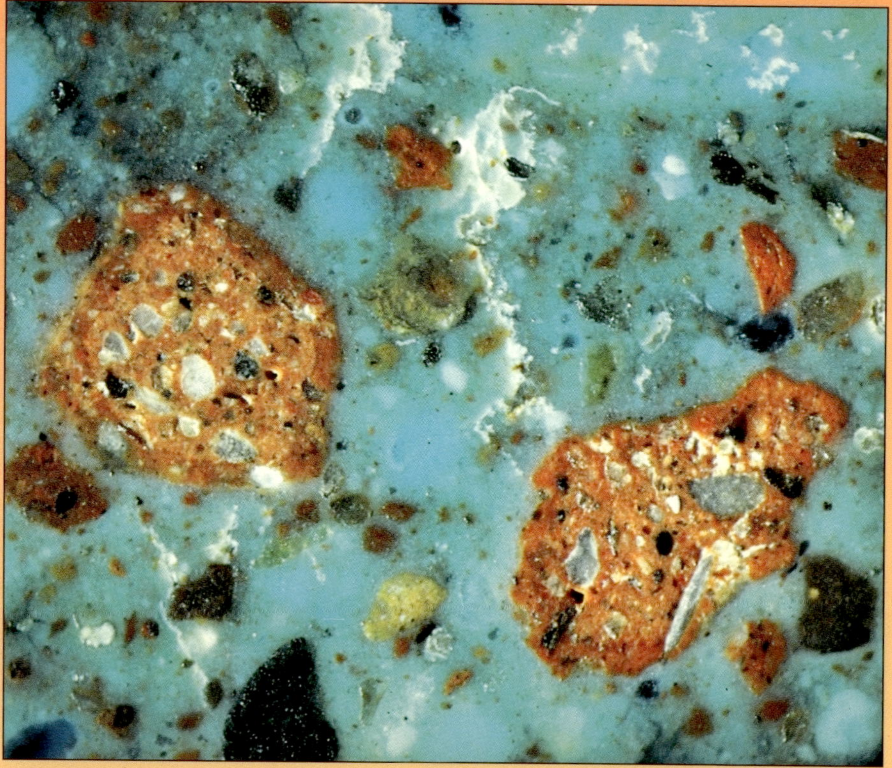

Nahrungsreste

Im Boden halten sich mitunter auch winzige Pflanzenreste sehr lange. Solche Überbleibsel im Boden alter Siedlungsplätze geben Hinweise darauf, was die Menschen einst aßen. Die Samen im Bild oben wurden in einer städtischen Abfallgrube entdeckt und stammen aus dem Mittelalter.

Die verkohlten Haferkörner im Bild unten wurden in einer verschütteten mittelalterlichen Feuerstelle in London gefunden. Anhand solcher Funde können die Archäologen das Nahrungsangebot rekonstruieren, mit dem sich die wachsende Bevölkerung Londons damals versorgte.

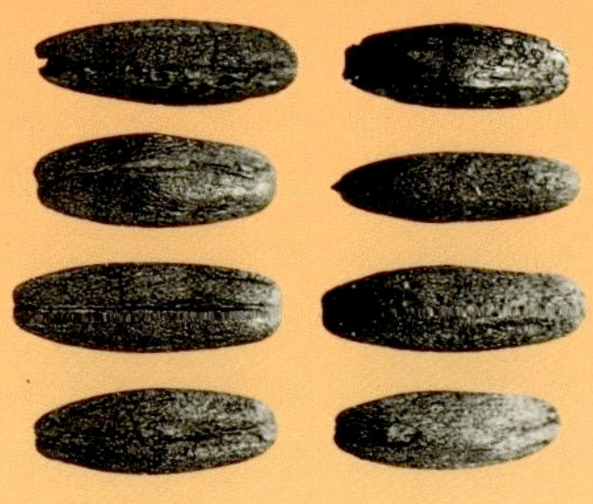

Im mikroskopischen Bild erweisen sich diese verkohlten Reste als Haferkörner.

Konservierte Pollen

Die Pollenkörner im Bild unten sind etwa 5000 Jahre alt. Sie stammen aus einem Moor und lassen erkennen, dass die Menschen um diese Zeit mit dem Ackerbau begannen.

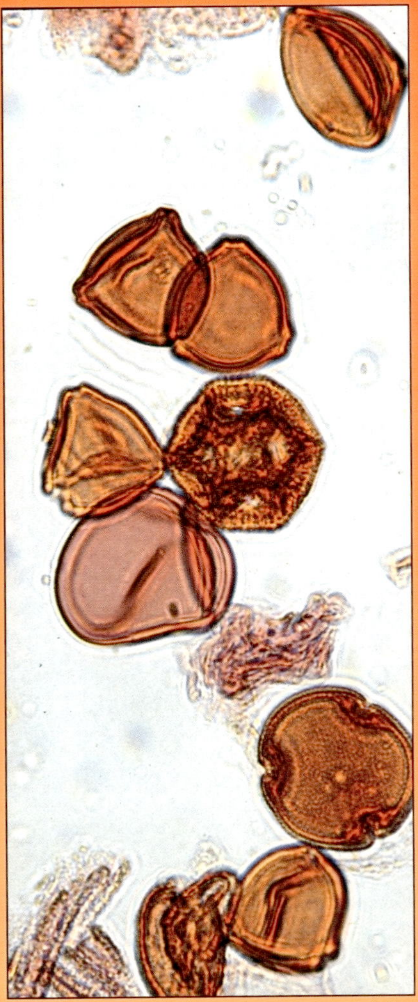

Diese 5000 Jahre alten Pollenkörner aus einem Moor sind so hervorragend erhalten, dass man danach noch die einzelnen Pflanzenarten bestimmen kann.

Die abgebildete Probe enthält Pollenkörner von Bäumen und Sträuchern (Birke, Hasel) sowie von angebauten Nahrungspflanzen (Getreide). Daraus ist zu schließen, dass die ersten Bauern ihre Äcker in Waldlichtungen anlegten.

Uralte Einzeller

Mikroskopisch kleine Reste von Tieren geben Aufschluss darüber, wie sich Land und Klima über Jahrtausende hinweg verändert haben. Sie geben auch genauere Hinweise, wie Menschen vor langer Zeit lebten.

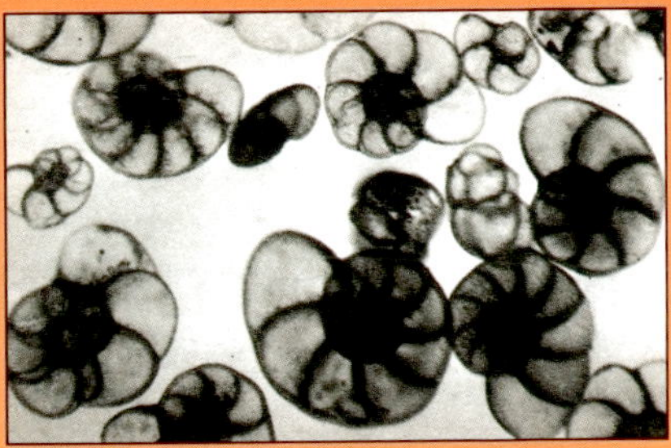

Kammerlinge bauen fein durchbrochene, mikroskopisch kleine Kalkschalen.

Das Bild oben zeigt die feinen Schalen von Kammerlingen, winzige Einzeller, die nur im Meer vorkommen. Wenn man solche Schalen in heutigen Ackerböden findet, bedeutet das, dass dieses Land einst vom Meer überflutet war.

Wasserflöhe

Rechts siehst du einen Ruderfußkrebs. Man nennt ihn häufig auch Wasserfloh, obwohl er mit den Flöhen nicht verwandt ist. Finden sich die Panzerreste solcher Wasserflöhe im Boden, muss dieser früher unter Süßwasser gelegen haben.

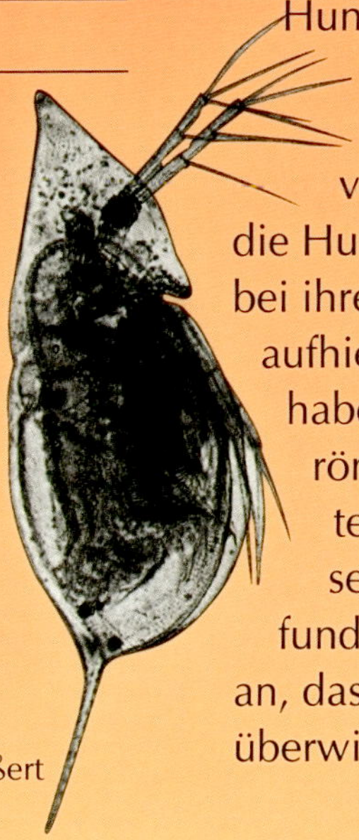

Wasserfloh, 75fach vergrößert

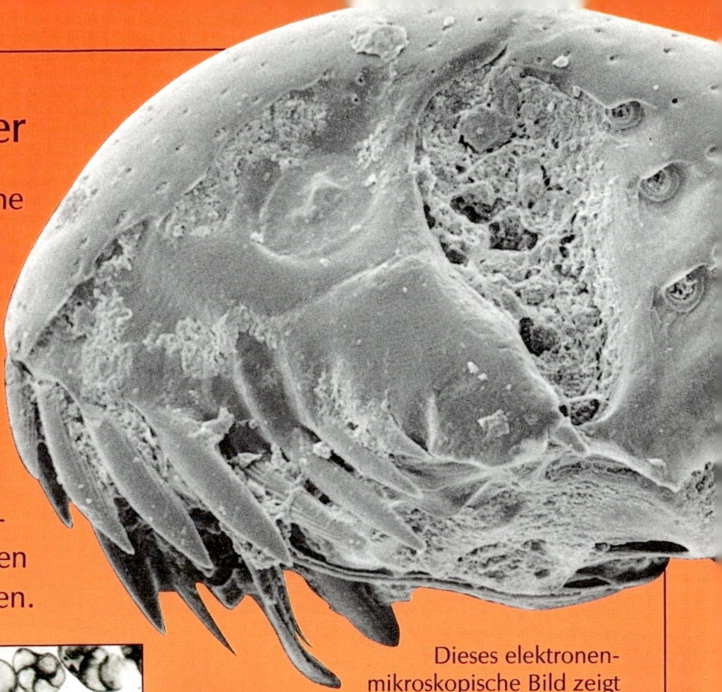

Dieses elektronenmikroskopische Bild zeigt den Kopf eines Hundeflohs aus einem römischen Haus.

Antike Schädlinge

Das Bild oben zeigt den Kopf eines Hundeflohs. Er wurde mit anderen winzigen Überbleibseln im Boden eines antiken Wohnhauses der römischen Siedlung von York im Norden Englands gefunden.

Hunde und Katzen

Schon seit langem hält der Mensch Jagd- oder Hütehunde. Der oben abgebildete Hundefloh, der sich im Schmutz des Hausbodens fand, lässt vermuten, dass sich die Hunde damals häufiger bei ihren Besitzern im Haus aufhielten. Seltsamerweise haben die Archäologen in römischen Siedlungsresten bisher keine Hinweise auf Katzenflöhe gefunden. Sie nehmen daher an, dass die Katzen damals überwiegend draußen lebten.

Verbrechen aufklären

Jeder Ganove hinterlässt am Tatort winzige Spuren. Manchmal sind sie sehr unauffällig oder für das bloße Auge zu klein. Daher spielen Mikroskope auch bei der Aufklärung von Verbrechen eine bedeutende Rolle.

Spurensuche

Die Fachleute von der Spurensicherung suchen mit Lichtmikroskopen nach versteckten Hinweisen. Daraus ergeben sich oft die Folgeschritte: Sie können z. B. mit einem Elektronenmikroskop noch genauer nachforschen oder weitere Proben von Gewebe oder Boden für Anschlusstests nehmen.

Passende Fasern

Jeder Täter hinterläßt am Tatort winzige Reste seiner Kleidung, z. B. Wollfasern vom Pullover. Wenn solch mikroskopisches Fundgut zu den Textilfasern der Kleidung passt, die einem Tatverdächtigen gehört, hilft es der Polizei, eine bestimmte Person des Verbrechens zu überführen.

Andere Hinweise

Die Spurensicherung hält aber auch nach anderen Hinweisen Ausschau, z. B. nach Haaren, Teppichfasern, Glassplittern.

Mikroskope auf Rädern

Wenn größere Objekte zu untersuchen sind, verwendet die Spurensicherung so genannte Operationsmikroskope (siehe S. 38). Bei ihnen ist das Mikroskop an einem schwenkbaren Arm auf einer fahrbaren Säule montiert. So kann man bequem an das Großobjekt heranfahren und dieses unter verschiedenen Blickwinkeln betrachten.

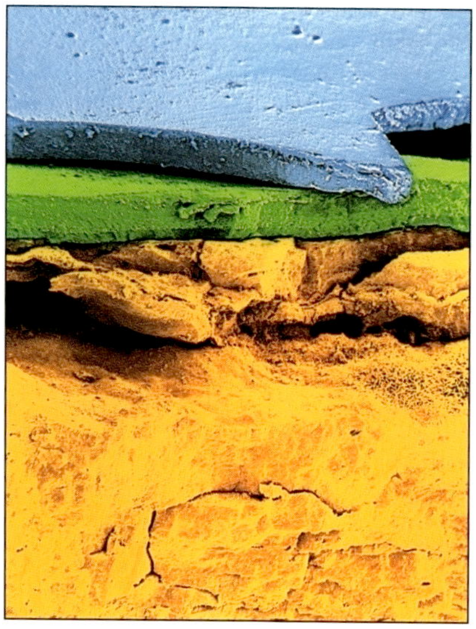

Elektronenmikroskopisches Bild verschiedener Farbschichten auf einer Autokarosserie, 40fach vergrößert

Autodiebe übersprühen häufig gestohlene Wagen. Die mikroskopische Untersuchung eines verdächtigen Autos hilft der Polizei bei der Suche. Oben siehst du ein rostiges Stück Karosserieblech. Obwohl das Auto jetzt blau ist, beweist die Aufnahme, dass es ursprünglich grün war.

Verräterische Algen

Mit dem Mikroskop lassen sich auch Spuren an und in Leichen feststellen, die unter verdächtigen Umständen gefunden werden. Wenn mikroskopisch kleine Algen in den Lungen einer Wasserleiche nachzuweisen sind, ist die betreffende Person wahrscheinlich ertrunken. Sind keine winzigen Wasserpflanzen darin enthalten, war das Opfer vermutlich schon tot, bevor es ins Wasser kam.

Typische Kratzer

Mikroskope helfen auch bei der Aufklärung von Verbrechen, in denen Schusswaffen eine Rolle spielten. In allen Pistolen und Gewehren ist der Lauf innen mit feinen Rillen versehen. Diese hinterlassen am Geschoss kleine Kratzer, die so kennzeichnend und einmalig sind wie ein Fingerabdruck. Solche mikroskopisch kleinen Macken kann man mit den Kratzern auf anderen Geschossen vergleichen und dann leicht feststellen, ob sie aus derselben Waffe abgefeuert wurden.

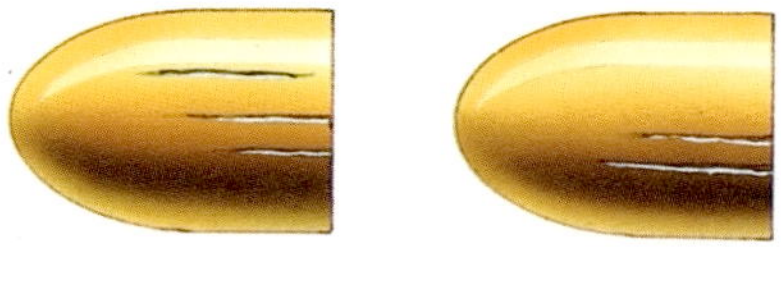

Die unterschiedlichen Kratzer zeigen, dass sie aus verschiedenen Waffen stammen.

Der menschliche Körper

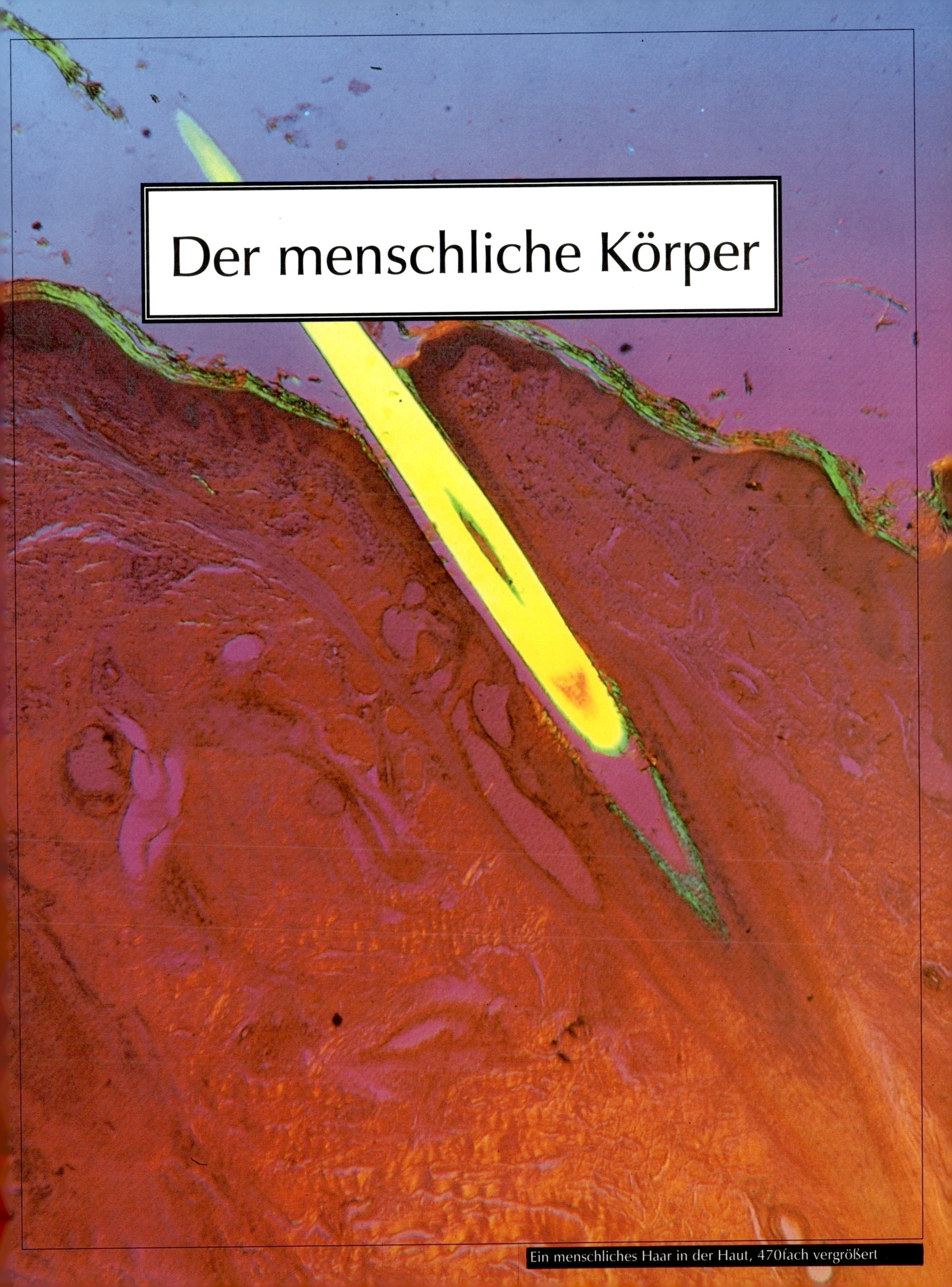

Ein menschliches Haar in der Haut, 470fach vergrößert

Der Kopf

Weniges ist dir so vertraut wie dein eigenes Gesicht. Diese Doppelseite zeigt dir einige weniger bekannte Ansichten deiner Haare, Zähne und Zunge, alle vom Licht- oder Elektronenmikroskop stark vergrößert.

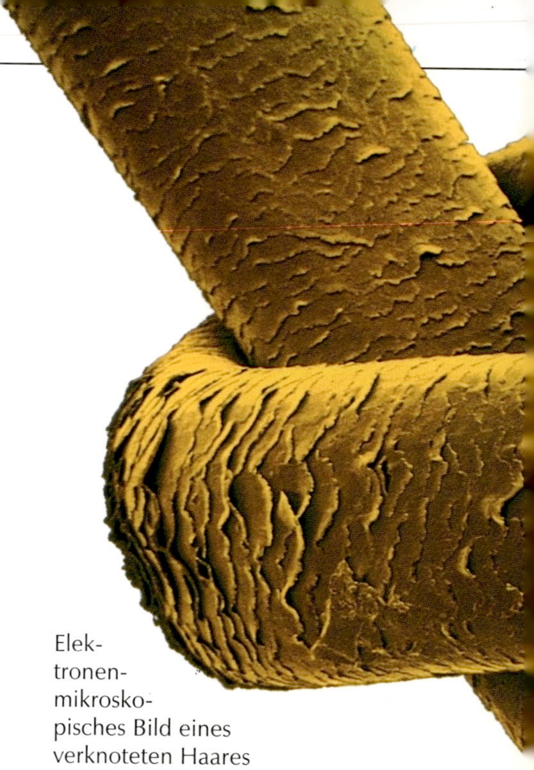

Elektronenmikroskopisches Bild eines verknoteten Haares

Schuppen

Das bräunliche, verschlungene Gebilde oben in der Mitte ist tatsächlich ein verknotetes menschliches Haar. Das Elektronenmikroskop hat es etwa 750fach vergrößert. Seine Oberfläche ist dicht mit kleinen, sich überlappenden Schuppen bedeckt.
Haar besteht aus einer Körpersubstanz, die man Keratin nennt. Auch Finger- und Fußnägel sind daraus aufgebaut. Im Bild unten siehst du ein Haar, das man längs in der Mitte gespalten hat. Sehr klar kann man seinen Schichtenbau aus drei Lagen erkennen.

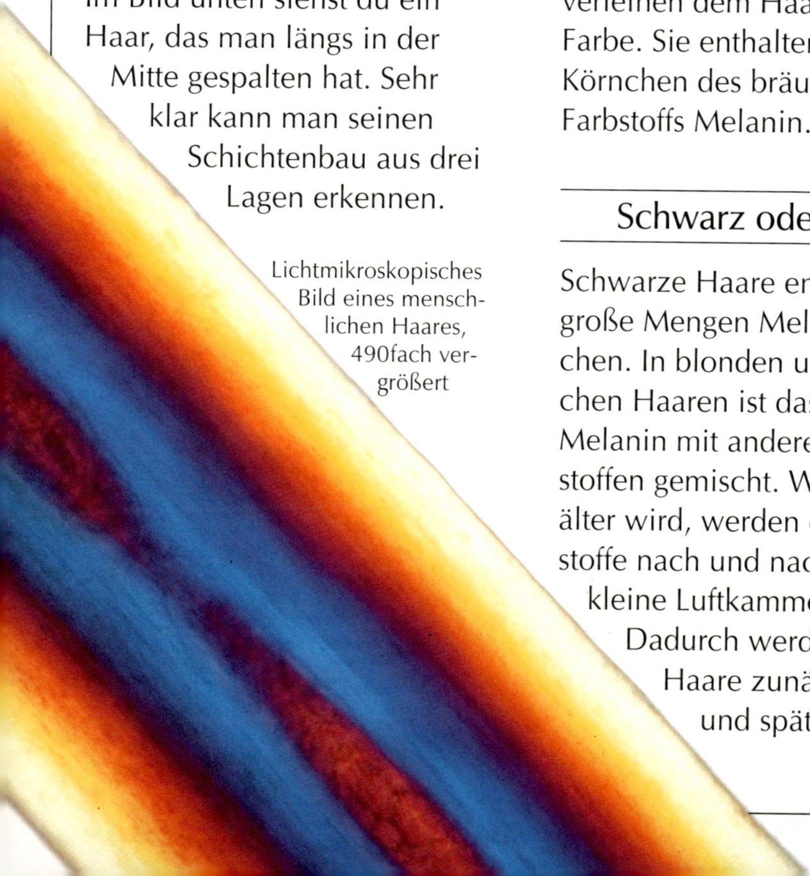

Lichtmikroskopisches Bild eines menschlichen Haares, 490fach vergrößert

Die Oberflächenschicht besteht aus flachen Keratinschuppen. Sie ist sehr hart und schützt das Haar.
Die beiden folgenden Schichten, Haarrinde und Haarmark,

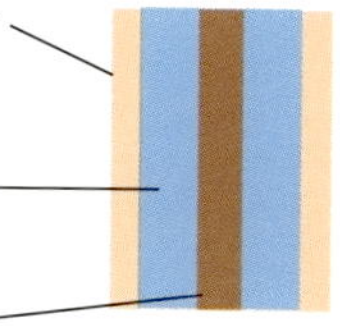

Jedes Haar besteht aus drei Schichten.

verleihen dem Haar seine Farbe. Sie enthalten winzige Körnchen des bräunlichen Farbstoffs Melanin.

Schwarz oder weiß

Schwarze Haare enthalten große Mengen Melaninkörnchen. In blonden und rötlichen Haaren ist das wenige Melanin mit anderen Farbstoffen gemischt. Wenn man älter wird, werden die Farbstoffe nach und nach durch kleine Luftkammern ersetzt. Dadurch werden die Haare zunächst grau und später weiß.

Winzige Gruben

Die rötlichen, fingerkuppenartigen Gebilde unten sind Haare, die sich gerade den Weg durch die Haut bahnen. Jedes Haar wächst aus einer

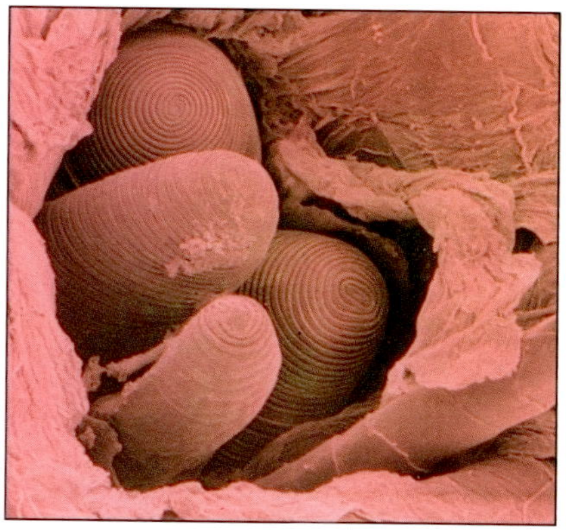

Elektronenmikroskopisches Bild wachsender Haare, welche die Haut durchbrechen (Vergrößerung 125fach)

kleinen Grube heraus, dem Haarfollikel. Tausende solcher Follikel sind über die Kopfhaut verteilt, noch mehr befinden sich in der Haut des übrigen Körpers. Nur Handinnenflächen und Fußsohlen tragen keine Haarfollikel.

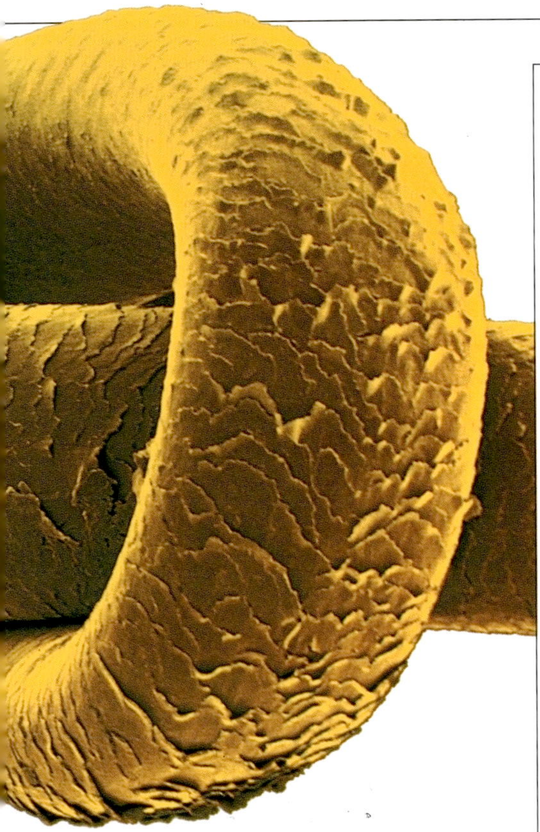

Harte Oberfläche

Unten siehst du die vergrößerte Ansicht einer Zahnoberfläche. Zähne sind von Zahnschmelz überzogen, der kräftiges Zubeißen ermöglicht und den Zahn vor Zerfall bewahrt. Man sieht auch Ablagerungen von Calcium, dem wichtigsten Baustoff des Zahnschmelzes.

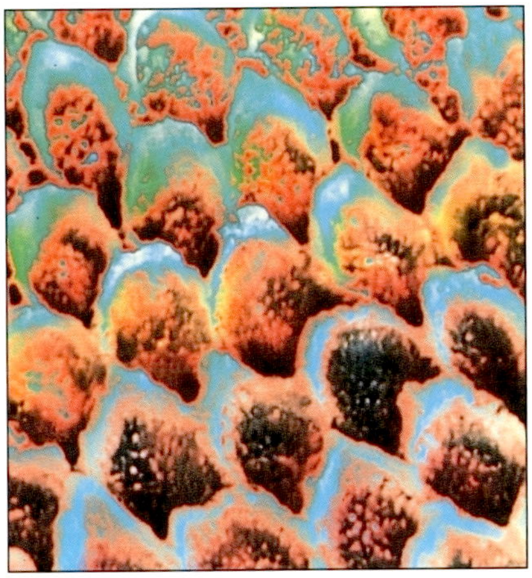

Elektronenmikroskopische Aufnahme des harten Zahnschmelzes

Die Zunge

Die Oberfläche der Zunge ist von kleinen Erhebungen bedeckt, den Papillen oder Knospen. Es gibt verschiedene Papillentypen, die jede eine andere Aufgabe erfüllen. Die Papille, die du ganz unten siehst, trägt Geschmacksknospen. Papillen mit verschiedenen Geschmacksknospen sind auf der Zunge in unterschiedlichen Bereichen angeordnet. Jeder Typ ist für eine andere Geschmacksempfindung zuständig und unterscheidet nur süß, sauer, salzig oder bitter. Die zugespitzten Gebilde im Bild oben sind ein anderer Papillentyp. Sie bilden eine raue Oberfläche und helfen der Zunge, die Nahrung in der Mundhöhle hin und her zu bewegen, wenn man darauf kaut. Die Spitzen bestehen aus Keratin, daher sind sie griffig und verschleißfest.

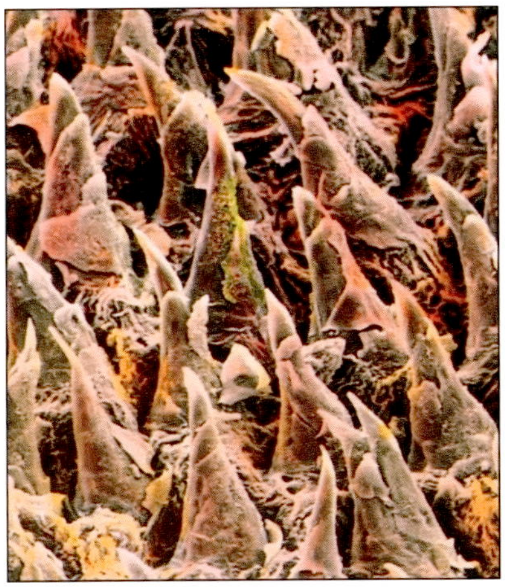

Elektronenmikroskopisches Bild der Zungenoberfläche, 420fach vergrößert

Lageplan der verschiedenen Geschmacksempfindungen auf der Zunge:

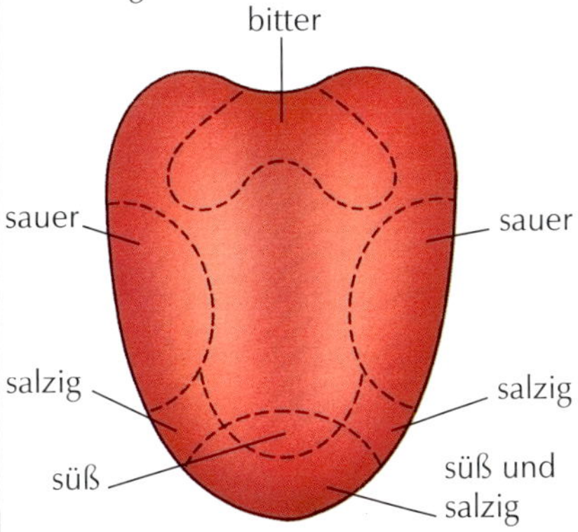

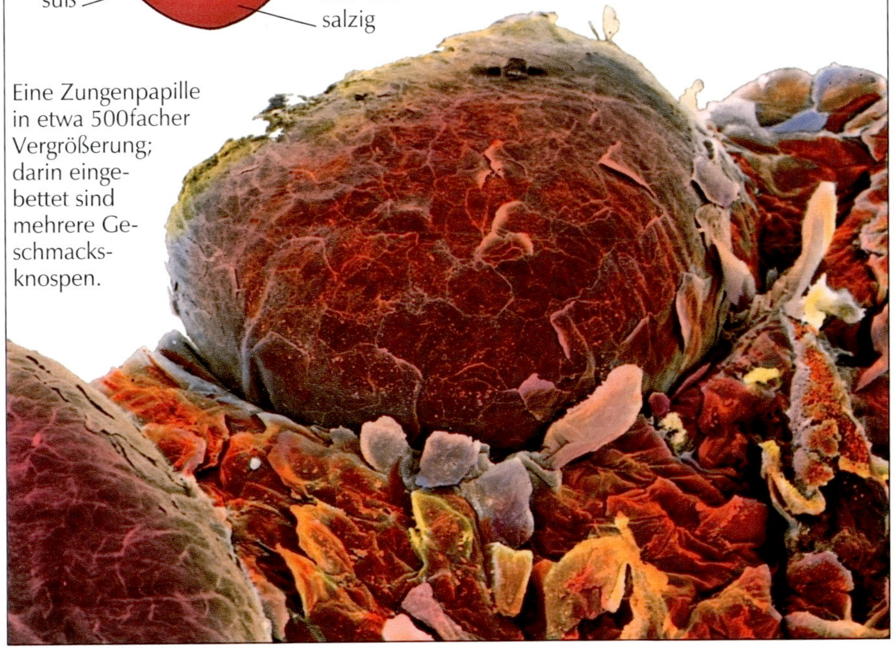

Eine Zungenpapille in etwa 500facher Vergrößerung; darin eingebettet sind mehrere Geschmacksknospen.

Im Körper

Der menschliche Körper ist eine vielfältige Ansammlung verschiedener Funktionsteile, die alle besondere Aufgaben haben. Hier erfährst du, wie einige Körperteile im mikroskopischen Bild aussehen und wie sie arbeiten.

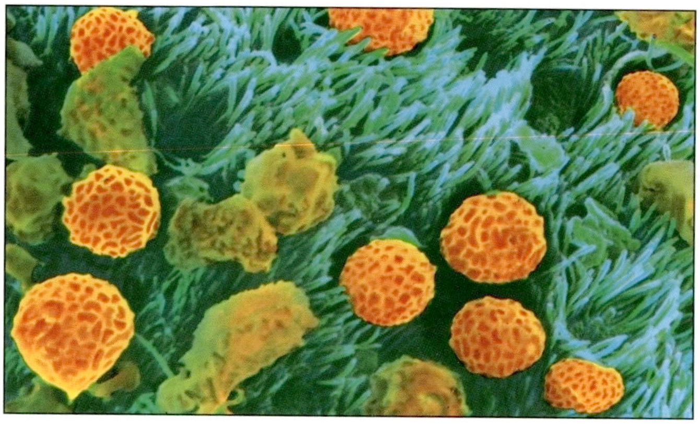

Bei dieser Innenansicht einer menschlichen Luftröhre kannst du eingeatmete Pollenkörner (orange) und Staubteilchen (braun) erkennen.

Der Weg der Luft

Bei jedem Atemzug geht die Außenluft von Mund oder Nase durch die Luftröhre und die Bronchien in die Lunge. Das Bild unten zeigt eine elektronenmikroskopische Ansicht von der Auskleidung einer menschlichen Luftröhre in 9000facher Vergrößerung. Die blauen Gebilde in der Mitte sind Becherzellen. Sie sondern einen zähflüssigen Schleim ab, der Schmutzpartikel festhält, damit sie nicht in die Lunge geraten.

Ständig in Bewegung

Die fadenartigen Gebilde sind Flimmerhärchen oder Cilien. Sie sind ständig in Bewegung, befördern Schleim aus den Luftwegen zum Rachenraum. Auch die Nasenschleimhaut ist mit solchen Flimmerhärchen bedeckt.

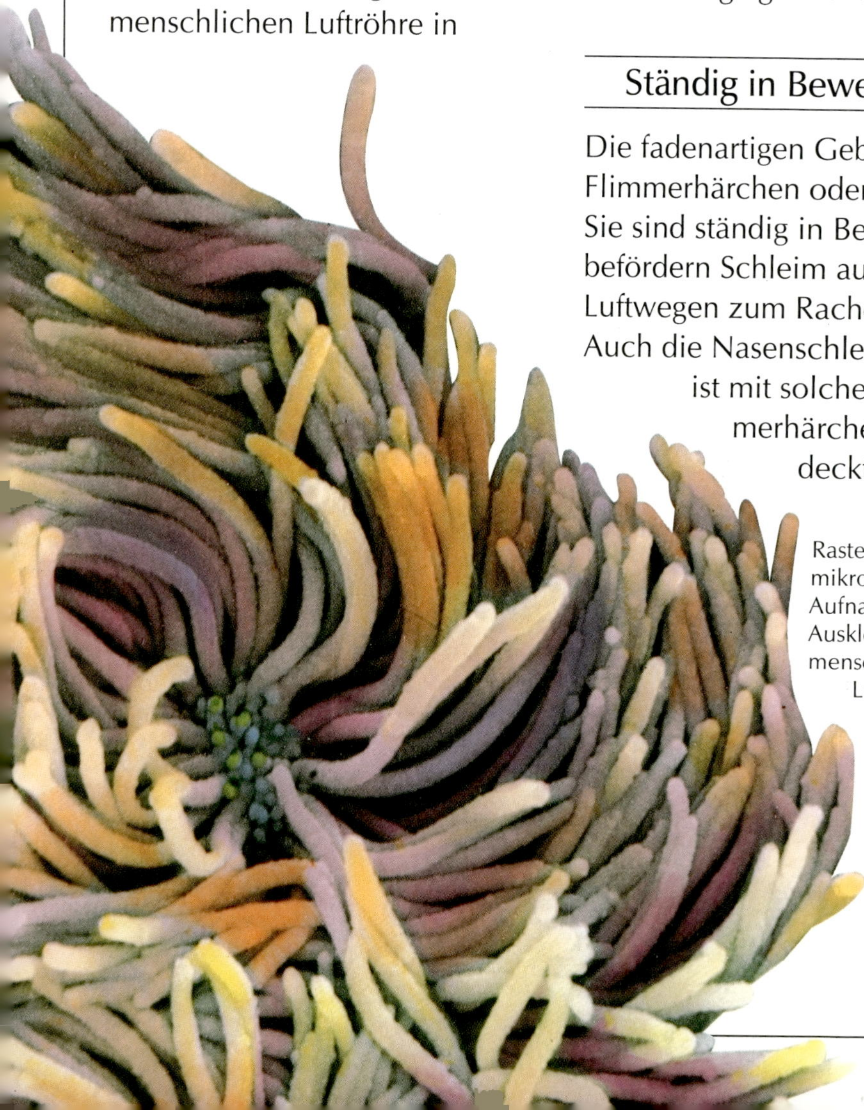

Rasterelektronenmikroskopische Aufnahme der Auskleidung einer menschlichen Luftröhre, Falschfarbenbild

Kräftige Knochen

Das Mikroskop zeigt den Aufbau der Knochen aus verschiedenen Schichten.

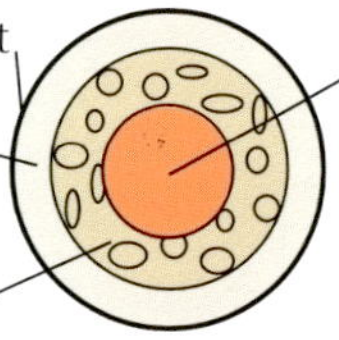

Das Bild unten zeigt die Lamellenschicht. Sie ist sehr dicht und besteht aus ringförmig angeordneten Bauteilen mit einem Kanal, in dem die Blutgefäße verlaufen.

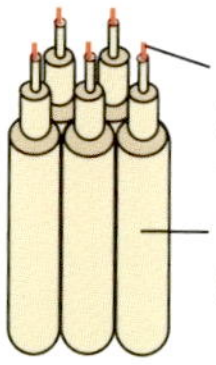

Die Grundlamellenschicht besteht aus feinen, dichten Röhren, die in Längsrichtung des Knochens verlaufen.

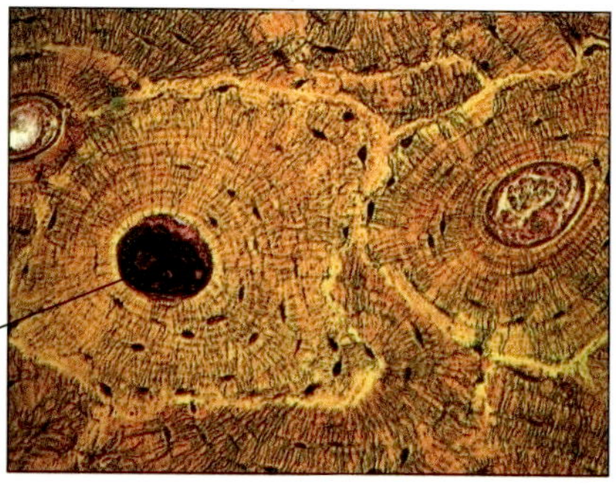

Vergrößerter Querschnitt durch die Grundlamellenschicht

Körperbilder

Die meisten Abbildungen auf diesen Seiten entstanden mit einem Raster-Elektronenmikroskop, wie es das Bild unten zeigt. Ein Elektronenstrahl tastet die Oberfläche einer Gewebeprobe im Inneren der Metallsäule ab. Das Bild erscheint auf einem Bildschirm.

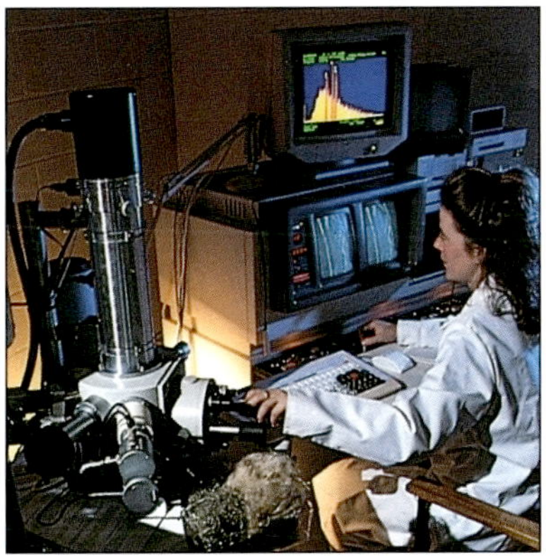

Ein Raster-Elektronenmikroskop

Solche Proben müssen sorgfältig vorbereitet werden. Ein wenig Gewebe, z. B. ein Stück Haut, wird entnommen. Es wird tiefgefroren, damit es im Hochvakuum im Inneren des Elektronenmikroskops die Form behält.

Ummantelung mit Gold

Normalerweise würden die Elektronen die Probe durchstrahlen. Damit sie gestreut werden, wird die Probe mit einem hauchdünnen Goldfilm überzogen. Erst so werden dreidimensionale Aufnahmen möglich.

Warm und kühl

Die braungelben Kugeln rechts stammen aus dem Fettgewebe unmittelbar unter der Haut. Es wirkt wie eine Isolierschicht und hält warm.

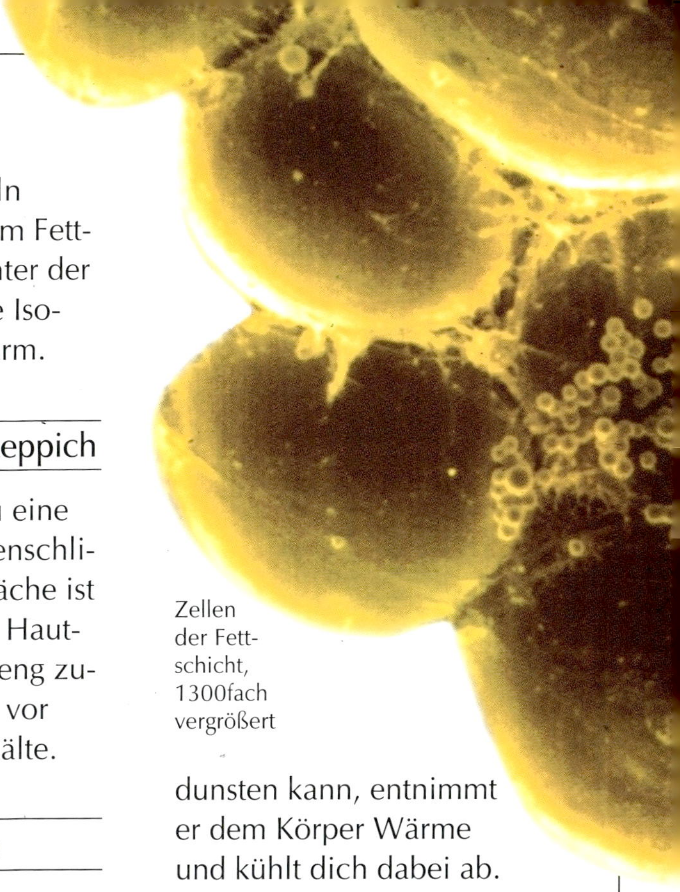

Zellen der Fettschicht, 1300fach vergrößert

Schützender Flickenteppich

Im Bild unten siehst du eine vergrößerte Ansicht menschlicher Haut. Ihre Oberfläche ist ein Flickenteppich aus Hautzellen. Sie liegen sehr eng zusammen und schützen vor Bakterien, Hitze und Kälte.

Kühlsysteme

Die bläulichen Kugeln sind Schweißtropfen, die Wasser und Salz aus dem Körper entfernen. Schweiß wird von besonderen Hautdrüsen abgesondert und dringt durch Poren hervor. Damit der Schweiß auf deiner Haut verdunsten kann, entnimmt er dem Körper Wärme und kühlt dich dabei ab.

Schweiß tritt aus den Hautporen aus und verdunstet auf der Haut.

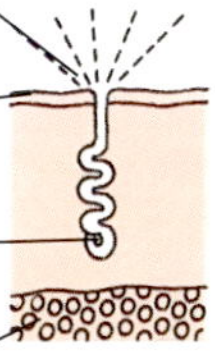

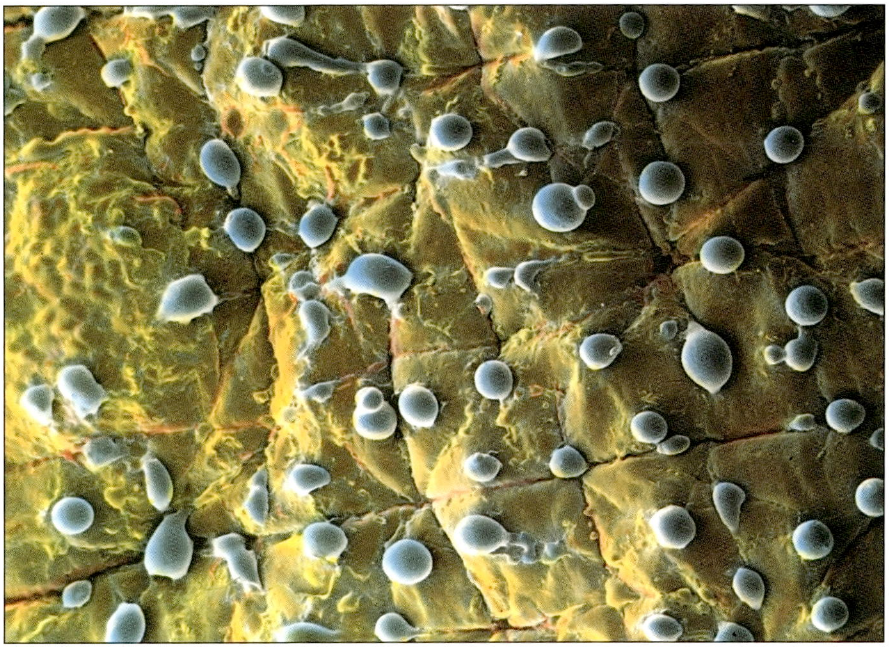

Rasterelektronenmikroskopisches Bild der Haut mit Schweißtropfen, 30fach vergrößert

Körperzellen

Dein Körper besteht aus ungefähr 100 Billionen kleiner Bausteine, den Zellen. Diese Doppelseite zeigt dir mikroskopische Bilder einiger der vielen verschiedenen Zelltypen, die dein Körper besitzt.

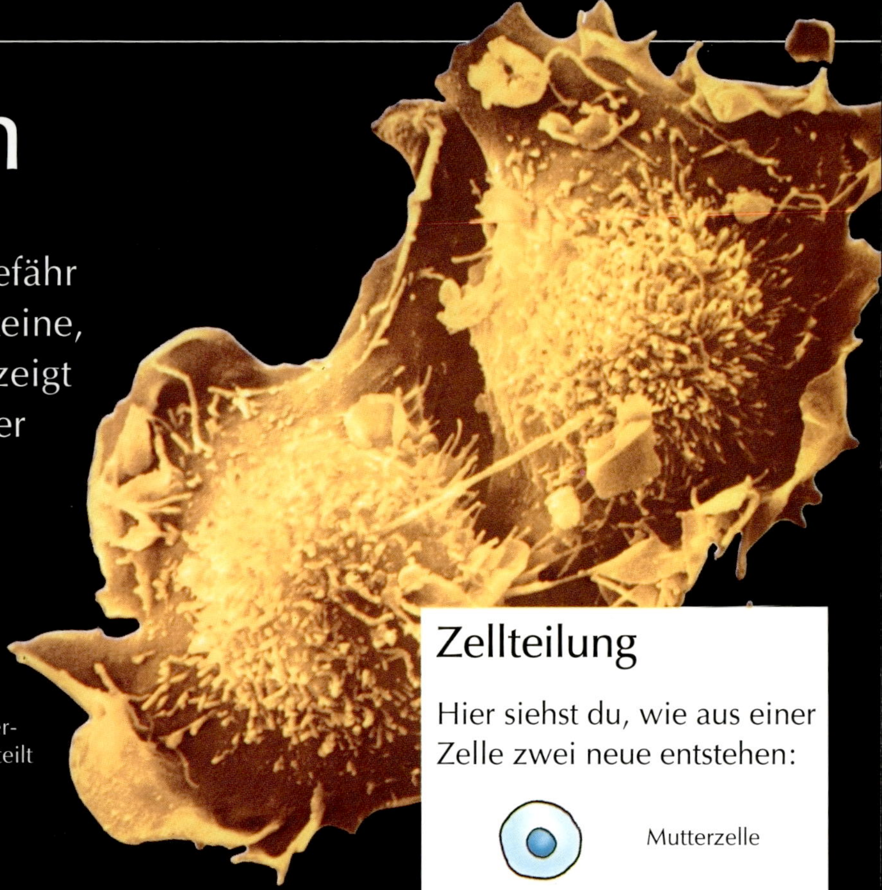

Eine Körperzelle teilt sich.

Aktionsgeladen

Das lichtmikroskopische Bild unten zeigt Nervenzellen. Die feinen Enden nehmen irgendwo im Körper Signale auf und transportieren sie durch lange Zellfortsätze in andere Körperregionen.

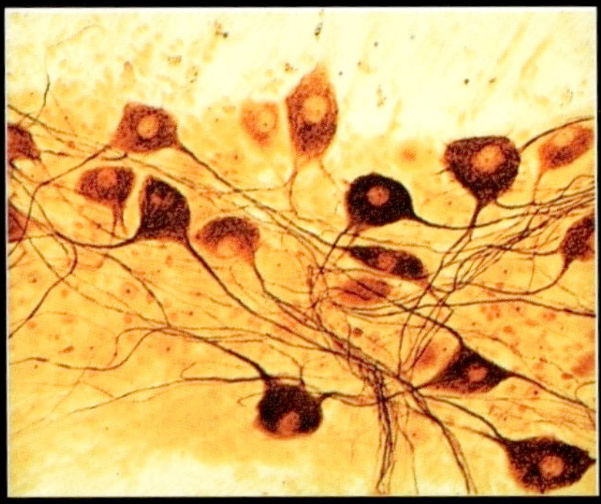

Nervenzellen verbreiten im Körper Nachrichten, z. B. Schmerzempfindungen.

Neue ersetzen alte

Die elektronenmikroskopische Aufnahme oben zeigt, wie zwei neue Zellen durch Teilung aus einer alten hervorgehen. Der Körper stellt ständig neue Zellen her, weil in jeder Sekunde Millionen gealterter Zellen absterben. Zellen teilen sich schrittweise (siehe das Schema rechts).

Zellteilung

Hier siehst du, wie aus einer Zelle zwei neue entstehen:

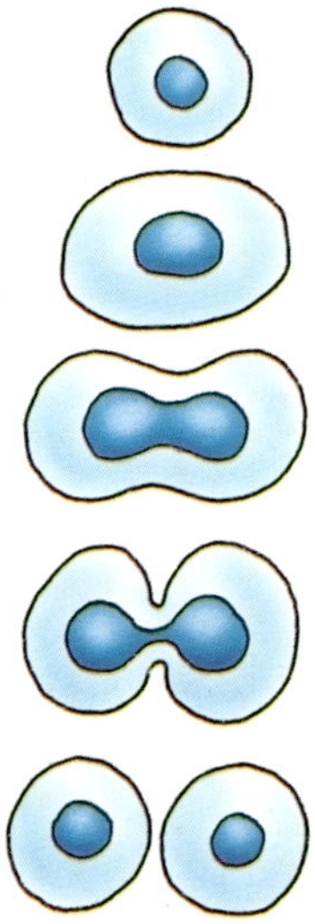

Mutterzelle

Die Zelle wächst.

Die Zellkerne (Kontrollzentren) beginnen mit der Teilung.

Die Zelle schnürt sich in der Mitte ein.

Aus der Mutterzelle sind zwei gleichartige Tochterzellen entstanden.

Schleimhaut

Du kannst deine eigenen Zellen im Mikroskop untersuchen. Dazu brauchst du eine kleine Probe von der Innenseite deiner Wange. Im mikroskopischen Bild sind diese Zellen breit und flach. Einige sind vielleicht zerstört worden und sehen zerquetscht aus.

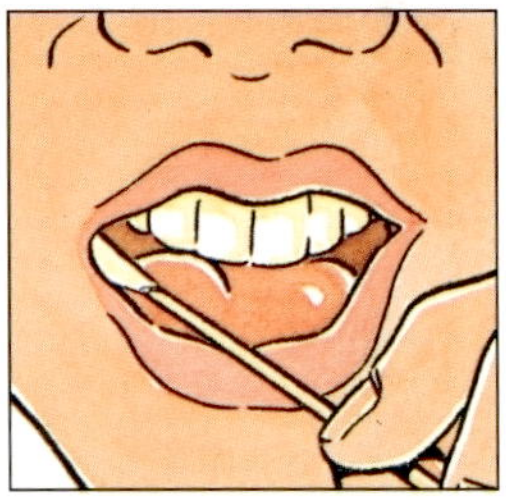

1. Streiche mit einem sauberen Wattestäbchen langsam über die Innenseite deiner Wange.

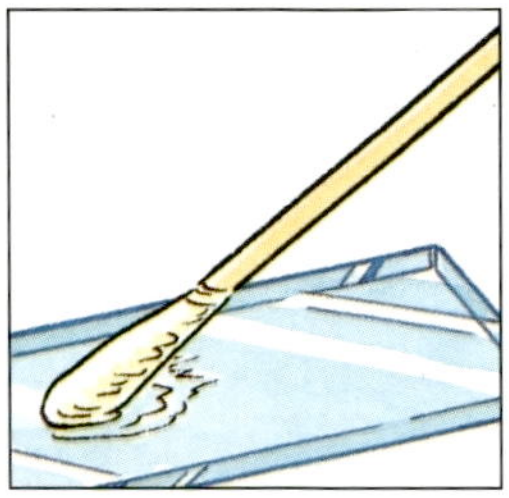

2. Übertrage die Schleimhautzellen mit dem Stäbchen auf einen Objektträger. Wirf das Stäbchen weg.

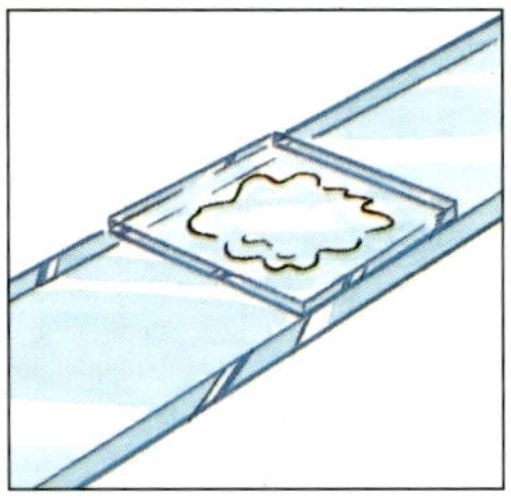

3. Lege vorsichtig ein Deckglas auf. Betrachte die Zellen im Durchlicht von unten.

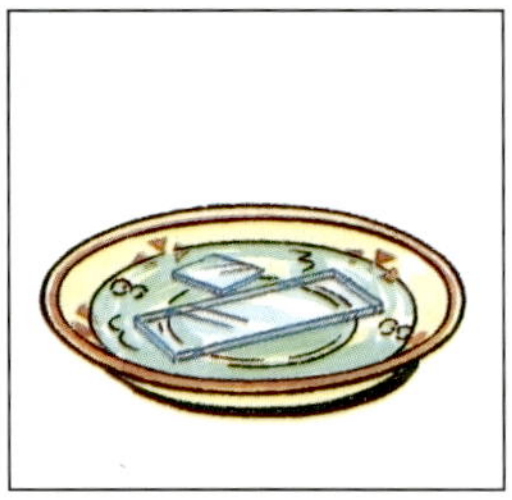

4. Wenn du fertig bist, reinigst du Objektträger und Deckglas in Wasser mit etwas Geschirrspülmittel.

Schutzzellen

Das lichtmikroskopische Bild unten zeigt, dass die Zellen der Wangenschleimhaut so genau zusammenpassen wie Teile eines Puzzles.
Solche Zellen, die auf der Haut, im Mund oder im Magen eine lückenlose Schutzschicht bilden, nennt man Epithelzellen.

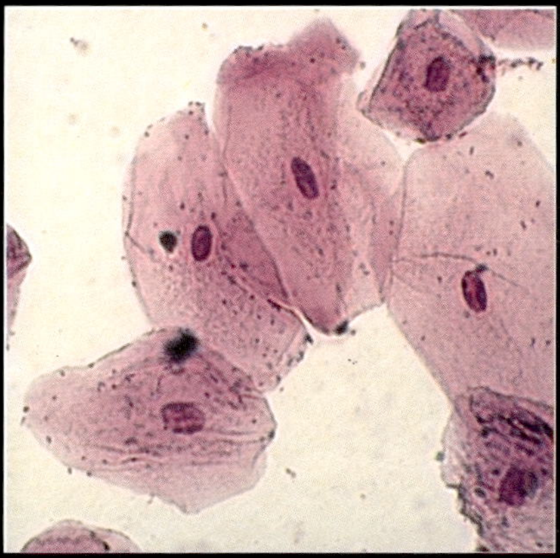

Die Mundschleimhautzellen wurden angefärbt, um sie besser zu sehen.

Blutzellen

Für das bloße Auge ist Blut eine rote Flüssigkeit. Mit einem Lichtmikroskop kann man sehen, dass es aus vielen Zellen besteht, die in einer gelben, klaren Flüssigkeit, dem Blutplasma, schwimmen. Mit einem stärkeren Mikroskop kann man verschiedene Bestandteile unterscheiden: rote und weiße Blutzellen sowie Blutplättchen.

Das rasterelektronenmikroskopische Bild in Falschfarben zeigt die drei wichtigsten Bestandteile eines Blutstropfens.

Rote Blutzellen

Die leuchtend roten Gebilde rechts unten sind rote Blutzellen (oder Blutkörperchen). Ihre Farbe geht auf den Farbstoff Hämoglobin zurück. Dieser verbindet sich in der Lunge mit Sauerstoff und wird hellrot. Aufgabe der roten Blutkörperchen ist der Transport von Sauerstoff zu allen Körperteilen.

Weiße Blutzellen

Die weißen Blutzellen helfen bei der Abwehr von Krankheitserregern. Sie können ihre Form verändern und zwischen anderen Zellen hindurchschlüpfen.

Blutplättchen

Die kleinen roten Gebilde sind Blutplättchen. Sie sind für die Blutgerinnung zuständig.

Wie viele?

Ein Blutstropfen, so groß wie ein Stecknadelkopf, enthält etwa fünf Millionen rote Blutzellen sowie 7500 weiße Blutzellen und 250000 Blutplättchen.

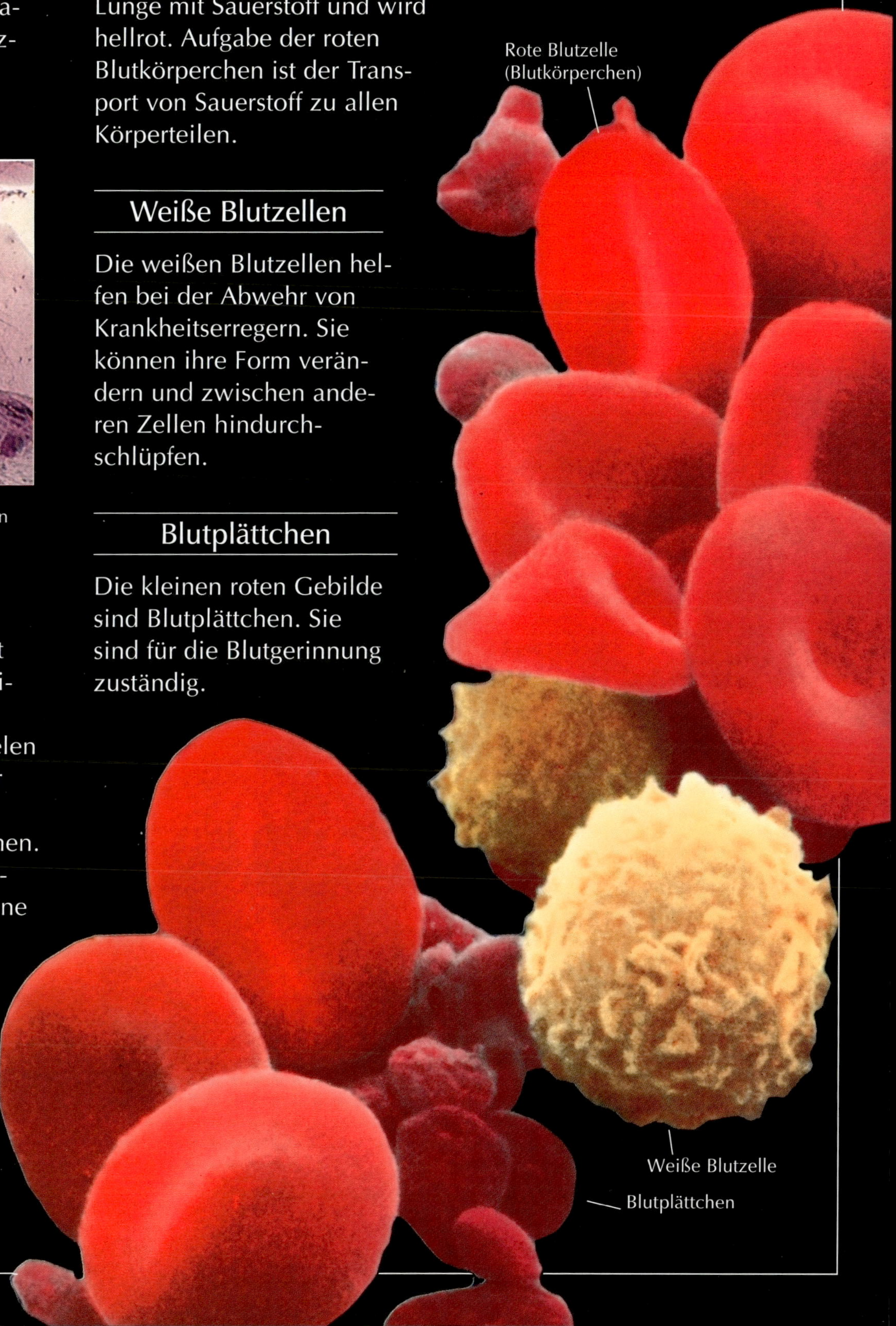

In einer Zelle

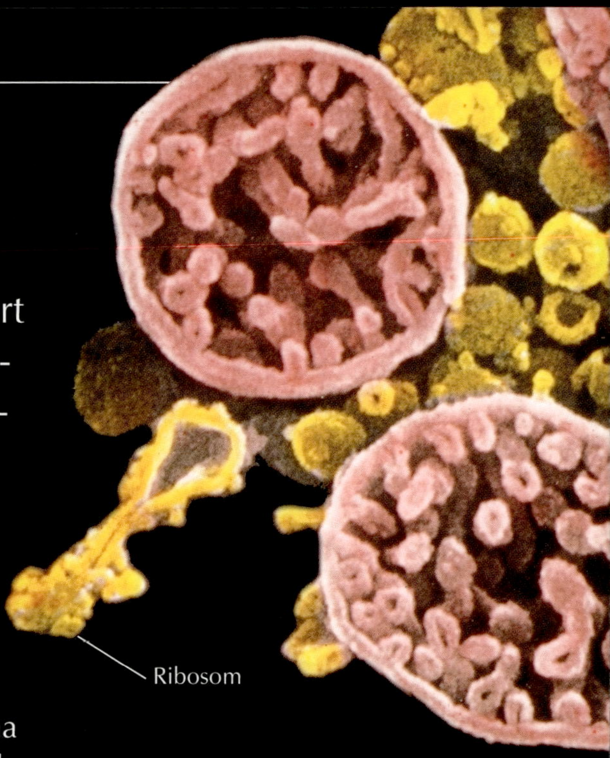

Das Innere einer Körperzelle sieht kompliziert aus, weil jede Zelle aus zahlreichen Einzelteilen zusammengesetzt ist. Moderne Mikroskope halfen den Wissenschaftlern bei der Lösung der Frage, welche Aufgabe jedem Bestandteil zufällt. Hier erfährst du einige Einzelheiten.

Die Bestandteile

Das lichtmikroskopische Bild unten zeigt dir eine einzelne Zelle aus der Mundschleimhaut. Daran erkennst du drei Grundmerkmale, die allen Zellen gemeinsam sind.

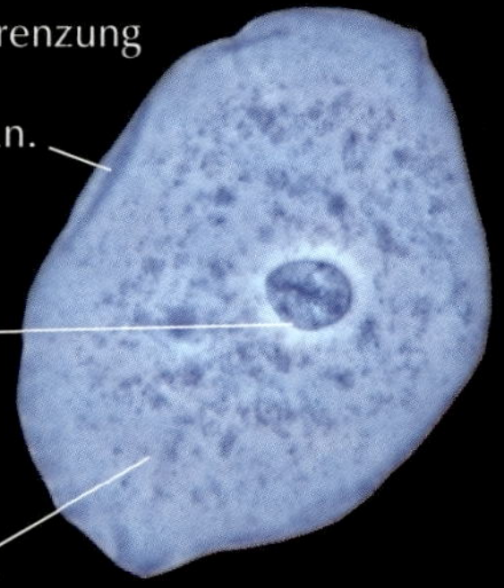

Die Zellmembran bildet die äußere Schutzhülle der gesamten Zelle. Sie hält den lebenden Inhalt fest zusammen.
Der Zellkern kontrolliert alle Abläufe innerhalb der Zelle.
Das wässrige Zellplasma enthält sehr kleine Bestandteile, die man Organellen nennt. Jedes davon erfüllt besondere Aufgaben, damit die Zelle funktioniert.

Ganz typisch

Das kreisförmige Schema unten zeigt die Organellen einer typischen Zelle. Einige davon findest du im elektronenmikroskopischen Bild einer Leberzelle ganz unten auf dieser Seite wieder.

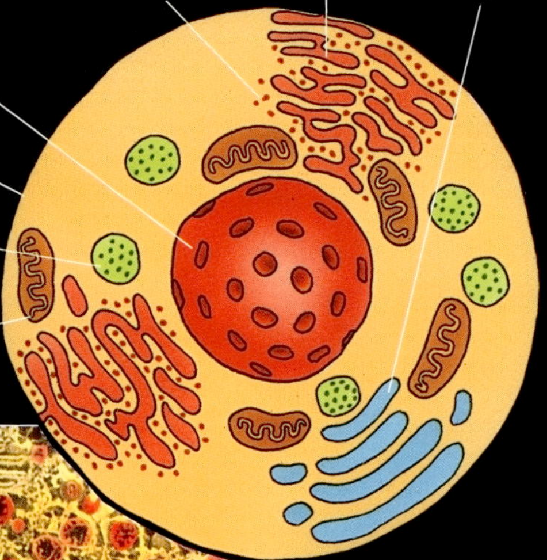

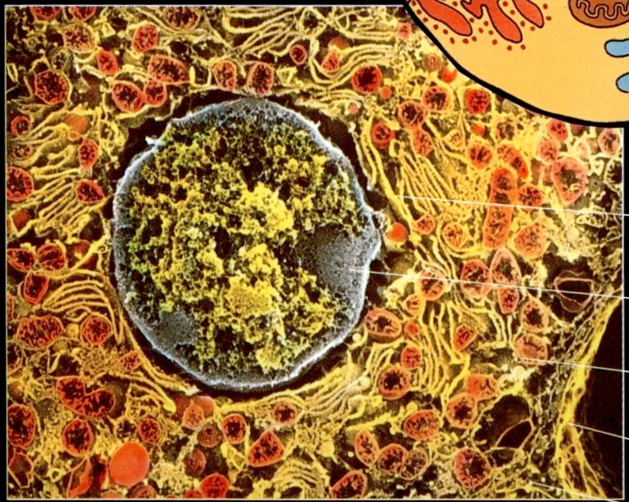

Elektronenmikroskopisches Bild vom Inneren einer Leberzelle

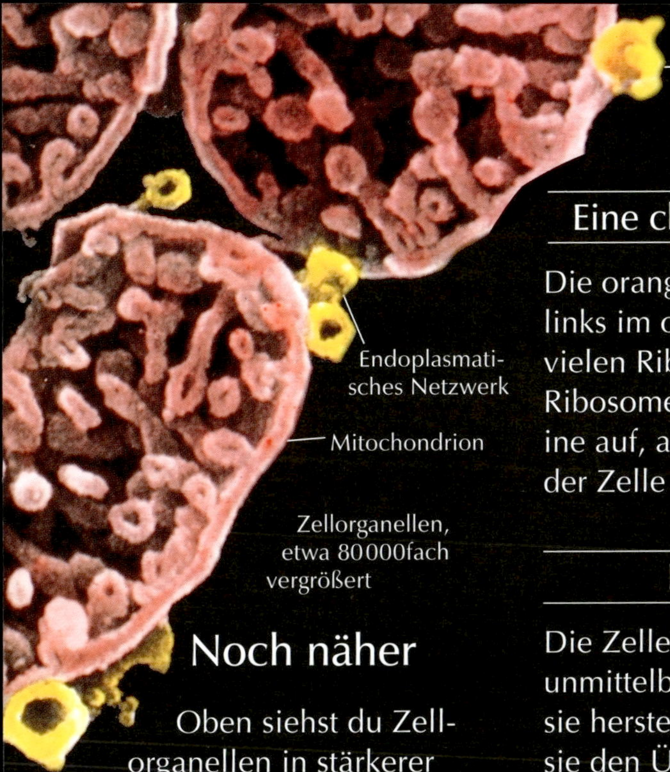

Zellorganellen, etwa 80000fach vergrößert

Noch näher

Oben siehst du Zellorganellen in stärkerer Vergrößerung. Die rosafarbenen Gebilde sind Mitochondrien. Sie verbrennen Nahrungsbestandteile und beliefern so die Zelle mit Energie. Je aktiver eine Zelle ist, umso mehr Mitochondrien benötigt sie. Die Leberzelle links unten arbeitet viel und wandelt Nahrung in Energie um. Sie besitzt zahlreiche Mitochondrien für diese Aufgabe.

Transportkanäle

Die gelben Kanälchen bilden das endoplasmatische Netzwerk, das für die rasche Verteilung von Stoffen zuständig ist.

Eine chemische Fabrik

Die orange Ausstülpung ganz links im oberen Bild ist mit vielen Ribosomen besetzt. Ribosomen bauen die Proteine auf, aus denen alle Teile der Zelle bestehen.

Lagerhaus

Die Zelle verwendet nicht unmittelbar alle Stoffe, die sie herstellt. Vielmehr lagert sie den Überschuss beispielsweise im Golgi-Apparat, den das Bild unten zeigt.

Elektronenmikroskopisches Bild eines Golgi-Apparates: Die rosa und lila dargestellten Bläschen speichern Stoffe, bis sie irgendwo in der Zelle benötigt werden.

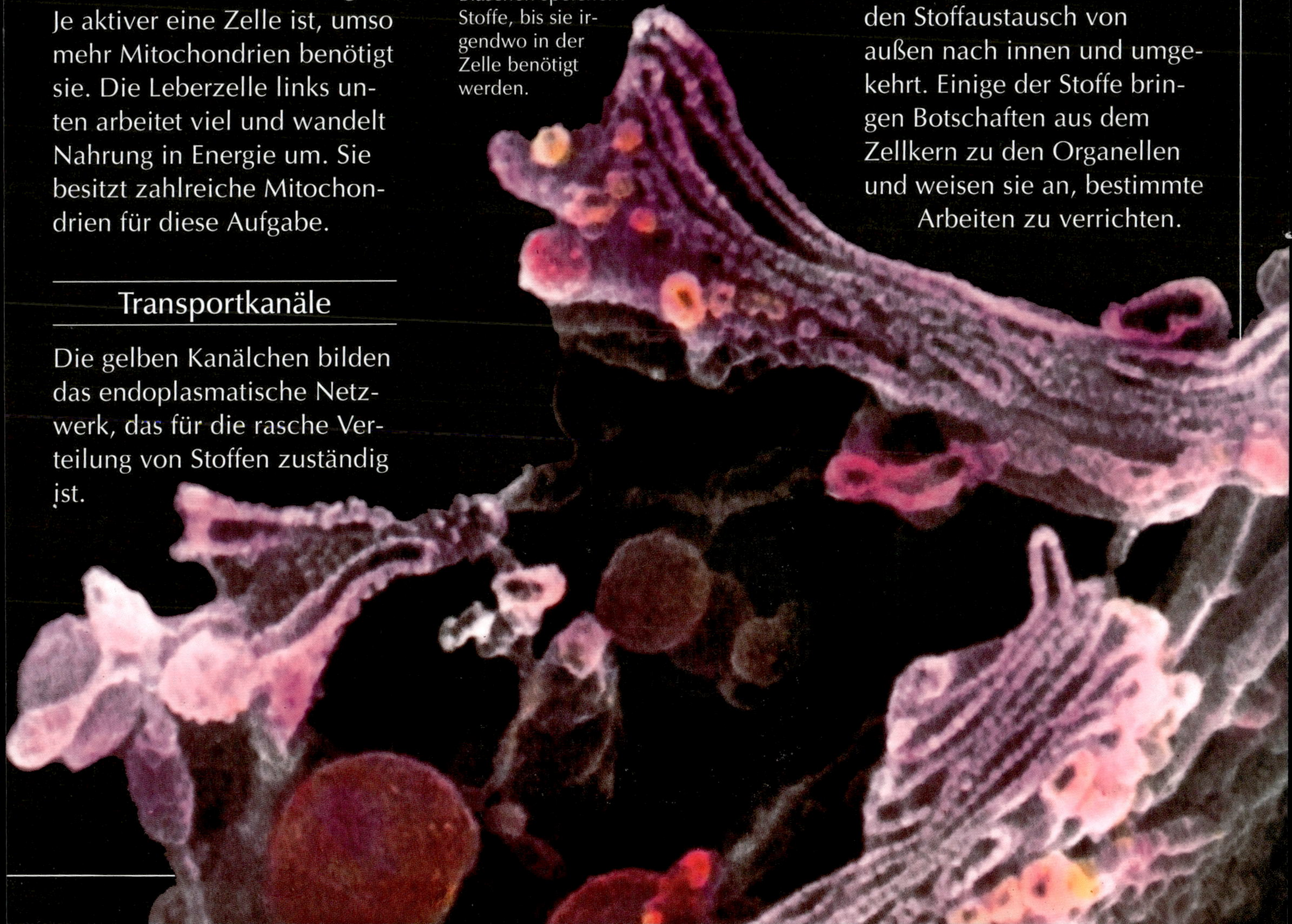

Schaltzentrale

Der rote Bereich im Bild unten ist das Kontrollzentrum einer Zelle, der Zellkern. Er ist meist kugelig, kann aber auch anders aussehen.

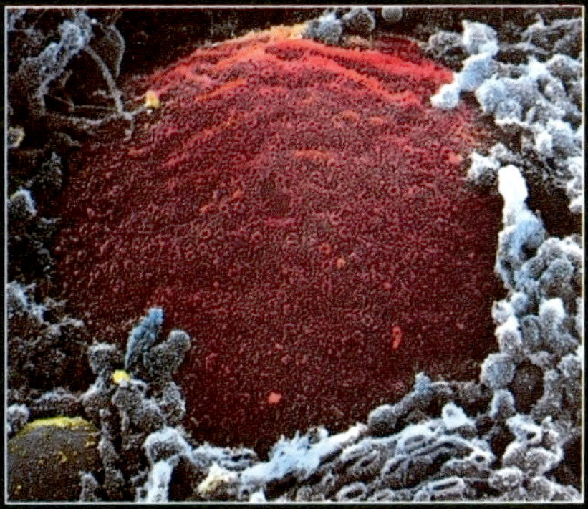

Rasterelektronenmikroskopisches Falschfarbenbild eines Zellkerns

Die winzigen Löcher, die du auf der Oberfläche des Zellkerns siehst, ermöglichen den Stoffaustausch von außen nach innen und umgekehrt. Einige der Stoffe bringen Botschaften aus dem Zellkern zu den Organellen und weisen sie an, bestimmte Arbeiten zu verrichten.

Innen im Zellkern

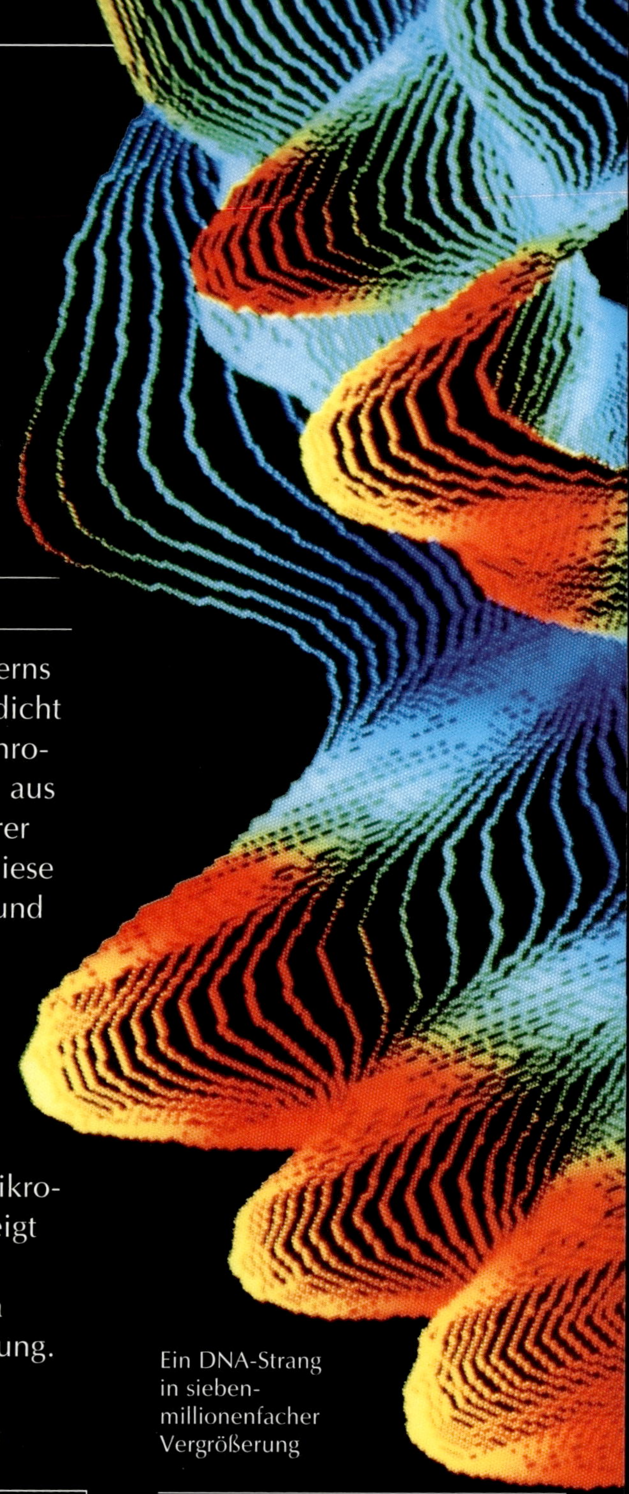

Mitten in jeder Körperzelle liegt ein Zellkern. Er sagt allen übrigen Zellbestandteilen, was wann von jedem zu tun ist. Außerdem enthält er sämtliche Betriebsanweisungen, die zusammen das Leben eines Organismus ermöglichen.

Der Zellkern

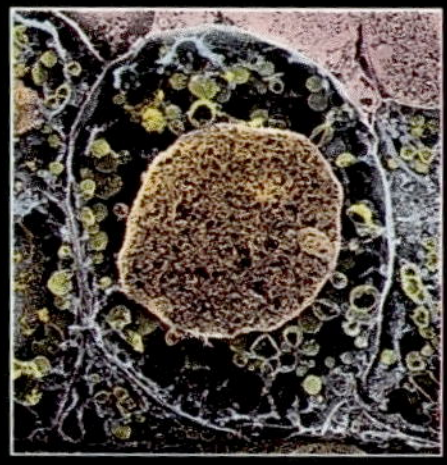

Das braune Gebilde ist der Querschnitt durch den Zellkern in einer Körperzelle, vergrößert mit dem Raster-Elektronenmikroskop. Der Zellkern ist meist das größte Zellbauteil.

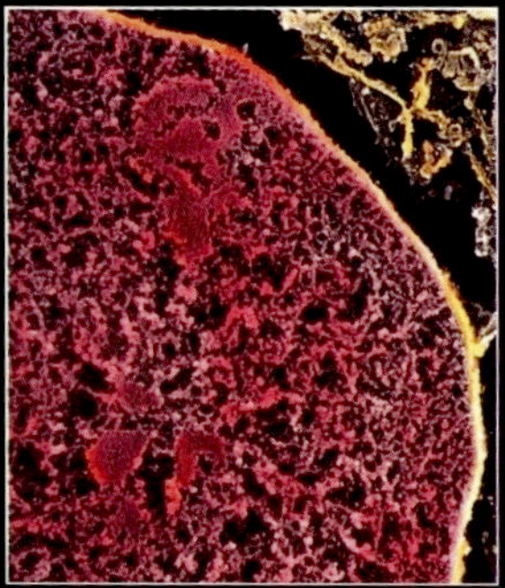

Blick mit dem Elektronenmikroskop in das Innere eines Zellkerns

Der rötliche Kreisausschnitt im Bild oben ist die Teilansicht eines Zellkerns. Die Farbe wurde nachträglich ergänzt, um die Einzelheiten besser zu verdeutlichen. Die dichteren Bereiche innerhalb des Zellkerns sind die Kernkörperchen. Jedes davon stellt Ribosomen her (siehe S. 28/29).

Chromosomen

In den Fasern des Zellkerns verbergen sich Bündel dicht gepackter Fäden, die Chromosomen. Sie bestehen aus Tausenden noch kleinerer Bauteile, den Genen. Diese kontrollieren die Zelle und verwahren die Anweisungen für neues (menschliches) Leben. Die meisten Zellen enthalten zwei identische Chromosomensätze. Das elektronenmikroskopische Bild unten zeigt davon zwei einzelne Chromosomen bei etwa 10 500facher Vergrößerung.

Diese beiden Fadenknäuel sind einzelne Chromosomen.

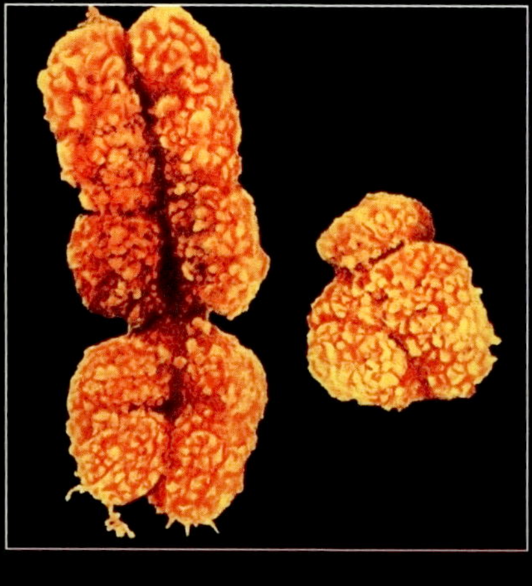

Ein DNA-Strang in siebenmillionenfacher Vergrößerung

Komplexer Stoff

Chromosomen und Gene bestehen aus der kompliziert zusammengesetzten DNA. Sie bildet lange, dichte Fadenknäuel, wie sie links im linken Chromosom zu erkennen sind. Oben siehst du einen stark vergrößerten Ausschnitt eines DNA-Strangs.

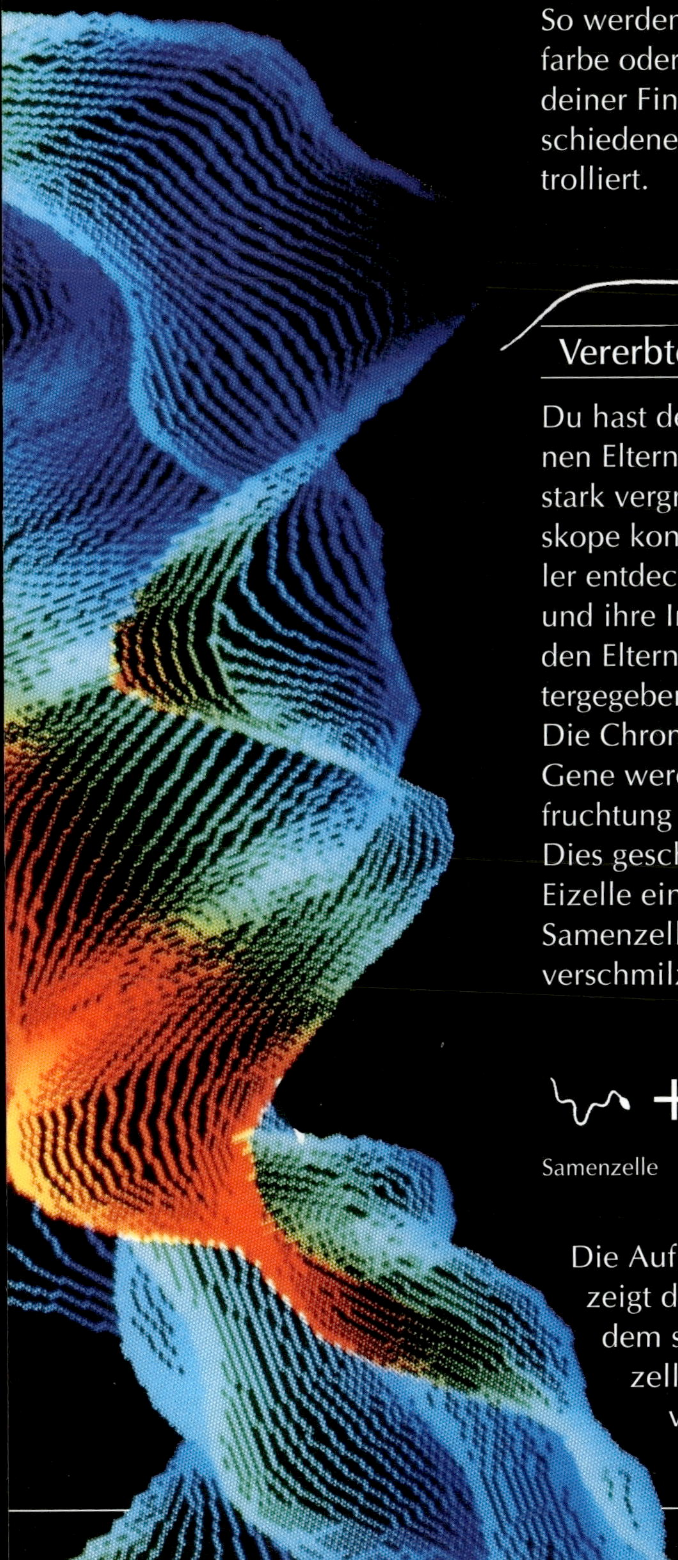

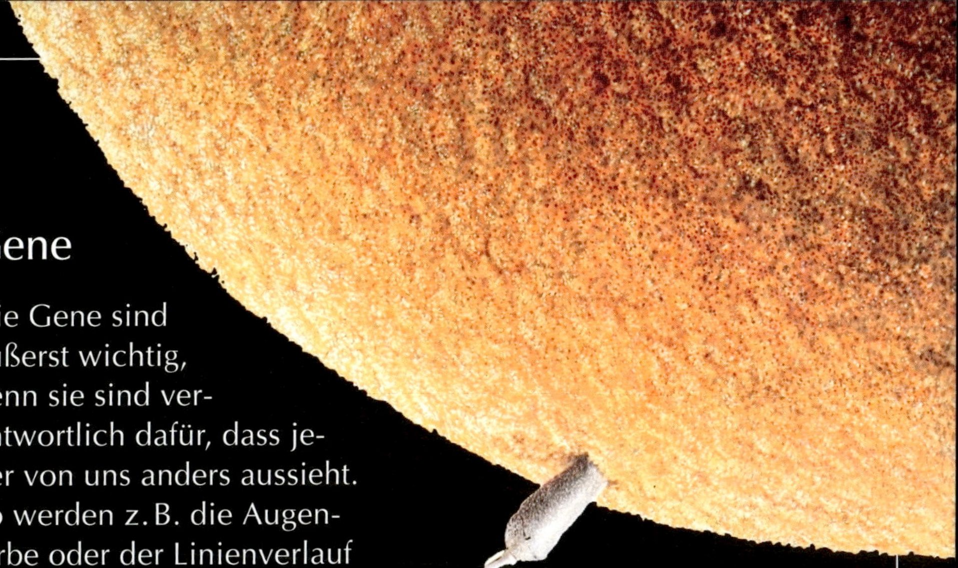

DNA-Stränge

Die DNA ist so klein, dass man sie im normalen Elektronenmikroskop nicht darstellen kann, man braucht ein Raster-Tunnelmikroskop. Es zeigt anstelle von Einzelheiten eher die Umrisse winziger Körper.

Gene

Die Gene sind äußerst wichtig, denn sie sind verantwortlich dafür, dass jeder von uns anders aussieht. So werden z. B. die Augenfarbe oder der Linienverlauf deiner Fingerkuppen von verschiedenen Genen kontrolliert.

Die Samenzelle heftet sich an die Eizelle und verschmilzt schließlich mit ihr. So entsteht neues menschliches Leben.

Vererbte Informationen

Du hast deine Gene von deinen Eltern geerbt. Mithilfe stark vergrößernder Mikroskope konnten Wissenschaftler entdecken, wie die Gene und ihre Informationen von den Eltern an die Kinder weitergegeben werden.
Die Chromosomen und ihre Gene werden bei der Befruchtung weitergereicht. Dies geschieht, wenn die Eizelle einer Frau mit der Samenzelle eines Mannes verschmilzt.

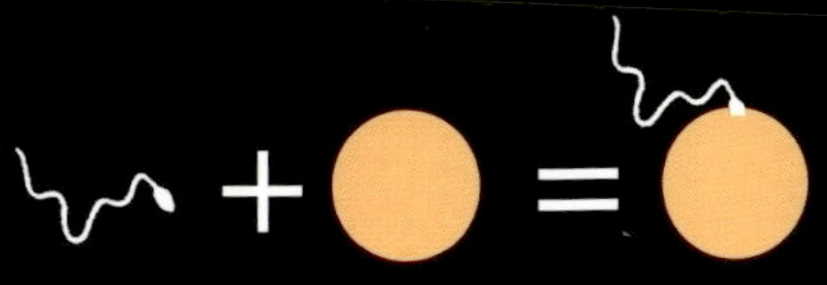

Die Aufnahme rechts oben zeigt den Augenblick, in dem sich eine Samenzelle mit einer Eizelle verbindet.

Wie Babys entstehen

Das elektronenmikroskopische Bild oben zeigt die rundliche Eizelle und die kaulquappenartige Samenzelle. Sie verschmelzen bei der Befruchtung miteinander und bilden eine neue Zelle. Die befruchtete Eizelle enthält eine Mischung der Eizellen-Chromosomen mit den Samenzellen-Chromosomen. Wenn die befruchtete Eizelle sich teilt (siehe S. 26 oben), erhält jede Tochterzelle eine exakte Kopie dieser Chromosomen und der darauf sitzenden Gene. Die Zellen teilen sich weiter und vermehren sich dabei. Während der nächsten neun Monate wächst daraus ein Baby heran.

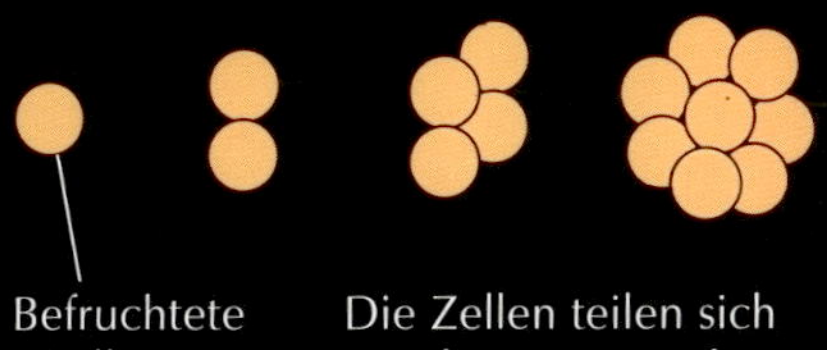
Befruchtete Eizelle
Die Zellen teilen sich ständig weiter und entwickeln sich zum Baby.

Bakterien

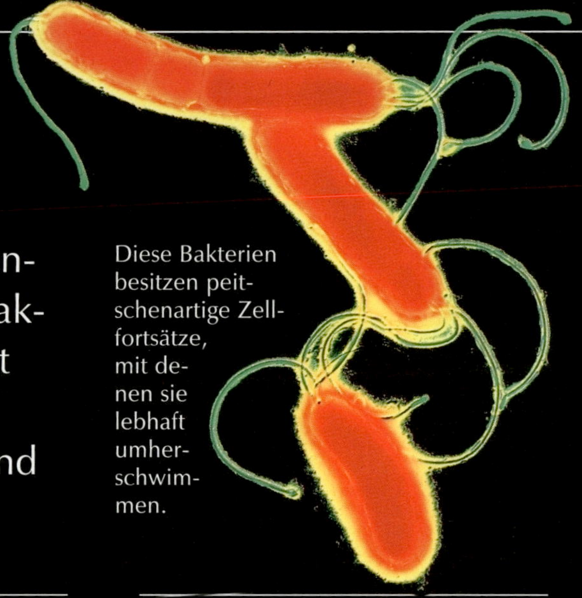

Überall auf der Erde – auch in Tieren und Menschen – wohnen winzige Lebewesen, die Bakterien. Mit dem bloßen Auge kann man sie nicht sehen. Daher wusste man vor der Erfindung des Mikroskops nichts von ihnen. Viele Bakterien sind nützlich, andere dagegen Krankheitserreger.

Diese Bakterien besitzen peitschenartige Zellfortsätze, mit denen sie lebhaft umherschwimmen.

Über Bakterien

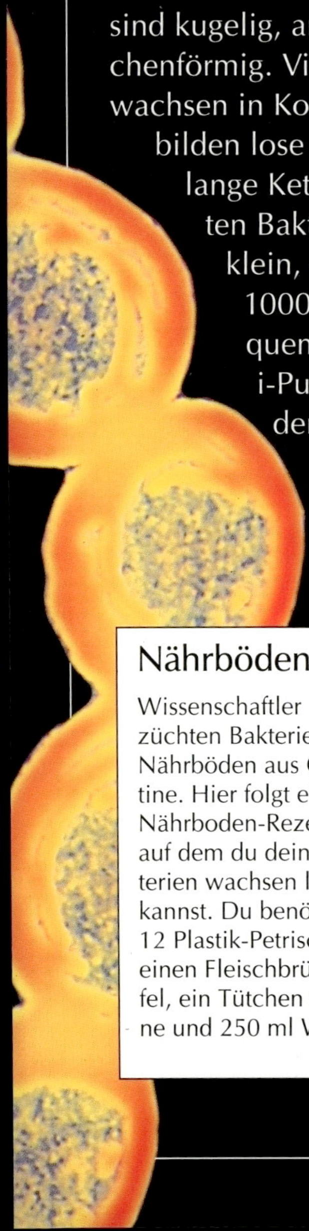

Jedes Bakterium besteht nur aus einer einzigen Zelle. Jeder Bakterientyp hat eine besondere Zellform. Manche sind kugelig, andere stäbchenförmig. Viele Bakterien wachsen in Kolonien. Sie bilden lose Haufen oder lange Ketten. Die meisten Bakterien sind so klein, dass ungefähr 1000 davon bequem auf einem i-Punkt Platz finden würden.

Diese Bakterien sind 10 000fach vergrößert.

Zwei und zwei

Unten siehst du, wie Bakterien sich vermehren. Jede Zelle teilt sich in zwei neue. Manche teilen sich sehr rasch, etwa alle 20 Minuten.

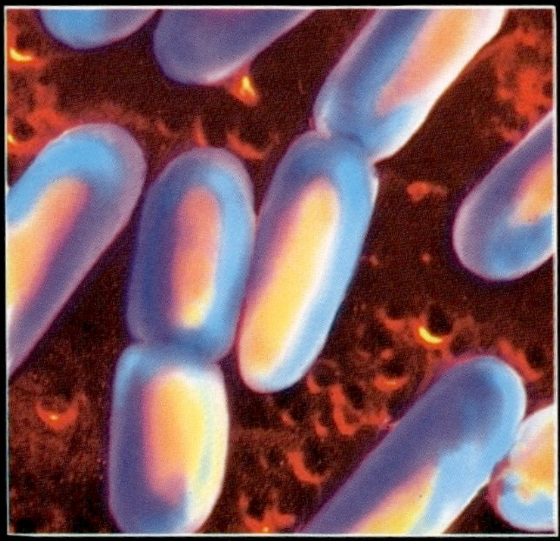

Elektronenmikroskopisches Bild von Bakterien mit dem Namen Escherichia coli, die sich gerade teilen. Solche Bakterien leben im Darm.

Bakterien in Kolonien

Solange Bakterien genügend Nahrung vorfinden, bilden sich sehr rasch immer neue Kolonien. Sie gedeihen besonders gut an warmen, feuchten Stellen.

Mikroskopische Einzelheiten

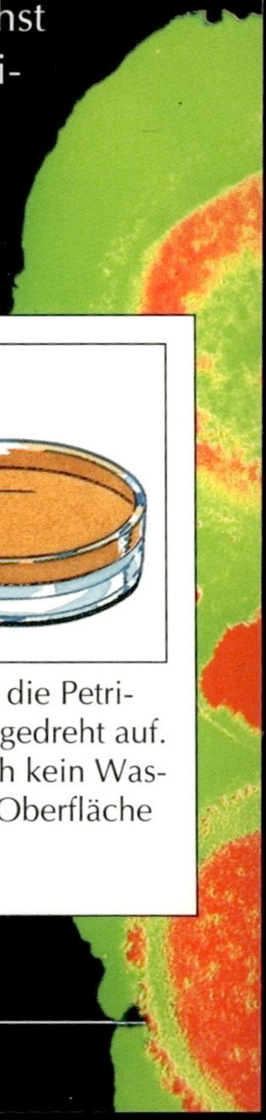

Alle Bakterien auf dieser Doppelseite wurden mit einem Elektronenmikroskop betrachtet. Hier siehst du, wie sich Bakterien zu einer Kolonie zusammenschließen.

Nährböden

Wissenschaftler züchten Bakterien auf Nährböden aus Gelatine. Hier folgt ein Nährboden-Rezept, auf dem du deine Bakterien wachsen lassen kannst. Du benötigst 12 Plastik-Petrischalen, einen Fleischbrühwürfel, ein Tütchen Gelatine und 250 ml Wasser.

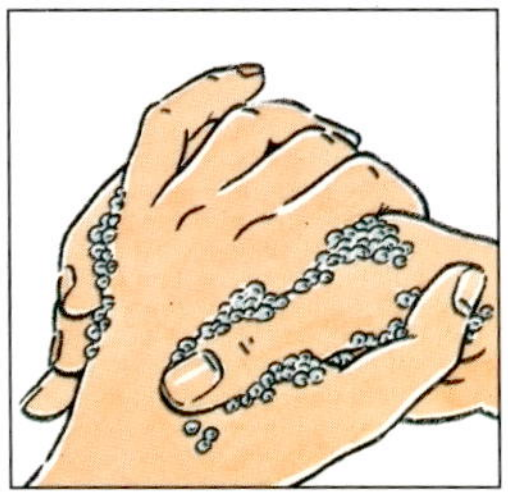

1. Wasche dir zuerst die Hände. So verringerst du die Zahl der Bakterien im Nährboden.

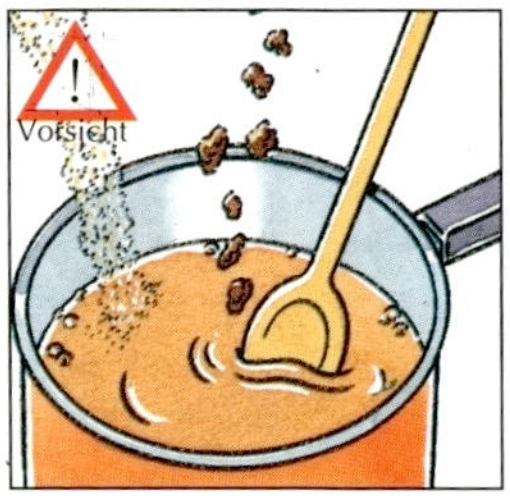

2. Koche das Wasser im Topf. Rühre Gelatine und Brühwürfel hinein. Lasse es 30 Minuten lang ziehen.

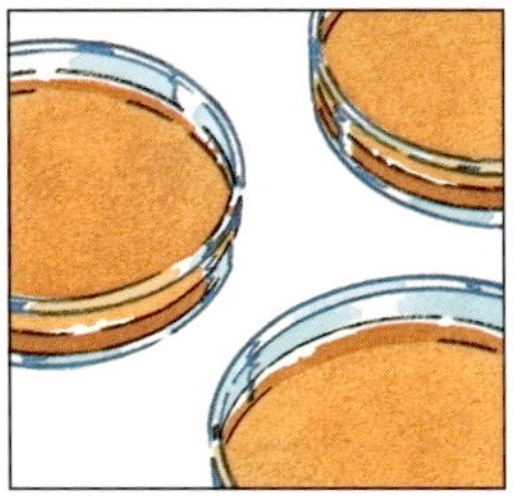

3. Verteile etwas Flüssigkeit in jede Schale. Lege die Deckel auf, lasse den Nährboden fest werden.

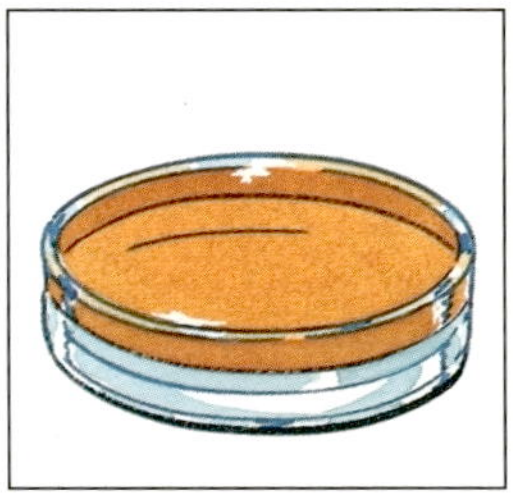

4. Bewahre die Petrischalen umgedreht auf. So kann sich kein Wasser auf der Oberfläche absetzen.

Fingertest

Dieser Test zeigt, dass auf ungewaschenen Händen viele Bakterien wohnen. Du brauchst zwei Petrischalen mit Nährboden (siehe S. 32). Führe den Test mit ungewaschenen Fingerspitzen sowie mit Fingern, die mit Wasser und Seife gereinigt sind, durch.

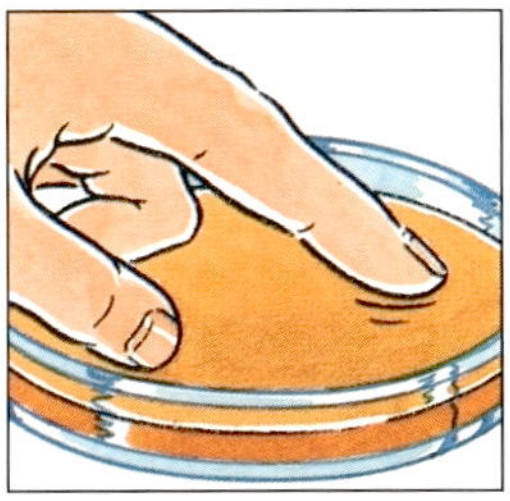

1. Drücke die ungewaschenen Finger auf einen Nährboden, dann die gewaschenen auf einen zweiten.

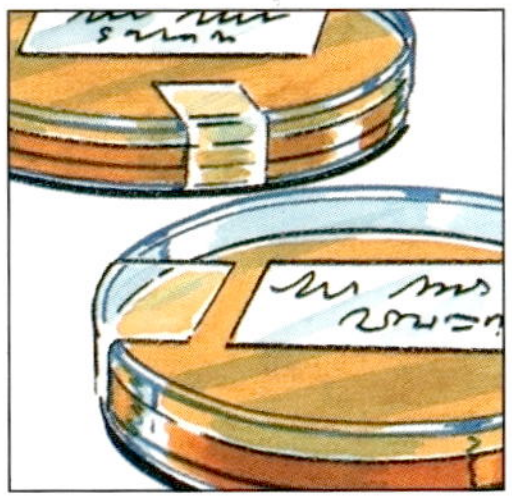

2. Verschließe die Petrischalen mit Klebeband. Beschrifte sie, stelle sie ein paar Tage an einen warmen Platz.

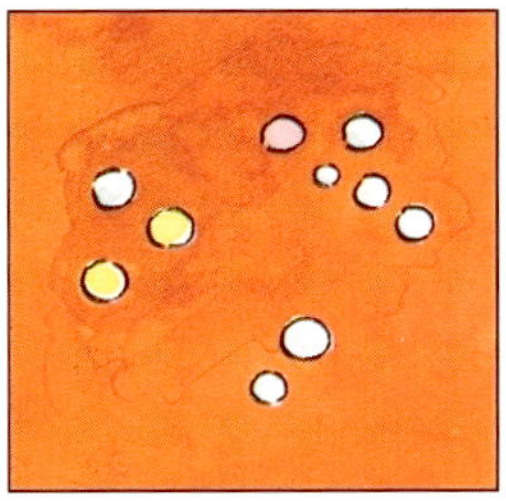

3. Lege die Petrischalen nacheinander auf den Objekttisch, ohne die Deckel zu öffnen. Beleuchte von oben.

Auf dem ersten Nährboden wirst du die Linien deiner Fingerkuppen sehen. Es sind Bakterienkolonien. Auf dem anderen Nährboden sind kaum Kolonien gewachsen. Lasse die Einweg-Petrischalen verschlossen und wirf sie in einer Plastiktüte in den Abfall. Wasche dann deine Hände.

Vorsicht

Nützliche Bakterien

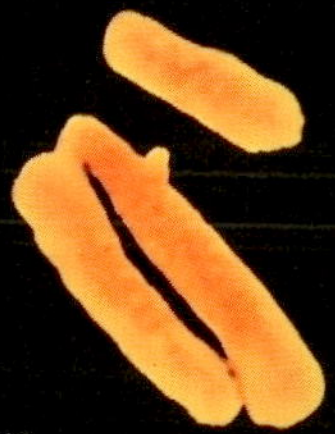

Milchsäurebakterien sind sehr nützliche Darmbewohner.

Viele Bakterien sind völlig harmlos, andere sogar sehr nützlich. Dein Körper, besonders dein Darm, enthält viele von diesen nützlichen Bakterien. Die Bakterien im Bild oben sind Milchsäurebakterien. Sie helfen bei der Verdauung der Nahrung und schützen den Körper vor anderen, schädlichen Bakterien. Andere Darmbakterien stellen z. B. Vitamin K her, das man unbedingt für die Blutgerinnung nach Verletzungen benötigt.

Krankheitserreger

Auch weniger harmlose Bakterien können in deinem Körper vorkommen. Sie stellen giftige Substanzen her, die dich krank werden lassen. Die Kette im Bild rechts besteht aus Streptokokken. Diese können unangenehme Krankheiten hervorrufen, beispielsweise Halsentzündungen, Ohrenschmerzen oder Hautinfektionen. Zum Glück kann man diese Bakterien sehr erfolgreich mit einer Medizin zerstören, die man Penicillin nennt (siehe S. 49). Die Zellgruppe im Bild unten besteht aus Staphylokokken. Diese rufen Geschwüre hervor und lassen Wunden eitern.

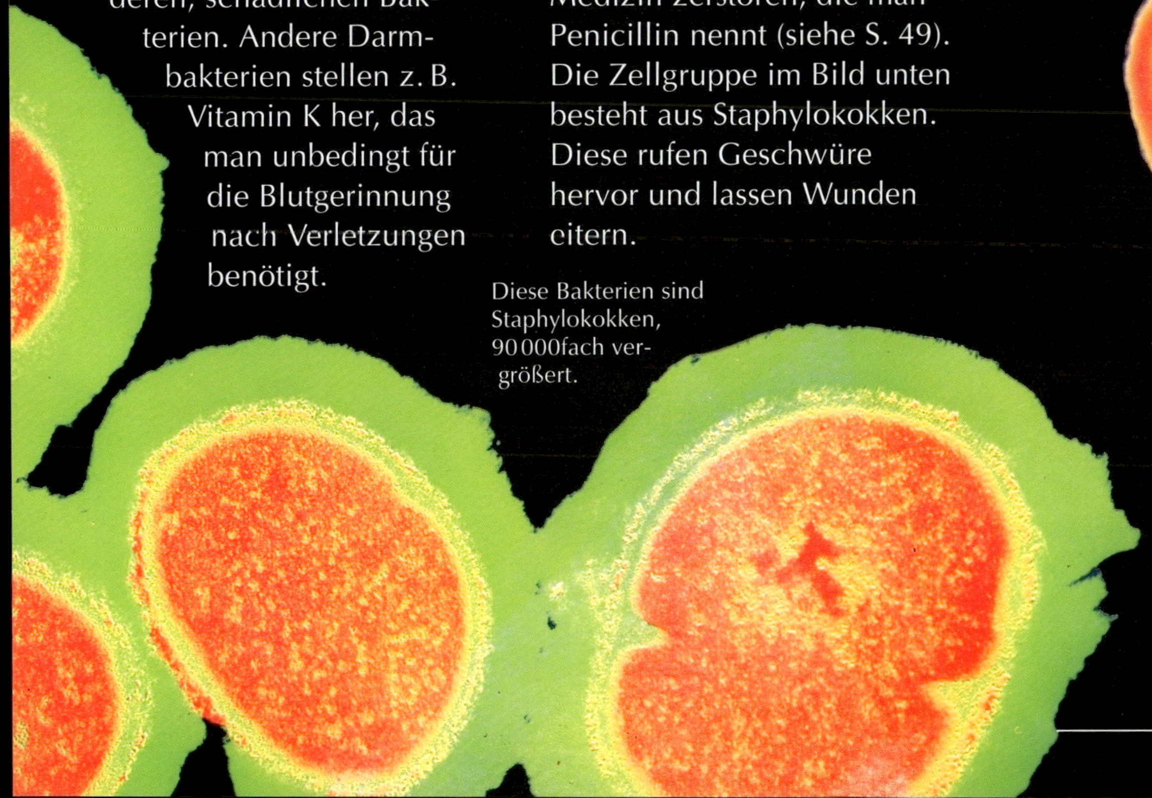

Diese Bakterien sind Staphylokokken, 90 000fach vergrößert.

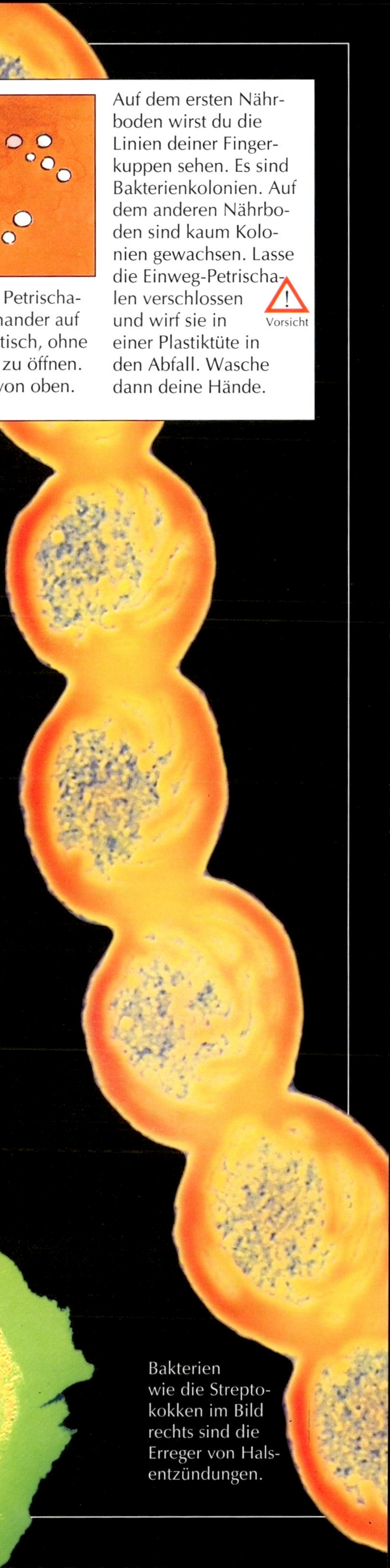

Bakterien wie die Streptokokken im Bild rechts sind die Erreger von Halsentzündungen.

Viren

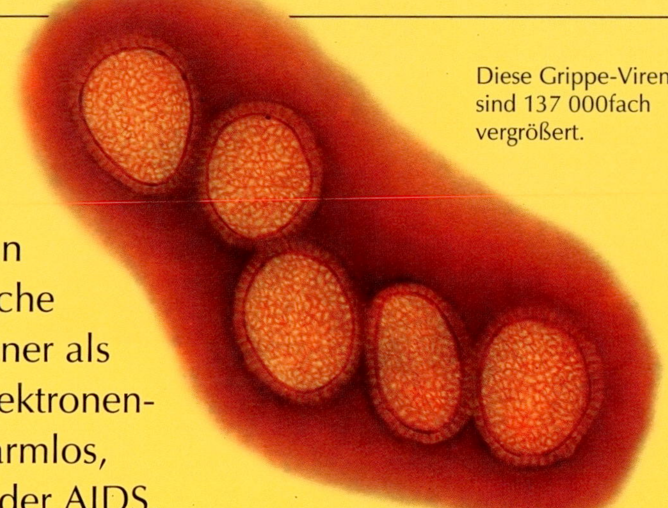

Diese Grippe-Viren sind 137 000fach vergrößert.

Viren sind keine Lebewesen, auch wenn sie sich manchmal so verhalten. Manche von ihnen sind über eine Million Mal kleiner als Bakterien. Man kann sie nur mit einem Elektronenmikroskop betrachten. Viele Viren sind harmlos, andere erregen Krankheiten wie Grippe oder AIDS.

Unsichtbare Keime

Im 19. Jahrhundert entdeckten die Wissenschaftler, dass Bakterien die Ursache vieler Infektionskrankheiten sind. Daher wunderten sie sich, dass sie die Erreger beispielsweise von Tollwut oder Masern nicht finden konnten. Erst nach der Erfindung des Elektronenmikroskops um 1930 konnten Wissenschaftler die Viren sehen, die diese Krankheiten hervorrufen.

Komplizierte Stoffe

Heute weiß man, dass Viren keine Lebewesen, sondern besonders kompliziert aufgebaute Stoffe sind. Meist bestehen sie aus einem informationstragenden DNA-Strang (im Bild unten blau dargestellt) und einem Schutzmantel (rot markiert).

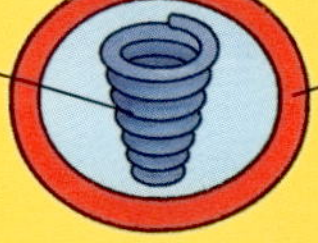

Das Masern-Virus unten auf dieser Seite ist typisch für das Aussehen vieler Viren.

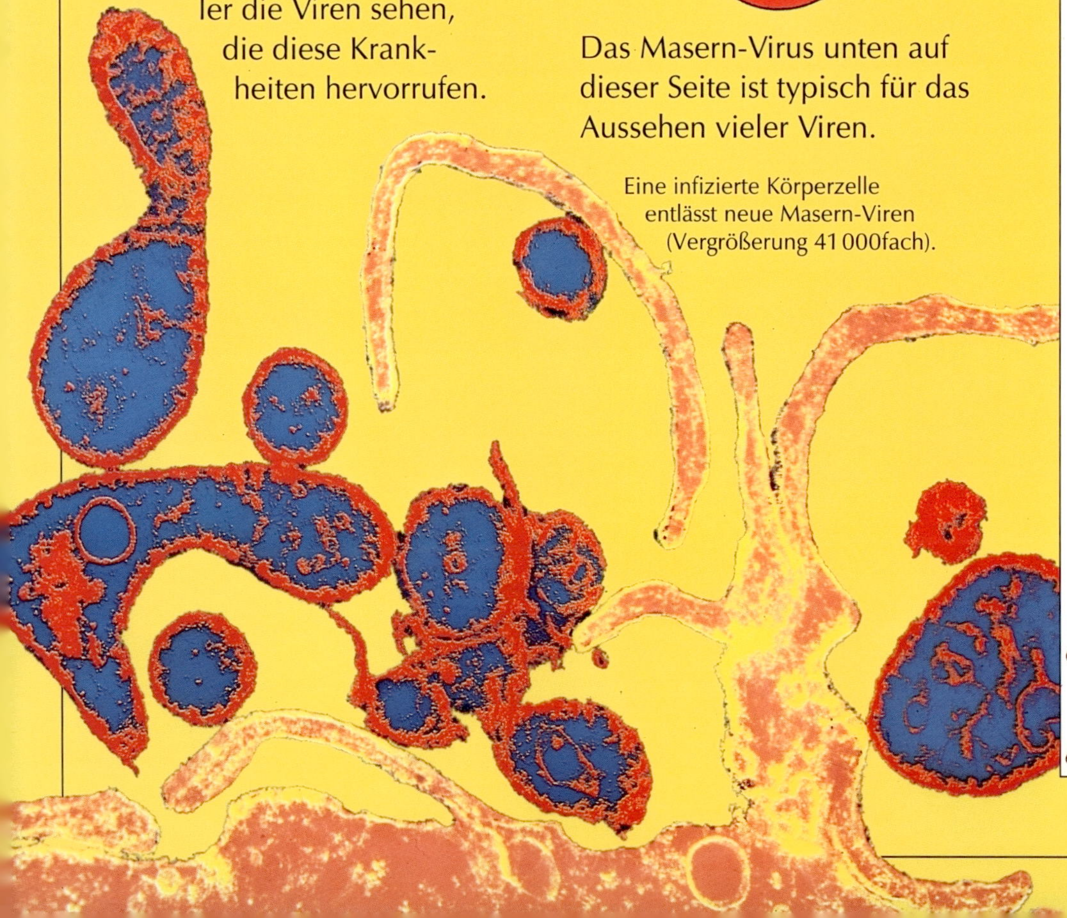

Eine infizierte Körperzelle entlässt neue Masern-Viren (Vergrößerung 41 000fach).

Wie alle Viren kann auch das Masern-Virus nicht alleine bestehen. Sie benötigen eine lebende Zelle, die sie zwingen, weitere Viren herzustellen. Nach einer Weile sterben die von Viren befallenen Zellen ab. Die neuen Viren dringen in andere Zellen ein.

Wie Viren wachsen

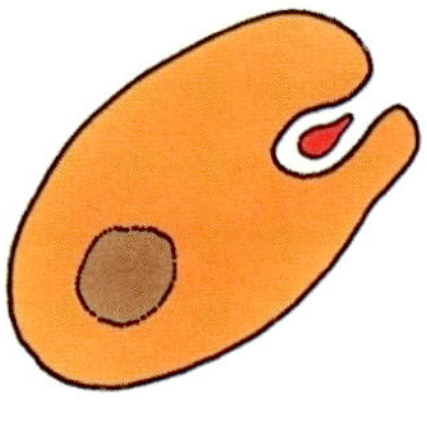

Ein Virus dringt durch die Zellmembran in eine gesunde Zelle ein.

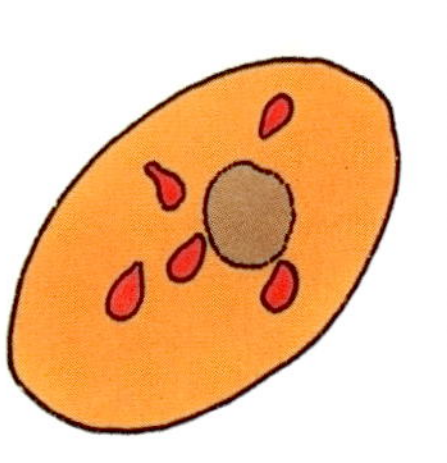

Das Virus entleert seine mitgebrachte DNA in die Wirtszelle, die daraufhin neue Viren herstellt.

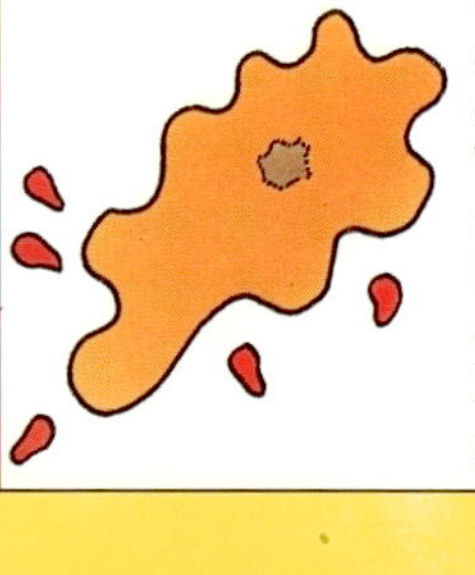

Stirbt die befallene Zelle ab, gelangen die neuen Viren ins Blut und können im Körper in andere gesunde Zellen eindringen.

Viren wandeln sich

Alle Viren können sich mit der Zeit verändern und neue Typen bilden. Die Viren im Bild links rufen Grippe hervor. Von dieser Krankheit gibt es mehrere Ausprägungen, die sich alle ein wenig unterscheiden. Durch den Einsatz von Elektronenmikroskopen bei der Erforschung von Grippe-Viren konnten Wissenschaftler Arzneimittel entwickeln, mit denen man sich vor dem Befall bestimmter Viren-Typen schützen kann. Solche Mittel nennt man Impfstoffe (siehe auch S. 36/37).

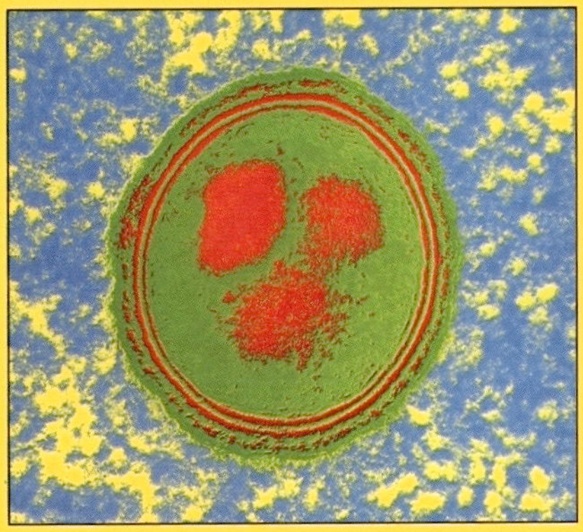

Viren-Impfstoff, 60 000fach vergrößert

AIDS

Rechts siehst du HIV-Viren (rot), die eine weiße Blutzelle angreifen. Diese Viren verursachen AIDS, eine tödliche Krankheit, durch die der Körper die Fähigkeit verliert, sich vor Krankheitserregern zu schützen. HIV-Viren sind kompliziert aufgebaut; es gibt bis jetzt noch keinen wirksamen Impfstoff dagegen.

HIV-Viren (rot) greifen weiße Blutzelle (grün) an (Vergrößerung 14 400fach).

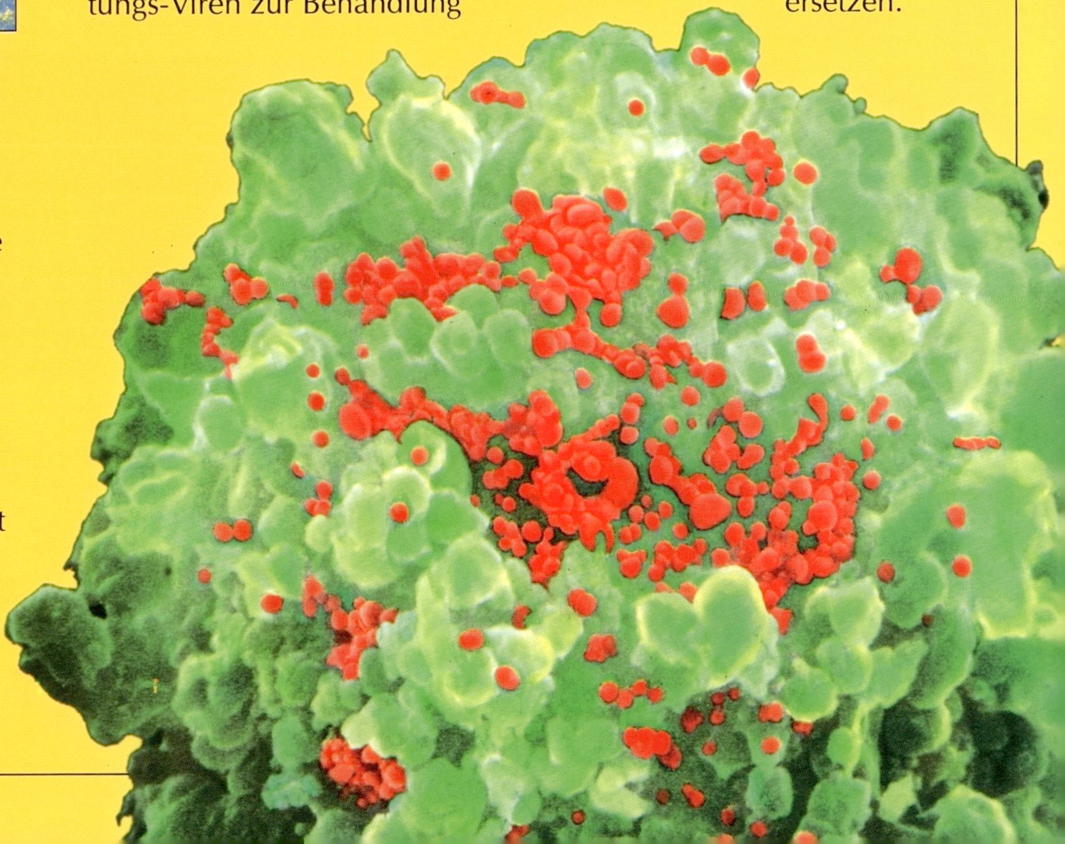

Erkältungs-Viren

Diese gelben und rötlichen Bläschen sind gewöhnliche Erkältungs-Viren. Wie die übrigen Viren gedeihen sie immer dann besonders gut, wenn es ihnen gelingt, in andere Zellen einzudringen – besonders in solche der Atemwege von der Nase bis zur Lunge.

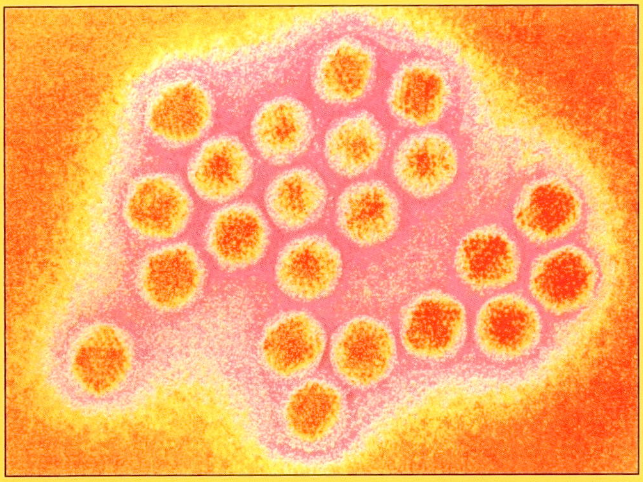

Mit Grippe-Viren lassen sich bestimmte genetisch bedingte Lungenerkrankungen heilen.

Neue Heilverfahren

Seit kurzem nutzen die Wissenschaftler die Fähigkeit der Viren, in andere Zellen einzudringen, um damit neue Behandlungswege bestimmter Krankheiten zu entwickeln. So verwendet man beispielsweise abgeschwächte Erkältungs-Viren zur Behandlung von Patienten mit Zystenfibrose, einer speziellen Erkrankung der Lunge, die auf fehlerhafter DNA beruht (siehe S. 30/31).
Dazu werden Gene gesunder Personen mithilfe von Erkältungs-Viren in die Lunge des Patienten eingebracht, die dort die fehlerhafte DNA ersetzen.

Mikroskope in der Medizin

Mikroskope sind äußerst nützlich, um zu erfahren, wie der Körper arbeitet und wie er bei Problemen zu behandeln ist. Sie halfen Wissenschaftlern bei der Entdeckung vieler Krankheitsursachen und bei der Entwicklung neuer Möglichkeiten zum Heilen oder Vorbeugen.

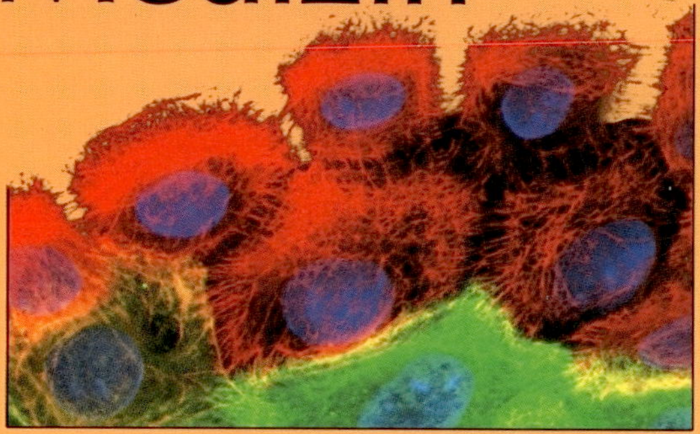

Erkrankte Hautzellen, mehr als 400fach vergrößert

Die Ursache finden

Ärzte müssen vor der Behandlung einer Krankheit deren Ursache herausfinden. Oft erreichen sie dies durch die mikroskopische Untersuchung von Blut oder Körpergewebe.

Wenn eine Krankheit von Bakterien hervorgerufen wird, müssen diese genauer bestimmt werden. Dazu bringt man z. B. eine Blutprobe in eine Kulturlösung, die Bakterien gut wachsen lässt. Davon streicht man kleine Proben auf einen Nährboden in einer Petrischale aus. Nach ein paar Tagen kann man die Petrischale mikroskopisch untersuchen und die gewachsenen Bakterien bestimmen.

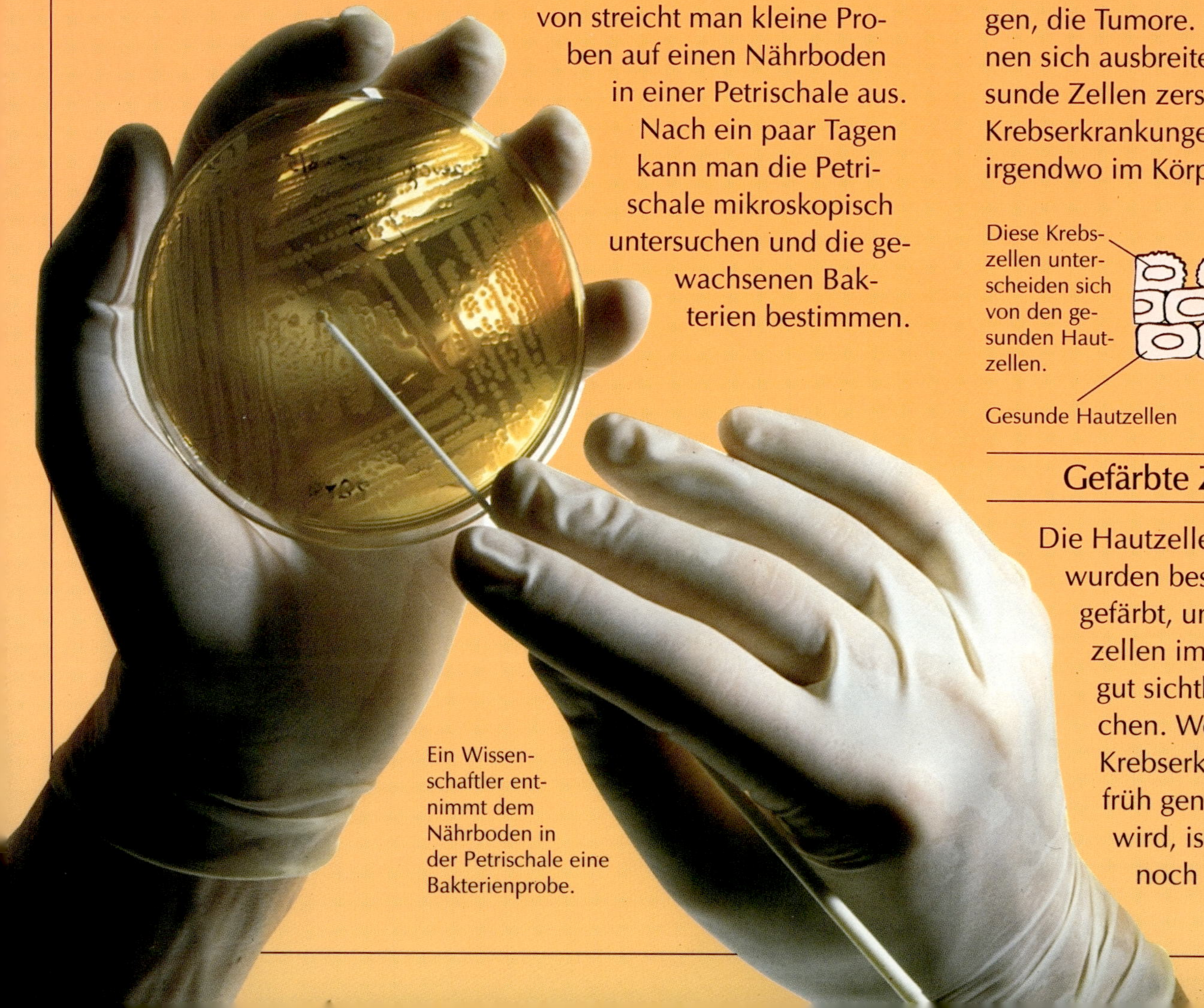

Ein Wissenschaftler entnimmt dem Nährboden in der Petrischale eine Bakterienprobe.

Fehlerhafte Zellen

Das Bild oben zeigt die lichtmikroskopische Aufnahme eines Hautstückchens. Die grünen Flecken sind gesunde Hautzellen, während die roten fehlerhaft sind. Sie bilden mit der Zeit größere Wucherungen, die Tumore. Diese können sich ausbreiten und gesunde Zellen zerstören. Die Krebserkrankungen können irgendwo im Körper beginnen.

Diese Krebszellen unterscheiden sich von den gesunden Hautzellen.

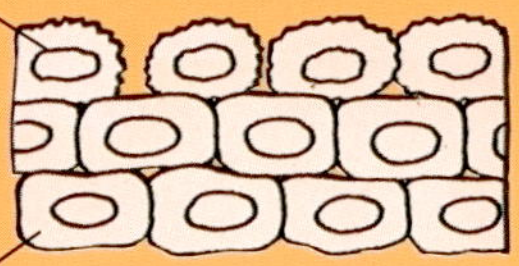

Gesunde Hautzellen

Gefärbte Zellen

Die Hautzellen oben wurden besonders angefärbt, um die Krebszellen im Mikroskop gut sichtbar zu machen. Wenn eine Krebserkrankung früh genug entdeckt wird, ist sie oft noch heilbar.

Bakterien abtöten

Die meisten Bakterien können von bestimmten Substanzen, die man Antibiotika nennt, abgetötet werden. Die Wirksamkeit von Antibiotika testet man, indem man sie zu Bakterienkolonien auf festen Nährböden gibt. Anschließend lässt sich mit dem Mikroskop kontrollieren, ob die Bakterienzellen angegriffen und aufgelöst werden.

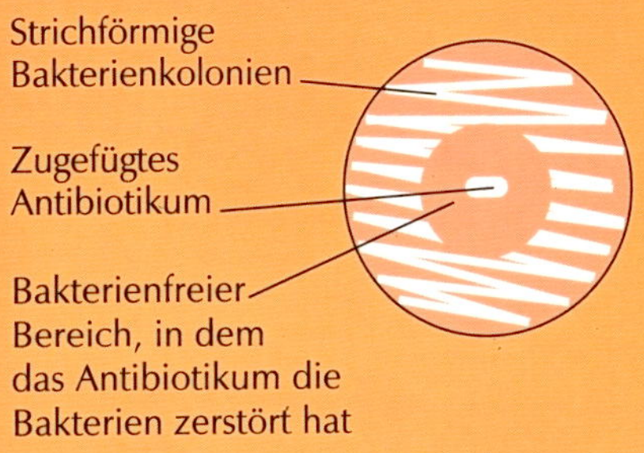

Widerstand

Manche Bakterien werden gegenüber bestimmten Antibiotika mit der Zeit unempfindlich. Dann kann man die Bakterien mit diesem Antibiotikum nicht mehr bekämpfen; man bezeichnet sie als resistente Stämme.

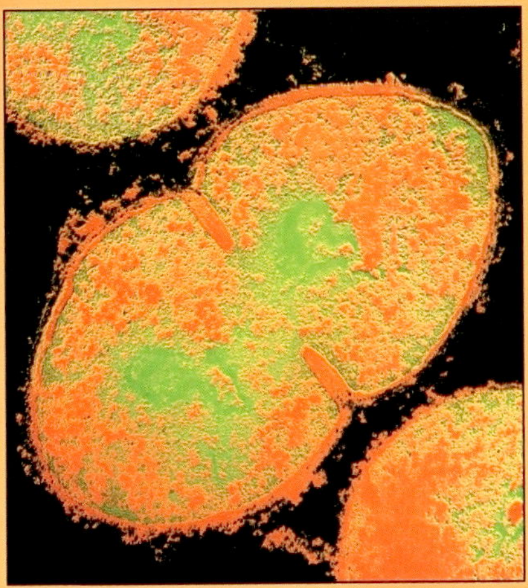

Diese Streptokokken sind gegen Antibiotika resistent.

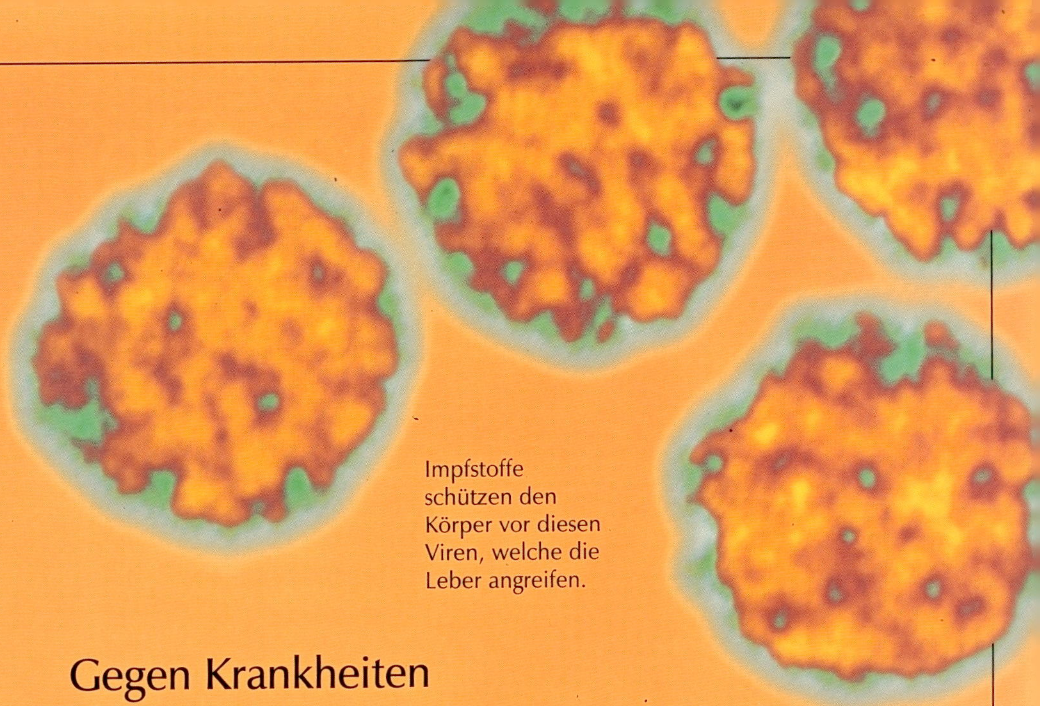

Impfstoffe schützen den Körper vor diesen Viren, welche die Leber angreifen.

Gegen Krankheiten

Mithilfe des Mikroskops konnte auch erforscht werden, wie sich der Körper gegen Krankheitserreger wehrt. Das Bild unten zeigt z. B. eine weiße Blutzelle, die eine feindliche Fremdzelle umgreift und auffrisst.

Abwehrstoffe

Ein anderer Typ weißer Blutzellen produziert besondere Abwehrstoffe, die Antikörper. Diese können Bakterien und Viren zerstören. Antikörper erkennen Krankheitskeime, die schon einmal in den Körper eingedrungen sind. Sie bleiben im Körper aktiv und schalten die Keime bei einem erneuten Befall sofort aus. Diese Entdeckung verhalf dazu, besondere Impfstoffe zu entwickeln, die Infektionskrankheiten wie Masern oder Mumps verhindern. Die Impfstoffe enthalten meist eine kleine Portion abgeschwächter Viren oder Bakterien. Diese können nicht krank machen, veranlassen jedoch den Körper, eigene Abwehrstoffe zu bilden.

Eine weiße Blutzelle (blau dargestellt) verschlingt eine eingedrungene Hefezelle.

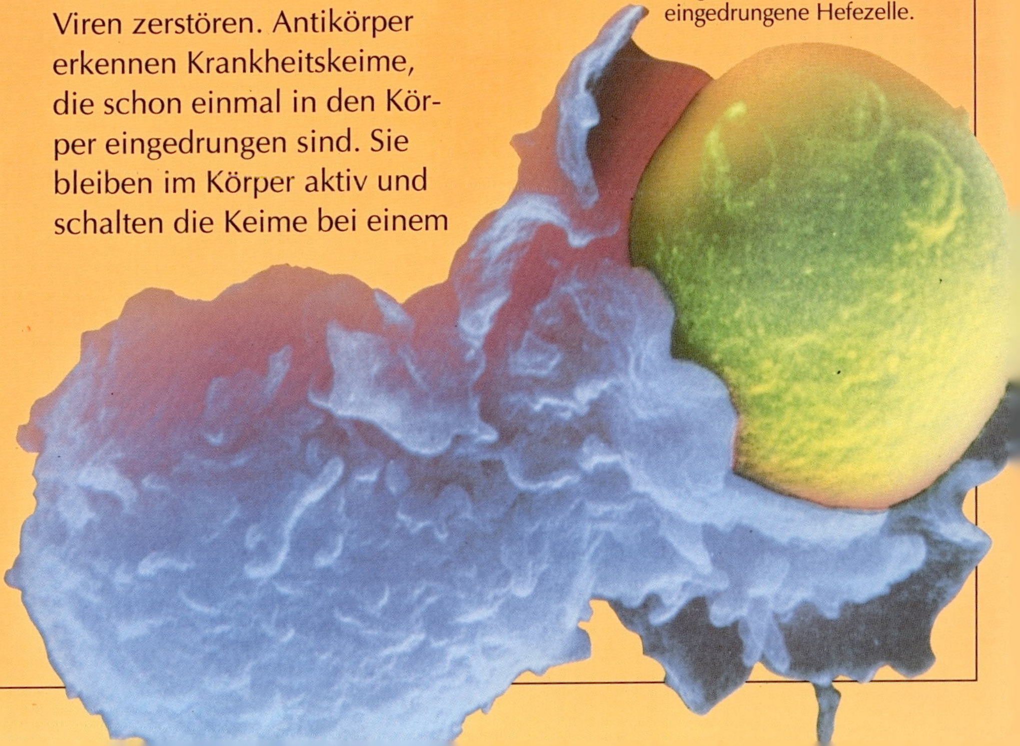

Mikroskope bei Operationen

Die Chirurgen unten setzen während der Operation ein spezielles Lichtmikroskop ein. Diese Operationstechnik nennt man Mikrochirurgie. Man verwendet sie in komplizierten oder sehr kleinen Operationsgebieten.

Gehirnoperationen

Bei der Gehirnchirurgie sind Operationsmikroskope besonders wichtig, denn die Nervenzellen, welche die Zusammenarbeit des gesamten Körpers kontrollieren, liegen hier sehr dicht beieinander. Jede Verletzung könnte den Patienten töten oder ihn stark schädigen.

Finger und Zehen

Die Mikrochirurgie ermöglicht es sogar, abgetrennte Finger- oder Zehenglieder wieder anzunähen. Durch ständige mikroskopische Kontrolle während der Operation kann man getrennte Organe oder Körperteile mit feiner Nadel und dünnem Faden erneut zusammenfügen, z. B. durchtrennte Nerven, Muskel, Sehnen oder Blutgefäße.

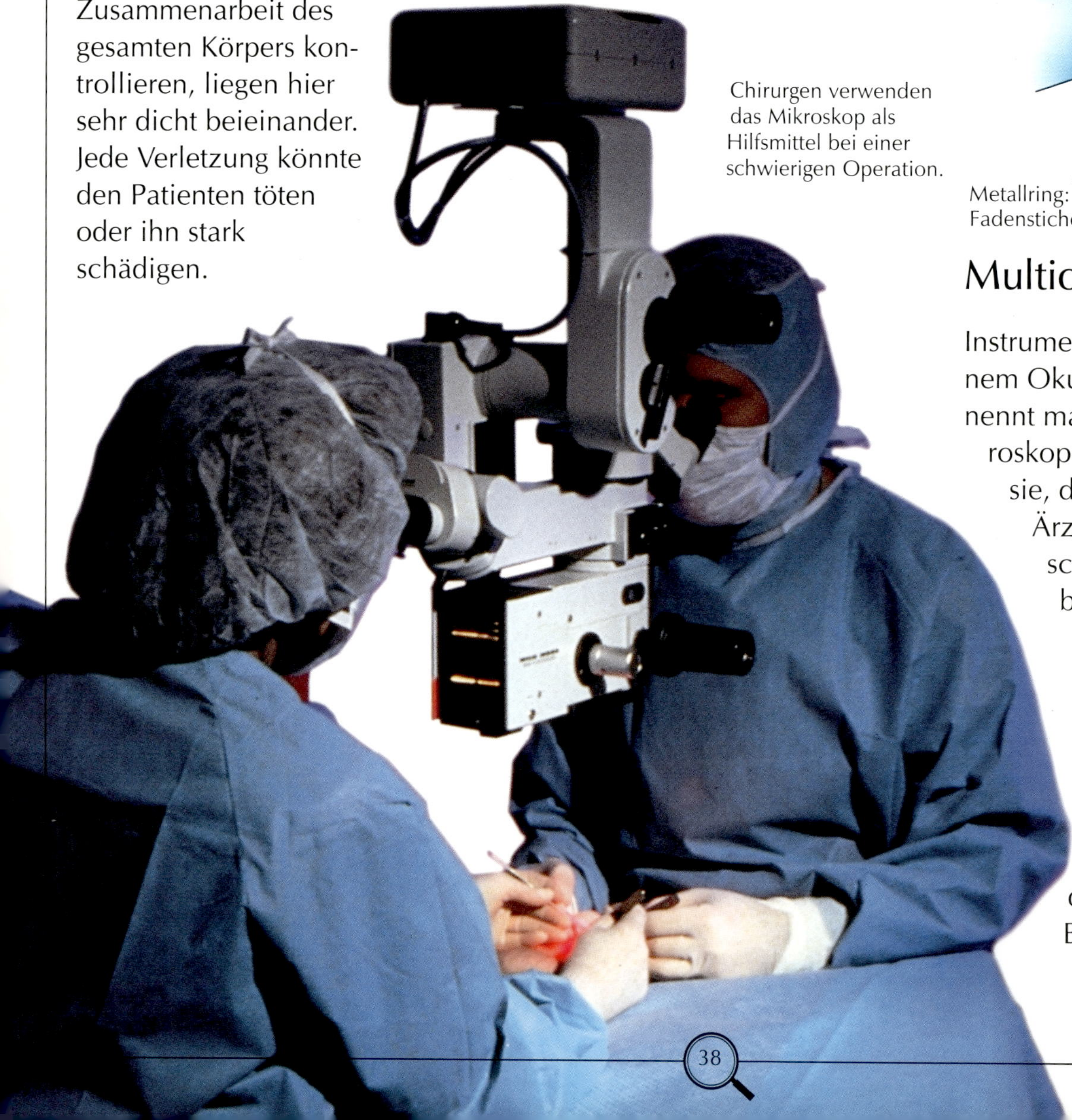

Chirurgen verwenden das Mikroskop als Hilfsmittel bei einer schwierigen Operation.

Enden verbinden

Um die Enden einer durchtrennten Vene zu verbinden, streift man einen Metallring über ein loses Venenende. Der Ring hält die Stiche zusammen, während die Venenenden vernäht werden.

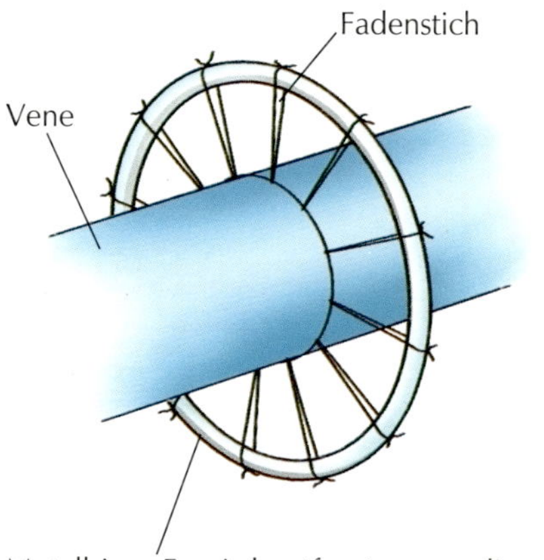

Metallring: Er wird entfernt, wenn die Fadenstiche richtig angebracht sind.

Multiokular

Instrumente mit mehr als einem Okularpaar wie im Bild nennt man Multiokular-Mikroskope. Man verwendet sie, damit andere beteiligte Ärzte oder Krankenschwestern ebenfalls beobachten können, was im Operationsgebiet geschieht. Manchmal wird an das Mikroskop eine Videokamera angeschlossen, sodass Medizinstudenten die Operation am Bildschirm verfolgen können.

Pflanzen und Pilze

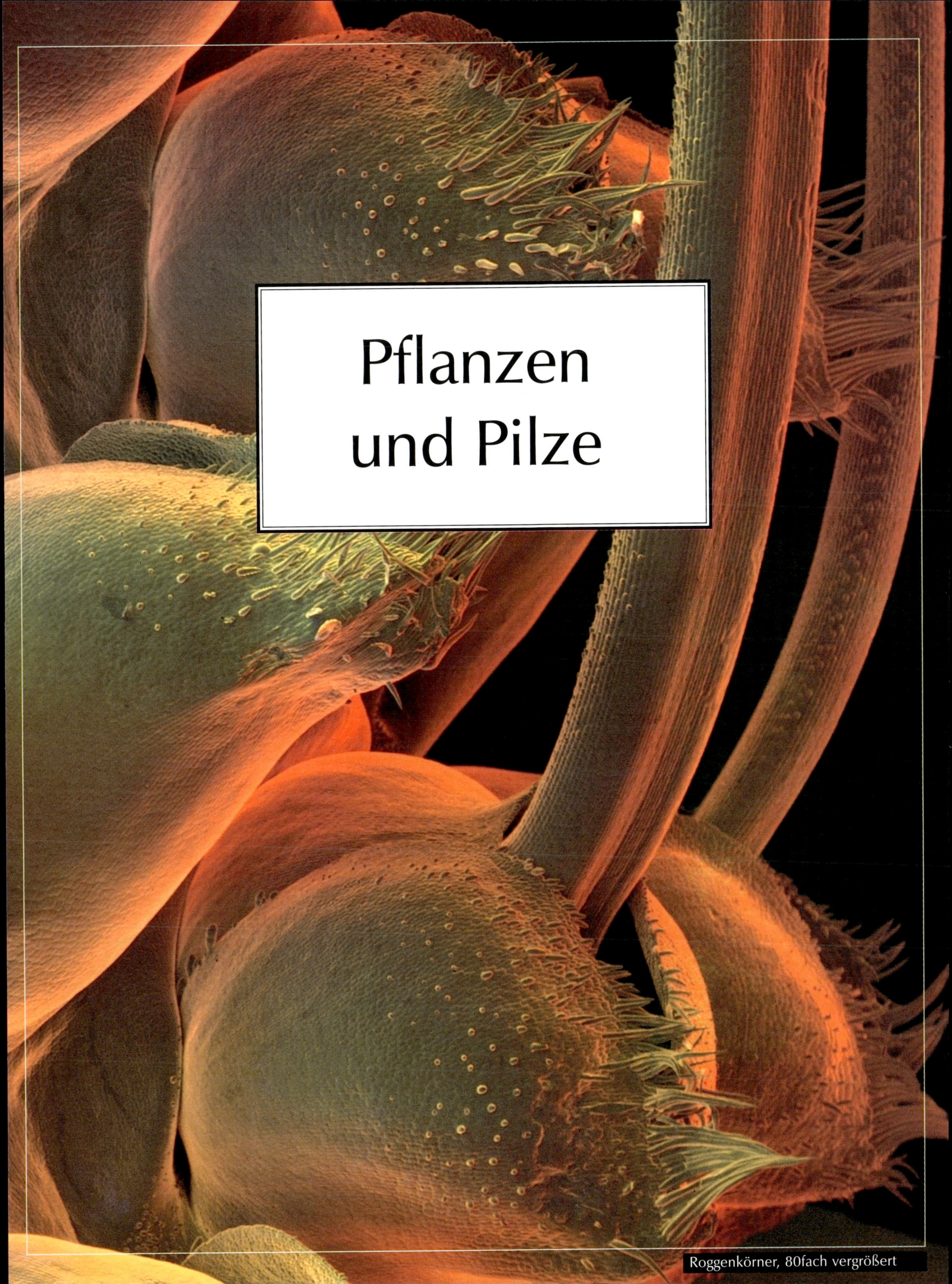

Roggenkörner, 80fach vergrößert

Pflanzen im Blick

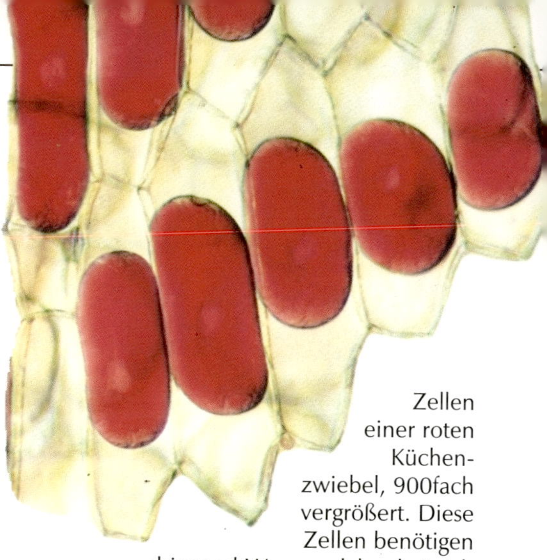

Zellen einer roten Küchenzwiebel, 900fach vergrößert. Diese Zellen benötigen dringend Wasser; daher hat sich der Zellinhalt zusammengezogen.

Ebenso wie Tiere bestehen auch Pflanzen aus Tausenden kleinster Bausteine, die man Zellen nennt. Pflanzliche Zellen unterscheiden sich jedoch von tierischen. Auf dieser Doppelseite erfährst du einige dieser Unterschiede und dazu ein paar weitere mikroskopische Einzelheiten.

Zellmuster

Die Zellen rechts stammen von der Küchenzwiebel. Sie fügen sich wie ein Flickenmuster lückenlos zusammen.

Zellbestandteile

Jede Zelle wird von einer kräftigen Linie begrenzt, der Zellwand. Den größten Teil des Zellinneren nimmt die mit Wasser prall gefüllte Vakuole ein. Zellwand und Vakuole halten die Zelle in Form. Der dunkle Fleck in den meisten Zellen ist der Zellkern. Er kontrolliert, wie die Zelle wächst und arbeitet.

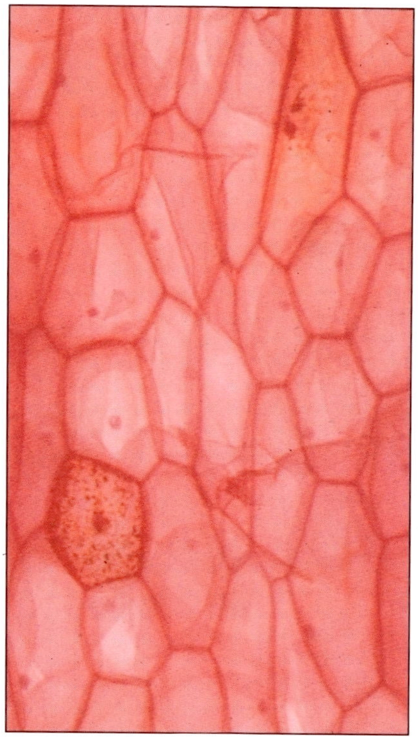

Die Zellen wurden rot angefärbt, um die Einzelheiten besser zu zeigen.

Schlaffe Zellen

Das Bild oben zeigt weitere Zellen der Küchenzwiebel. Sie enthalten nicht mehr genügend Wasser. Die roten Vakuolen sind geschrumpft und lassen die Zellen erschlaffen; daher lässt sich eine Pflanze beim Welken hängen. Tierische Zellen haben keine große Vakuole und keine dicke Zellwand. Sie bleiben daher weich und biegsam, damit sich der Körper bewegen kann.

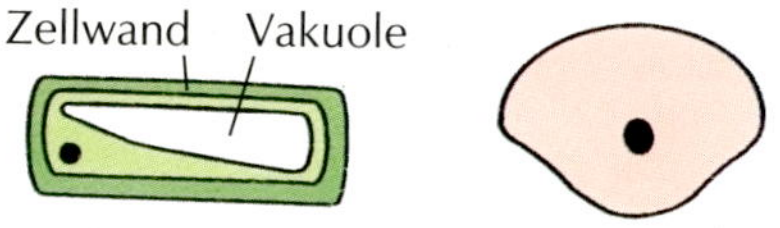

Pflanzenzelle   Tierzelle

Zellen

Die Zellen der Küchenzwiebel sind besonders leicht zu untersuchen. Entferne die braune Schale. Dann schneidest du die Zwiebel mit einem Messer von oben nach unten in der Mitte durch. Eine Hälfte trennst du noch einmal längs in der Mitte durch.

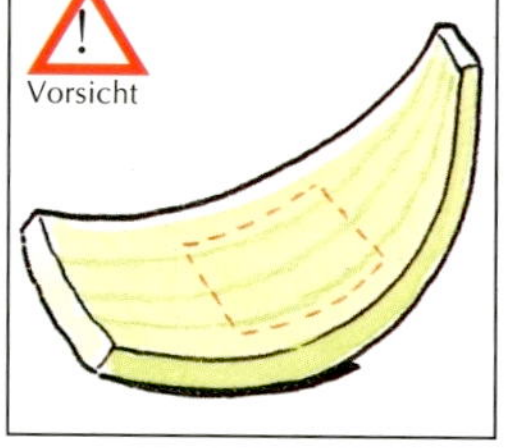

1. Nimm ein dickes, saftiges Schuppenblatt und schneide ein kleines, etwa fingernagelgroßes Stück heraus.

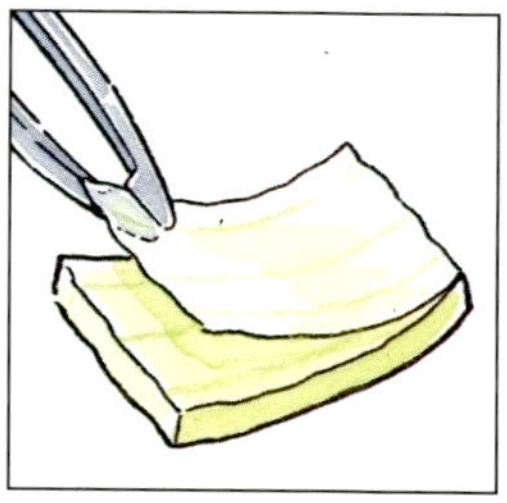

2. Von dessen Innenseite lässt sich mit der Pinzette ein feines, durchsichtiges Häutchen abheben.

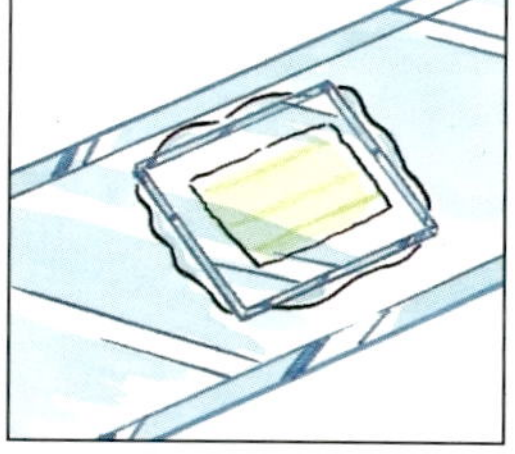

3. Fertige davon ein Nasspräparat an (siehe S. 45). Sieh dir das Präparat im Mikroskop im Durchlicht an.

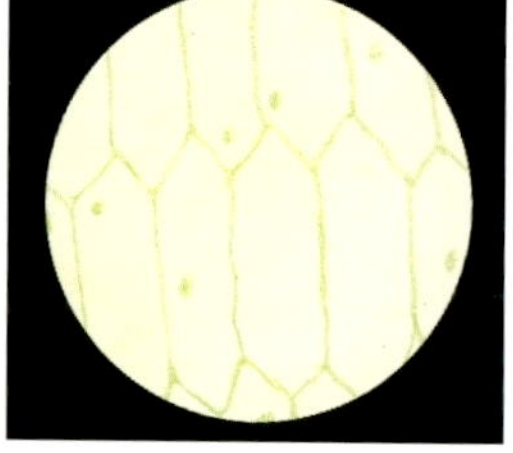

4. Das feine Blatthäutchen besteht aus vielen länglichen Zellen. In jeder Zelle erkennst du den Zellkern.

Eintauchen

Wenn du Einzelheiten im Objekt deutlicher sehen möchtest, musst du das Präparat anfärben. Welcher Farbstoff am besten geeignet ist, steht auf S. 91. Das hier beschriebene Verfahren arbeitet am besten mit Gewebestückchen wie der Zwiebelhaut.

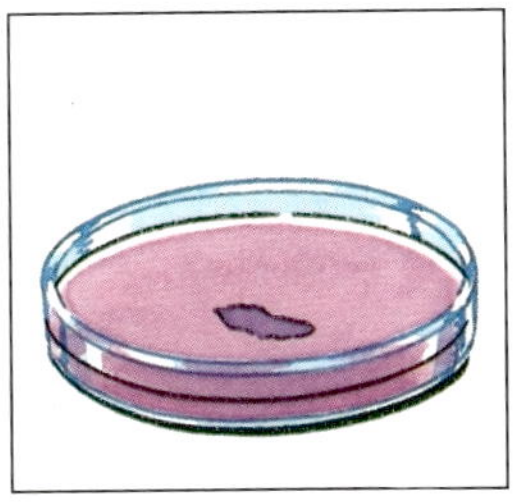

1. Lege das Objekt in ein kleines Gefäß mit der Farblösung und lasse es etwa drei Minuten lang darin.

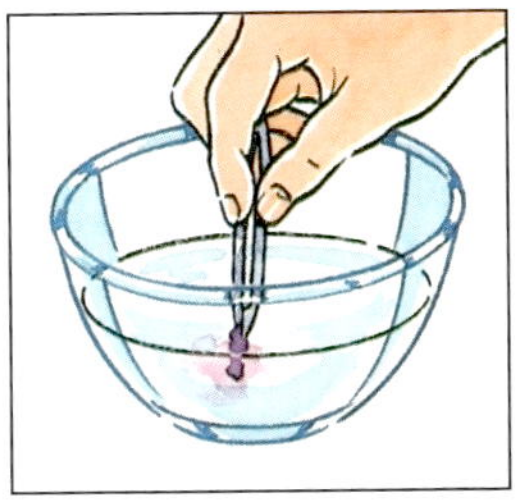

2. Nimm es mit einer Pinzette heraus und spüle die überschüssige Farbe in klarem Wasser gründlich ab.

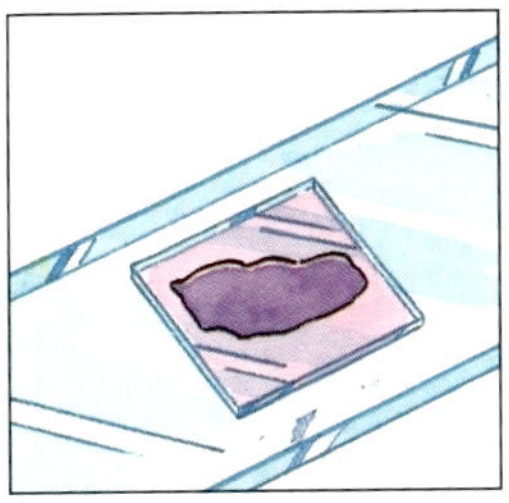

3. Fertige dann ein Nasspräparat an (siehe S. 45) und betrachte dein Objekt im Durchlicht.

Farbstoffe können gefährlich sein!
▲ Halte alle Farbstoffe und Lösungsmittel von offenen Flammen und kleinen Kindern fern!
▲ Trage immer Einweghandschuhe!
▲ Probiere niemals den Geschmack der Farblösungen aus!

Blattzellen

Unten siehst du Zellen von der Oberseite eines Laubblatts. Pflanzen stellen ihre Nahrung in den grünen Blättern selbst her. Die Zellen passen genau aneinander und bilden eine lückenlose Schutzschicht. Sie sind mit einer wachsartigen, Wasser abstoßenden Substanz bedeckt. Diese verhindert auch, dass die Blätter zu viel Wasser von innen verlieren. Die länglichen Spalten zwischen den

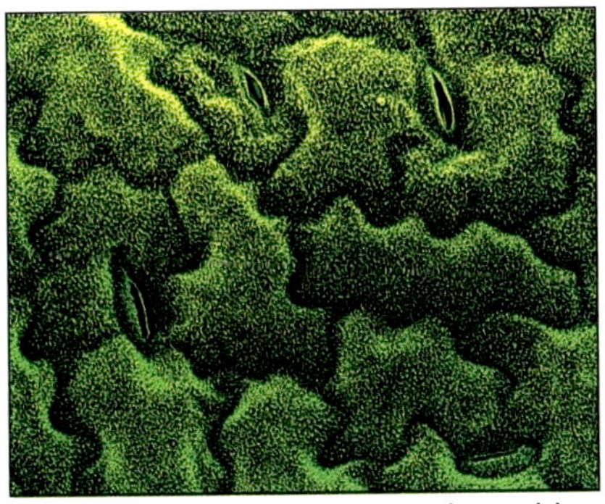

Rasterelektronenmikroskopisches Bild einer Blattfläche

Zellen können sich öffnen und schließen. Sie bewerkstelligen den Austausch von Gasen zwischen Blattinnerem und Außenluft.

Ein Rübenblatt

Das Bild unten zeigt den Querschnitt durch ein Rübenblatt. In der oberen Hälfte siehst du lange, schmale Zellen, das Palisadengewebe. Sie enthalten den Blattgrünstoff Chlorophyll. Damit nimmt das Blatt die Energie des Sonnenlichtes auf und nutzt diese für den eigenen Stoffaufbau.

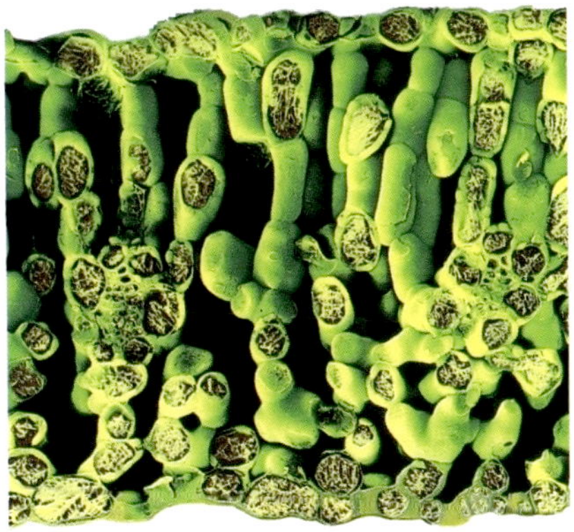

Rasterelektronenmikroskopische Innenaufnahme eines Rübenblattes, 110fach vergrößert

In der unteren Hälfte, dem Schwammgewebe, sind die Zellen lockerer angeordnet. Durch die Lücken strömen Gase, z. B. Sauerstoff, durch das Blatt.

Autsch!

Diese scharfe Nadel ist das Brennhaar einer Brennnessel. Ähnlich wie die Tiere haben auch viele Pflanzen Möglichkeiten entwickelt, sich vor Feinden zu schützen. Wenn man eine Brennnessel berührt, bricht das rundliche Köpfchen des Brennhaares ab und die scharfe Spitze dringt in die Haut ein. Dabei treten giftige Substanzen aus und verursachen ein Brenngefühl.

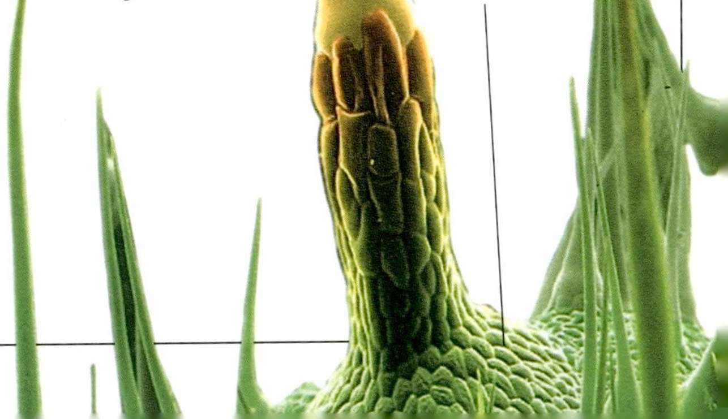

Das gefährlich aussehende Brennhaar der Brennnessel ist 70fach vergrößert.

Diese Zellgruppe hält das Brennhaar auf dem Blatt aufrecht.

Pflanzennahrung

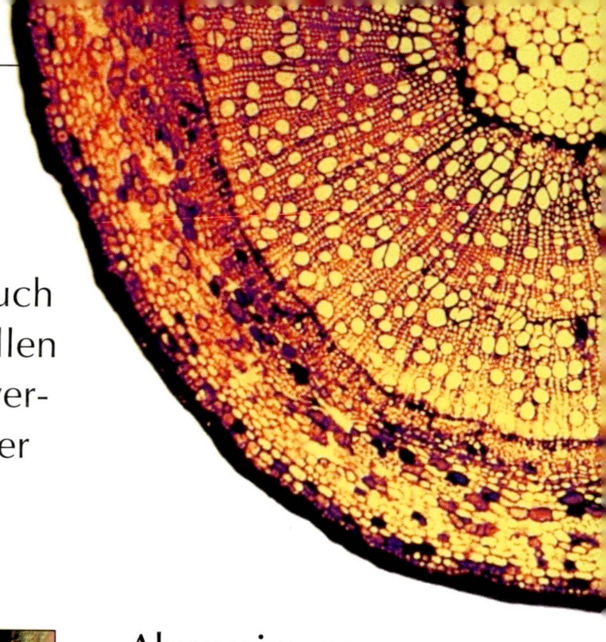

Ebenso wie alle übrigen Lebewesen brauchen auch Pflanzen Wasser und Nährsalze. Besondere Zellen in den Wurzeln und Stängeln transportieren und verteilen diese Grundstoffe in den Pflanzen. Die Bilder dieser Doppelseite zeigen, wie diese Vorgänge in verschiedenen Pflanzenteilen bewältigt werden.

Wurzeln

Das lichtmikroskopische Bild unten zeigt eine Wurzelspitze. Die Wurzel verankert die Pflanze im Boden und nimmt Wasser und Nährsalze auf.

Schutzkappe

Die blauen, aus größeren Zellen bestehenden Schichten an der Spitze nennt man Wurzelhaube. Sie produzieren Schleim und ermöglichen es der wachsenden Wurzelspitze, zwischen den Körnern im Boden voranzugleiten.

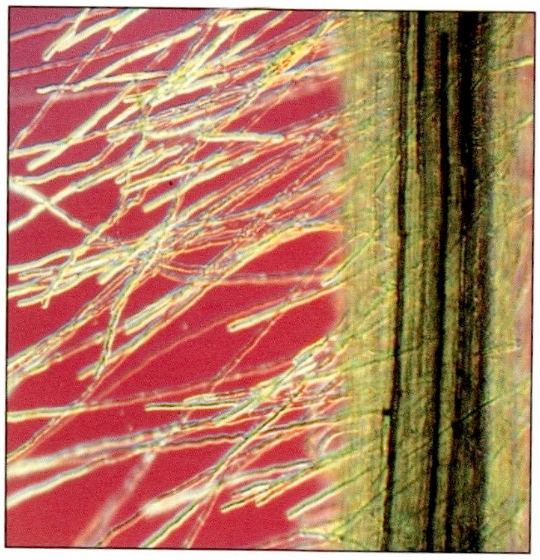

Die feinen Wurzelhaare nehmen Wasser und Nährsalze aus dem Boden auf.

Im Bild oben siehst du die Nahaufnahme der Feinwurzel einer Zuckerrübe. Sie trägt an der Seite zahlreiche feine Wurzelhaare.

Abzweigungen

Das von den Wurzelhaaren aufgenommene Wasser sammelt sich in den dickeren Wurzeln in feinen Röhren, die man Xylem nennt. Diese leiten das Wasser nach oben in die Stängel und Blätter. Im Bild unten kannst du ein Xylem sehen. Diese Aufnahme zeigt, wie eine Seitenwurzel aus der Hauptwurzel herauswächst. Wurzelverzweigungen verbessern die Verankerung der Pflanze. Die Wurzeln in den unteren Bildern wurden in dünne Scheibchen (Querschnitte) zerlegt (siehe S. 90). Die Scheibchen lassen das Licht hindurchtreten und zeigen die Einzelheiten besser.

Dieser Längsschnitt durch eine Wurzelspitze wurde angefärbt, um Einzelheiten zu zeigen. Die roten Punkte sind die Zellkerne, die Kontrollzentren des Ganzen.

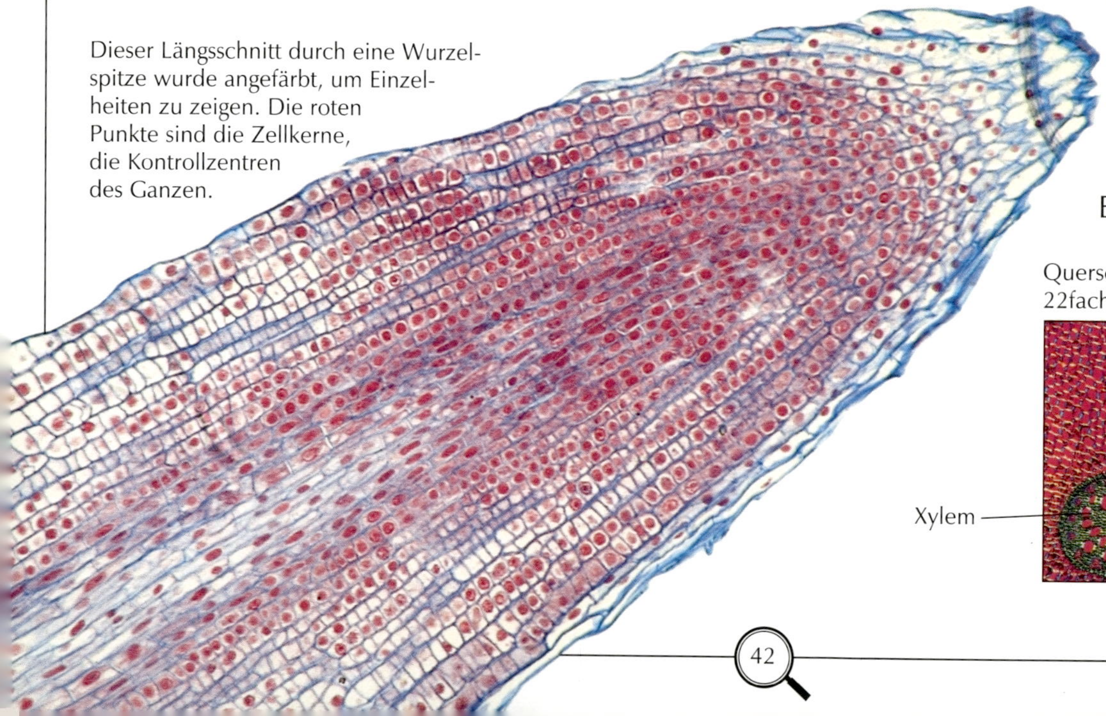

Querschnitt durch eine Hauptwurzel, 22fach vergrößert

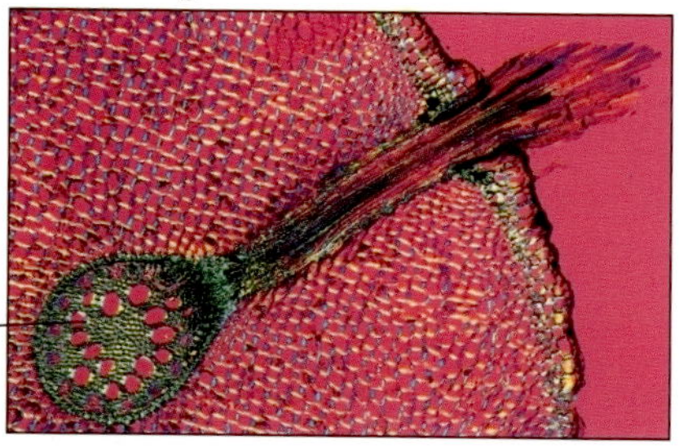

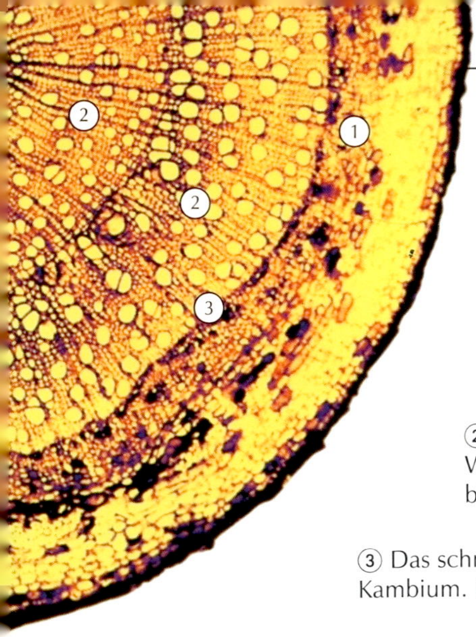

Dieser Querschnitt durch ein Weiden-Stämmchen wurde am Computer nachträglich eingefärbt, um die verschiedenen Zellen deutlicher zu zeigen.

① Diese Zellen bilden lange Röhren, in denen gelöste Zucker aus den Blättern in andere Pflanzenteile fließen. Sie heißen zusammen Phloem.

② Diese Zellen pumpen das Wasser aus den Wurzeln hoch und verteilen es in der Pflanze. Sie bilden zusammen das Xylem.

③ Das schmale Gewebe zwischen Phloem und Xylem heißt Kambium. Hier entstehen neue Zellen für Phloem und Xylem.

Transportbahn

Das lichtmikroskopische Bild oben zeigt den Querschnitt durch ein Weidenstämmchen. Du kannst die Zellen sehen, die für den Transport von Wasser und Nährsalz sorgen. Durch Abzählen der Ringe im Xylem kann man herausfinden, wie alt der Baum ist; in diesem Fall zwei Jahre.

Wasserrohre

Im Bild rechts ist ein Längsschnitt durch den Stamm einer Palme zu sehen. Wasser steigt von den Wurzeln durch die Xylemröhren auf, die blau gefärbt sind.

Die ring- und spiralförmigen Verdickungen verstärken die Röhren. Dadurch bleiben die Wasserleitungen und der Stängel in Form. Wenn die Pflanze in die Länge wächst, strecken sich auch die Röhren.
Die Xylemröhren rechts außen entstanden, als die Pflanze in die Höhe schoss. Sie streckten sich mit der Längenzunahme des Stängels. Die Xylemröhren links entstanden, als die Pflanze ihre Höhe bereits erreicht hatte. Sie haben sich daher nicht mehr viel gestreckt.

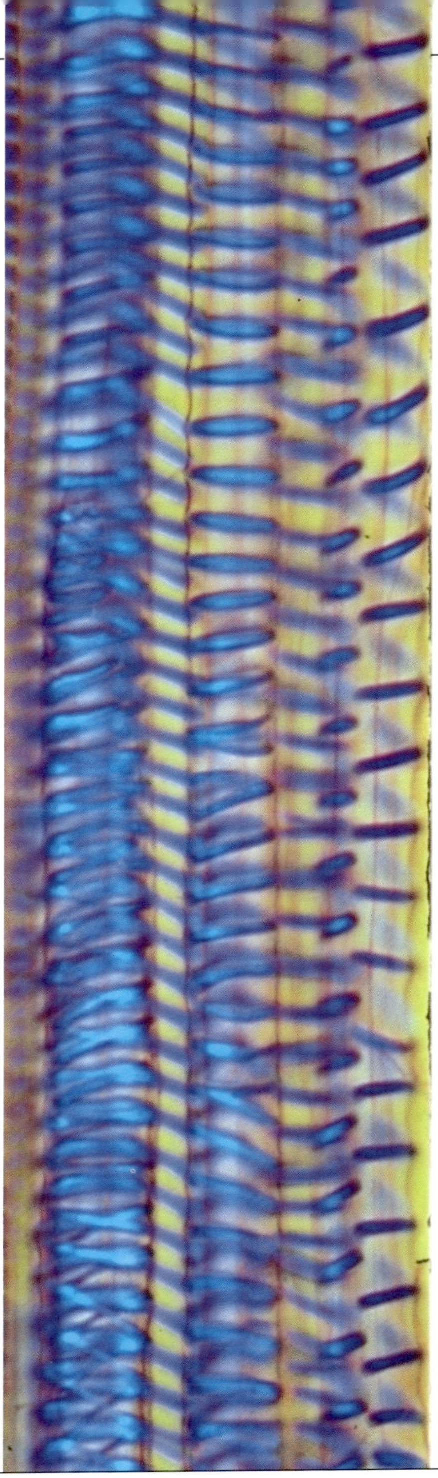

Lichtmikroskopisches Bild eines Längsschnitts durch das Xylem eines Palmenstamms, 1900fach vergrößert

Durchziehen

Manche Präparate, z. B. dünne Schnitte, sind zu zart, um nach der Eintauchmethode von S. 41 gefärbt zu werden. Hier wendest du das Durchzieh-Verfahren an. Vor der Färbung fertigst du ein Nasspräparat deines Objektes an (siehe S. 45).

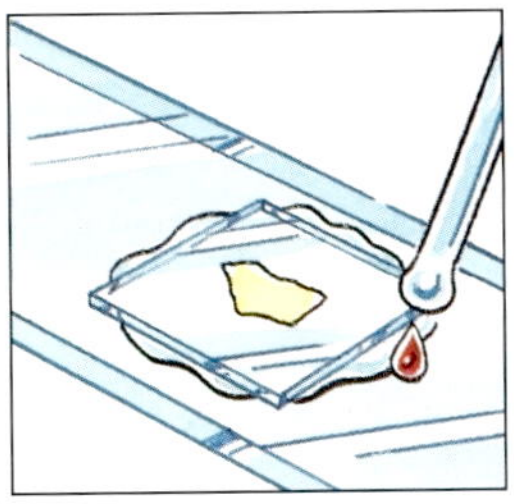

1. Bringe mit einem Glasstab vorsichtig einen Tropfen Farblösung an den Rand des Deckglases.

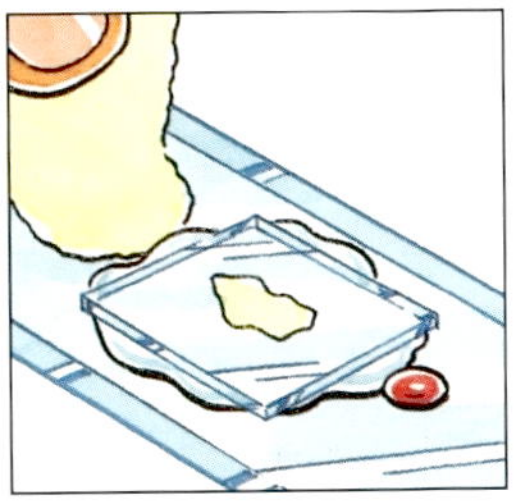

2. Halte ein Stück Lösch- oder Filterpapier an die gegenüberliegende Deckglaskante.

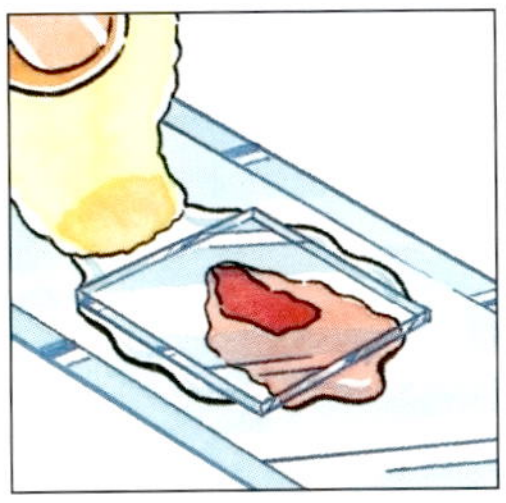

3. Das Papier zieht das Wasser aus dem Präparat und die Farbe hinein (auch mehrere Farben hintereinander).

Farbstoffe können gefährlich sein!
▲ Halte alle Farbstoffe und Lösungsmittel von offenen Flammen und kleinen Kindern fern!
▲ Trage immer Einweghandschuhe!
▲ Probiere niemals den Geschmack der Farblösungen aus!

Die Vermehrung

Die Blüten enthalten Bauteile, aus denen neue Pflanzen entstehen. Sie sorgen dafür, dass sich Samen verbreiten und neue Pflanzen keimen – das nennt man Vermehrung. Einige mikroskopische Ansichten der Vermehrungsorgane der Blüten kannst du auf den Bildern dieser Doppelseite sehen.

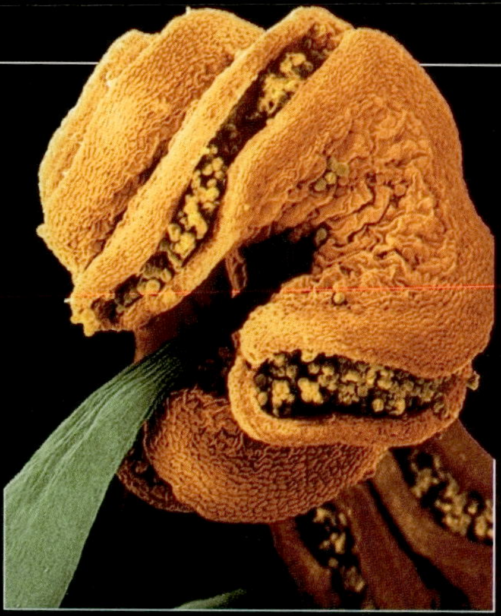

Staubblatt mit Staubbeutel aus einer Rosenblüte

Typische Blütenteile

Die Blüte der Vogelmiere im Bild in der Mitte ist ungefähr sechsmal vergrößert. Hier kannst du die typischen Bauteile einer Blüte sehen.

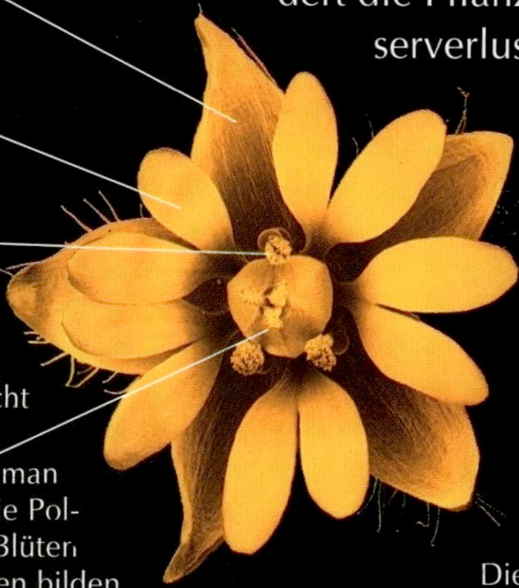

1. Kelchblätter schützen die übrigen Blütenteile, wenn die Knospe geschlossen ist. Die Vogelmiere besitzt fünf Kelchblätter.
2. Die Kronblätter sind häufig bunt gefärbt und duften angenehm, um Insekten anzulocken.
3. Diese Teile sind die Staubblätter. In den Staubbeuteln an der Spitze entstehen die Pollenkörner, die vom Wind oder von Insekten zu anderen Blüten gebracht werden.
4. Diese Büschel nennt man Narben. Hier müssen die Pollenkörner aus anderen Blüten landen, damit sich Samen bilden.

Anziehende Hülle

Die orangefarbenen Hügel ganz unten zeigt das Raster-Elektronenmikroskop auf der Oberfläche der Kronblätter einer Rose.
Jeder Hügel ist von einer schützenden Wachsschicht überzogen. Dadurch verhindert die Pflanze größere Wasserverluste ihrer Blütenblätter. Die knalligen Farben der Kronblätter und der Duft der Blüten locken Insekten an.

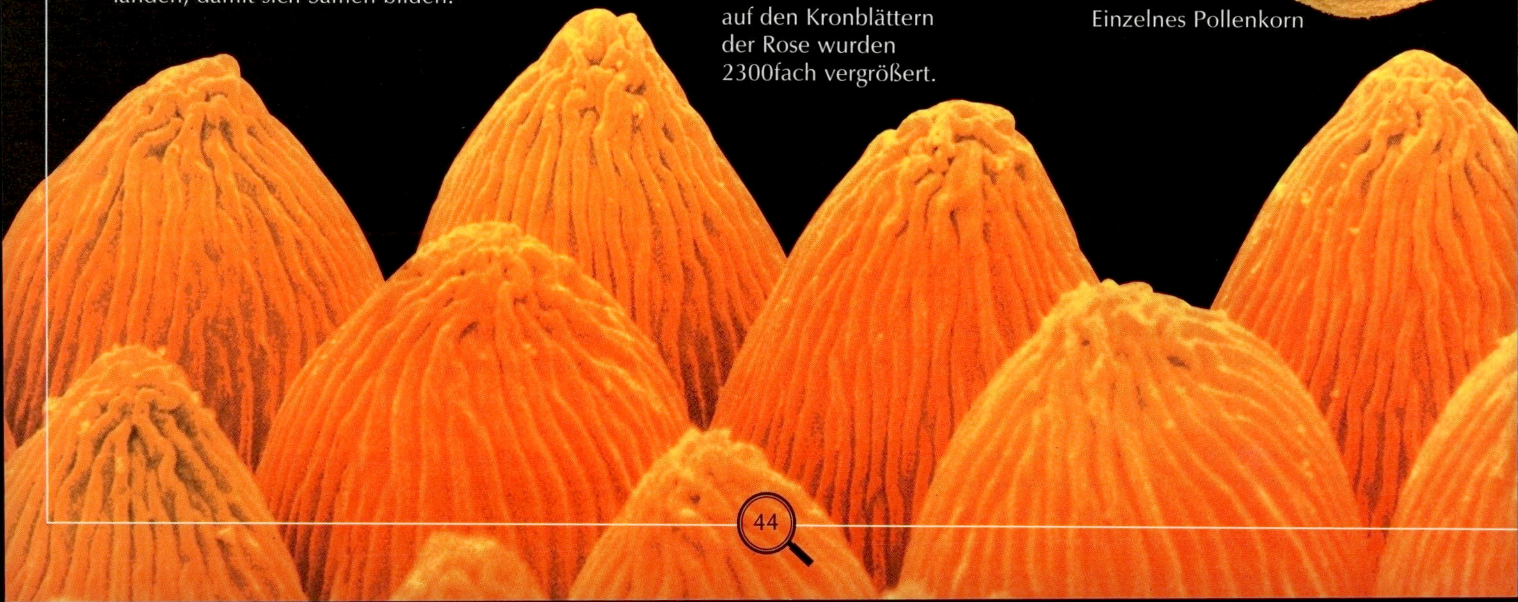

Die Oberflächenbuckel auf den Kronblättern der Rose wurden 2300fach vergrößert.

Jede Menge Pollen

Alle Blütenpflanzen entwickeln in ihren Blüten auch Staubblätter. Das orangefarbene Gebilde auf dem grünen Stielchen oben ist der Staubbeutel. Darin entsteht der Blütenstaub oder Pollen. Aus den Schlitzen drängen bereits Pollenkörner heraus. Sie enthalten die Vermehrungszellen, die zu anderen Blüten transportiert werden müssen, damit dort ein keimfähiger Samen entsteht.

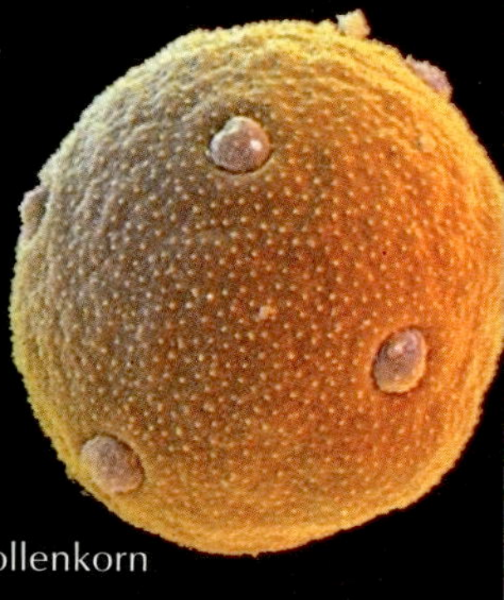

Einzelnes Pollenkorn

Pollenformen

Pollenkörner werden auf verschiedene Weise zu anderen Blüten transportiert. Das vielzackige Pollenkorn rechts haftet im Pelz von Insekten, z.B. einer Biene. Wenn sie eine Blüte anfliegt, berühren die mitgebrachten Pollenkörner die klebrigen Narben an der Spitze des Stempels.

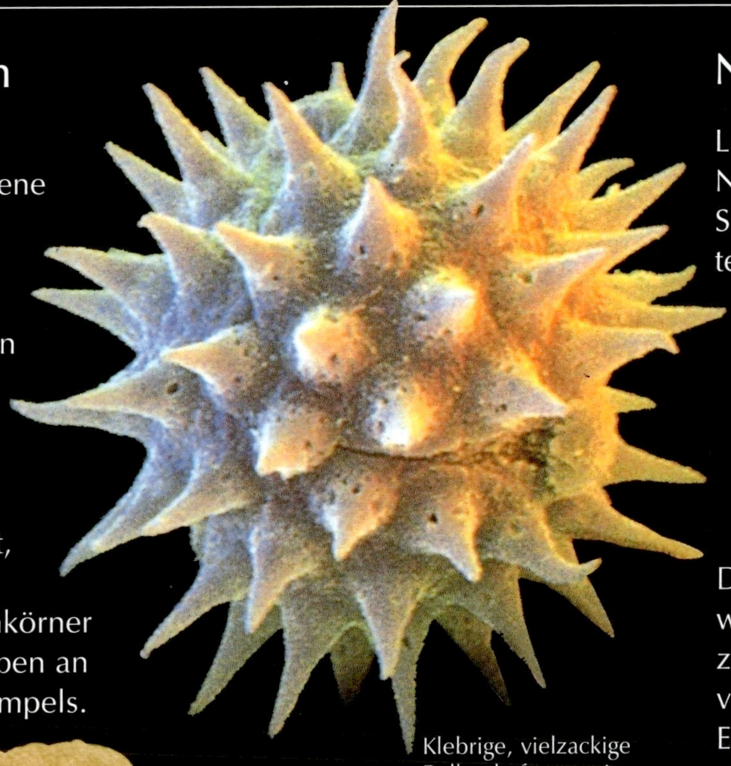

Klebrige, vielzackige Pollen haften gut im Insektenpelz.

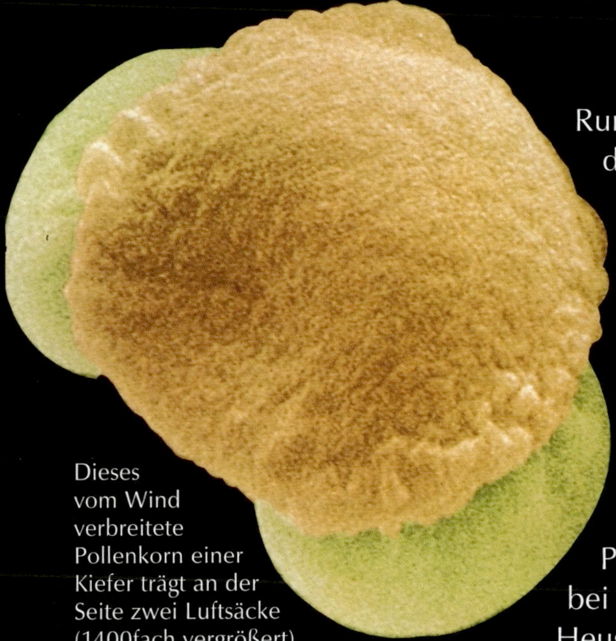

Dieses vom Wind verbreitete Pollenkorn einer Kiefer trägt an der Seite zwei Luftsäcke (1400fach vergrößert).

Runde Pollenkörner trägt der Wind zu anderen Blüten. Das Pollenkorn auf der linken Seite hat flügelähnliche Luftsäcke, die es beim leichtesten Luftzug davonschweben lassen. Im Sommer ist die Luft voll von verschiedenen Baum- und Pflanzenpollen. Das ruft bei manchen Menschen Heuschnupfen hervor.

Neue Pflanzen

Landet ein Pollenkorn auf der Narbe, wächst daraus ein Schlauch in den Fruchtknoten zu den Samenanlagen.

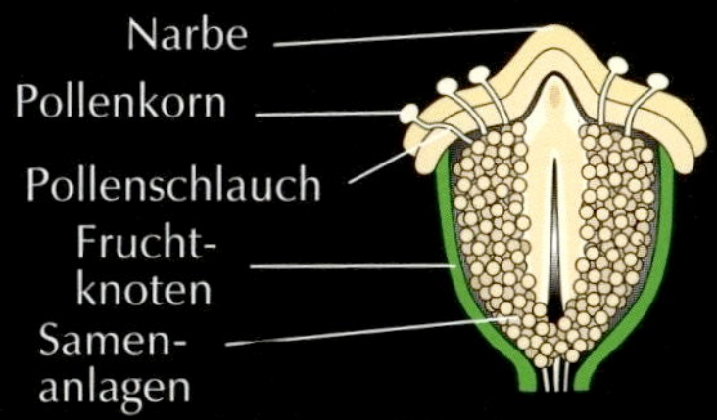

Die Zellkerne des Pollens wandern durch den Schlauch zu den Samenanlagen und verschmelzen darin mit den Eizellen. Daraus entwickeln sich die Samen.

Rasterelektronenmikroskopisches Bild von Pollenkörnern auf der Narbe. Die Pollenschläuche sind in das Narbengewebe eingedrungen.

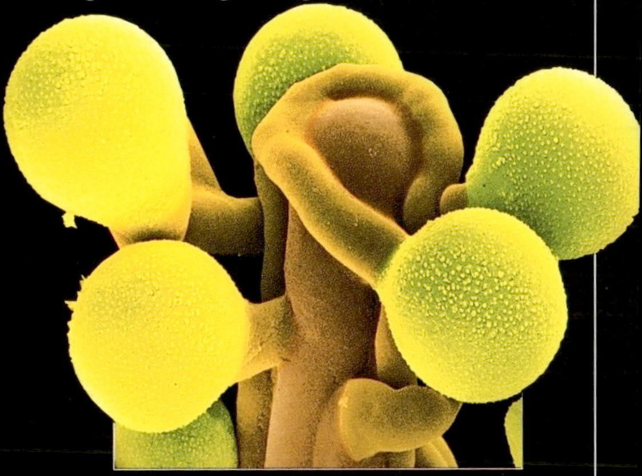

Nasspräparate

Die meisten Zellen benötigen Wasser, damit sie nicht austrocknen. Um ein Objekt während des Beobachtens in deinem Mikroskop vor dem Austrocknen zu bewahren, fertigst du am besten ein Nasspräparat an.

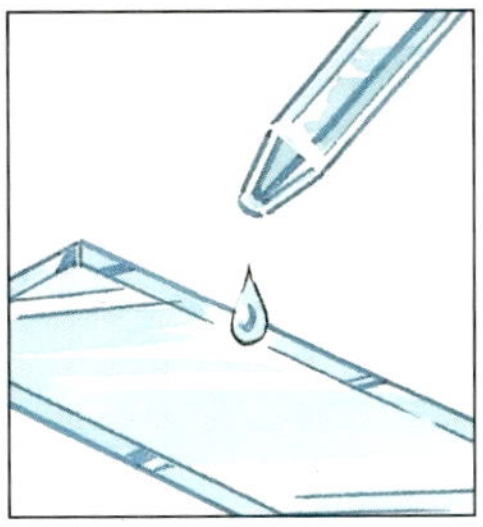

1. Gib mit der Pipette oder einem Glasstab einen Tropfen Wasser auf den sauberen Objektträger.

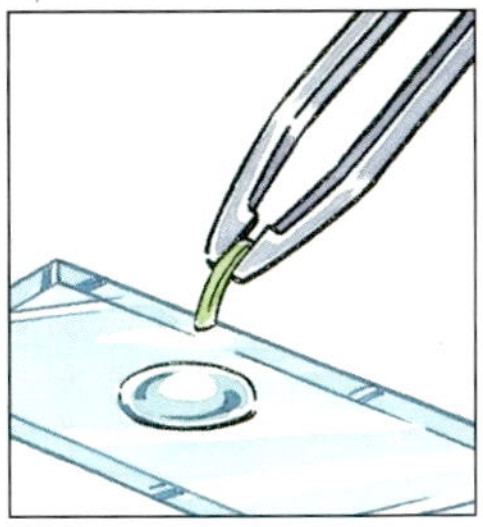

2. Lege mit der Pinzette das Objekt in den Wassertropfen.

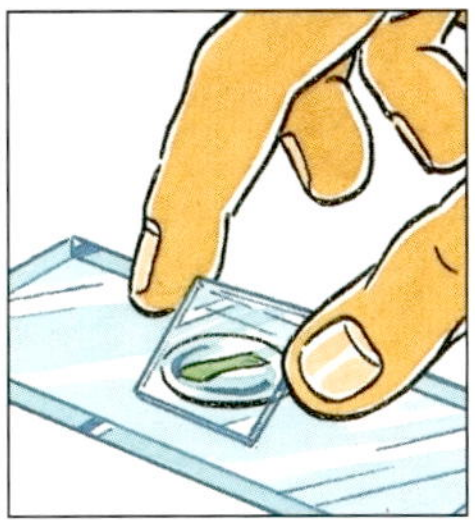

3. Jetzt legst du vorsichtig ein Deckglas auf – erst nur eine Kante, dann das ganze Glas.

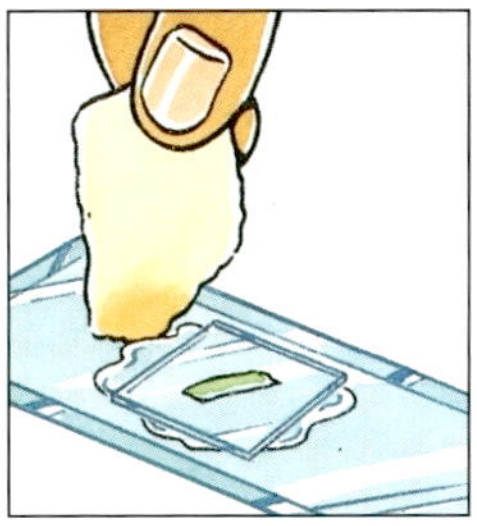

4. Mit Lösch- oder Filterpapier saugst du überschüssiges Wasser ab. Es sollten keine Luftblasen da sein.

Mikroalgen

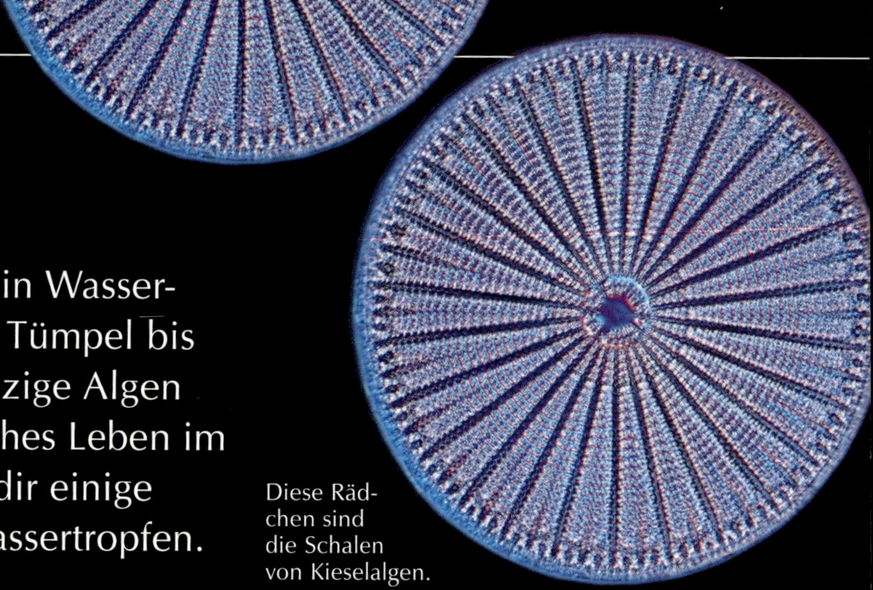

Diese Rädchen sind die Schalen von Kieselalgen.

Überall in der Natur kommen in Wasseransammlungen vom kleinen Tümpel bis zum riesigen Ozean vielerlei winzige Algen vor. Ohne sie gäbe es kein tierisches Leben im Wasser. Diese Doppelseite zeigt dir einige mikroskopische Bewohner im Wassertropfen.

Nuancen in Grün

Dieses lichtmikroskopische Bild zeigt eine Zieralge, die sich gerade geteilt hat. Im Wasser lebende Algen haben im Unterschied zu Landpflanzen keine Wurzeln, Stängel und Blätter.

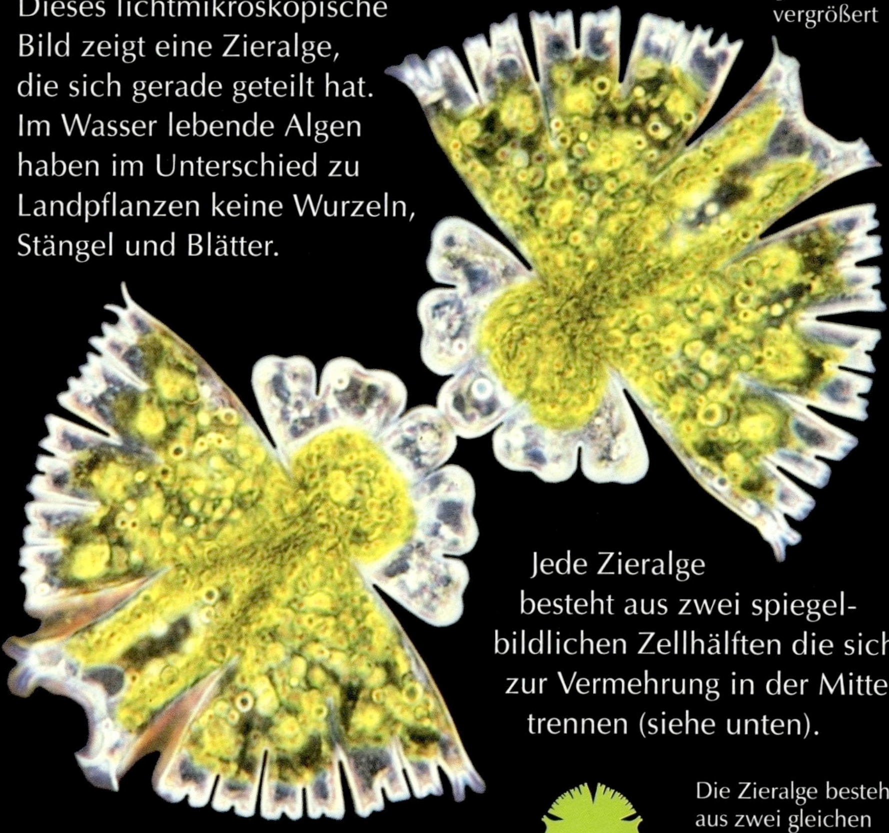

Sternchenalge (eine Zieralge) nach der Zellteilung, 320fach vergrößert

Jede Zieralge besteht aus zwei spiegelbildlichen Zellhälften die sich zur Vermehrung in der Mitte trennen (siehe unten).

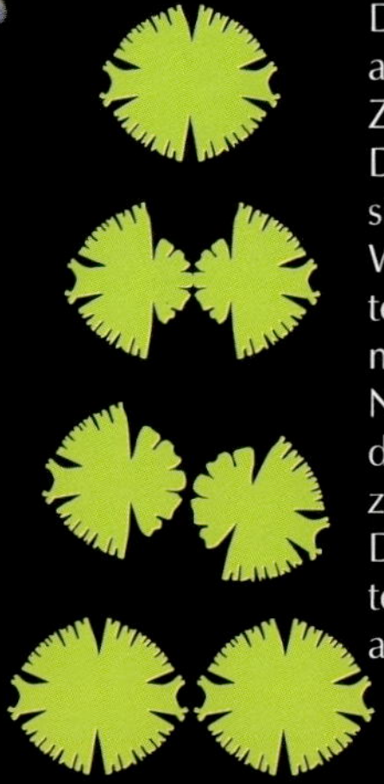

Die Zieralge besteht aus zwei gleichen Zellhälften.
Die Hälften trennen sich durch eine Wand; jede Tochterzelle ergänzt eine neue Hälfte.
Nun trennen sich die beiden Tochterzellen voneinander.
Die neuen Zellhälften wachsen zur alten Größe heran.

Winzige, einzellige Grünalgen leben im Süß- und im Meerwasser. Sie enthalten ebenso wie Landpflanzen den grünen Farbstoff Chlorophyll, mit dem sie das Sonnenlicht einfangen.

Wasserjuwelen

Die radförmigen Gebilde oben sind Kieselalgen. Sie besitzen eine feste Schale aus Glas, das viele feine Schlitze und Löcher aufweist. Jede Schale besteht aus zwei Hälften, die wie Deckel und

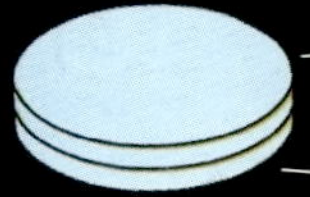

Boden einer Schachtel zusammenpassen. Im Lichtmikroskop sehen Kieselalgen aus wie glitzernde Edelsteine, da sich das einfallende Licht an den vielen Rändern ihrer Glasschalen bricht.

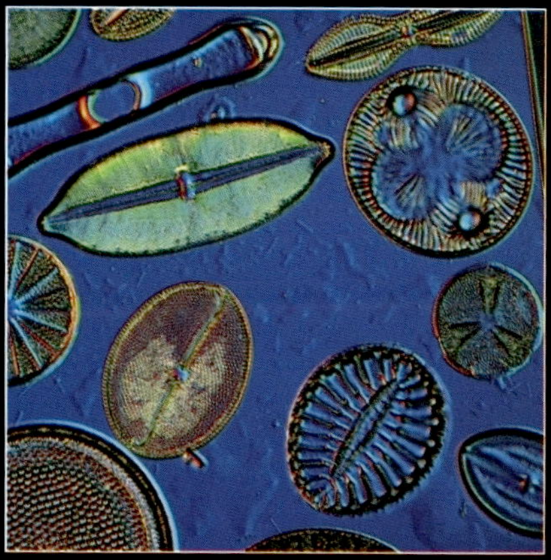

Diese Kieselalgen sind 160fach vergrößert. Nicht zwei davon sind gleich.

Fäden aus Zellen

Bei manchen Algen sind die Zellen angeordnet wie die Perlen einer Kette. So entstehen lange Fäden, die auch verzweigt sein können. Das lichtmikroskopische Bild rechts zeigt eine aus Zellketten bestehende Blaualge. Jede dieser Zellketten steckt in einer Hülle von Schutzschleim (im Bild hell aufleuchtend). Wissenschaftler haben festgestellt, dass die Blaualgen zu den Bakterien gehören (siehe S. 32/33), und nennen sie jetzt Cyanobakterien. Manche Arten entlassen Giftstoffe ins Wasser. Wenn Tiere oder Menschen dieses Wasser trinken, können sie daran sterben.

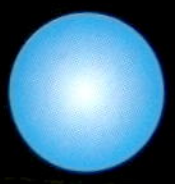

Nach der Teilung bleiben die Tochterzellen dieser Algenzelle miteinander verbunden; so entsteht eine Zellkette.

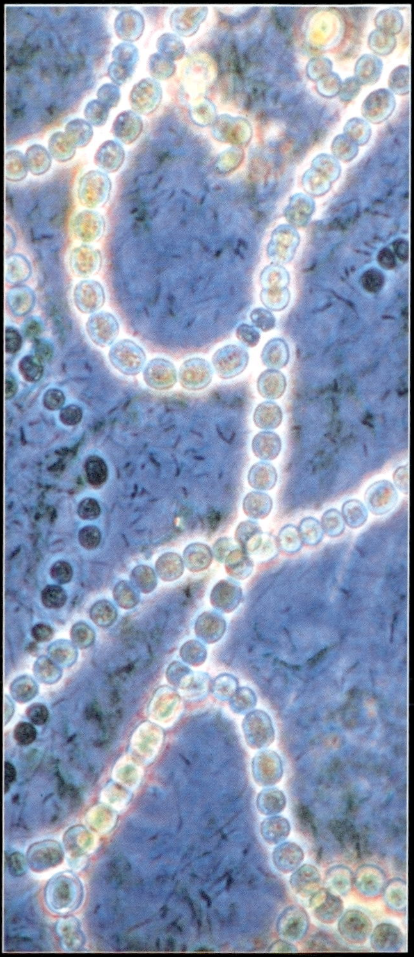

Die Blaualgen (Cyanobakterien) sind in dieser Aufnahme 1000fach vergrößert.

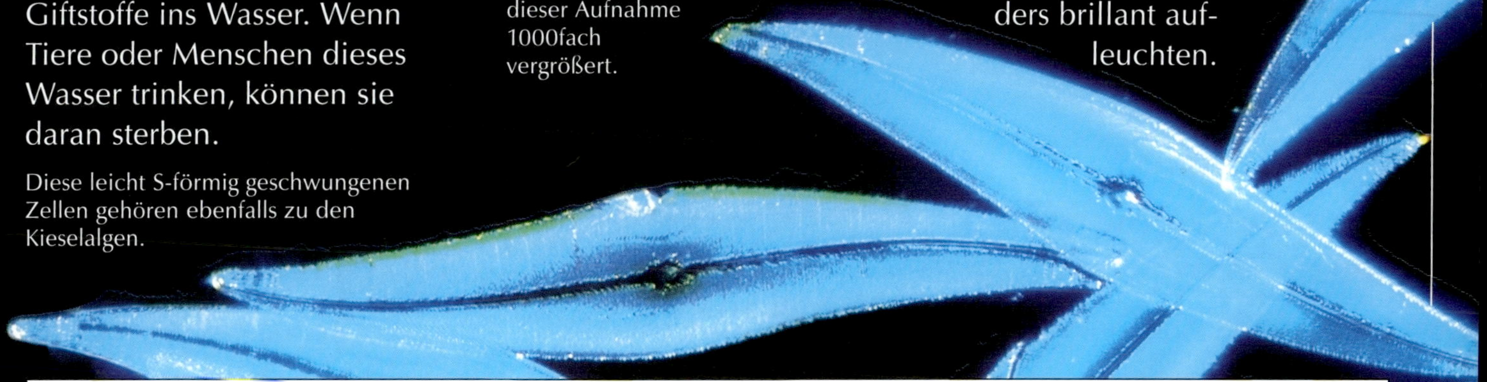

Diese leicht S-förmig geschwungenen Zellen gehören ebenfalls zu den Kieselalgen.

Wassergüte

Mit dem Mikroskop kann man auch die Wassergüte von Gewässern bestimmen. An der Menge und den Arten von Mikroalgen, die vorkommen, kann man ablesen, ob ein Gewässer durch Abwasser verschmutzt ist.

Dunkler Hintergrund

Die meisten Mikroalgen dieser Doppelseite wurden mit einer Beleuchtungstechnik betrachtet, die Dunkelfeld heißt. Dabei wird ein ringförmiger Filter oberhalb der Lichtquelle am Mikroskop befestigt. Das Licht kann jetzt nicht mehr direkt in das Objekt fallen, sondern kommt von der Seite und lässt es besonders brillant aufleuchten.

Wasserproben

Sammle in sauberen, verschließbaren Gläsern verschiedene Wasserproben. Auch im schleimigen Belag von Steinen im Bach oder auf Pflanzenstängeln findest du mikroskopisch kleine Lebewesen. Schreibe auf die Gläser, woher die Proben stammen.

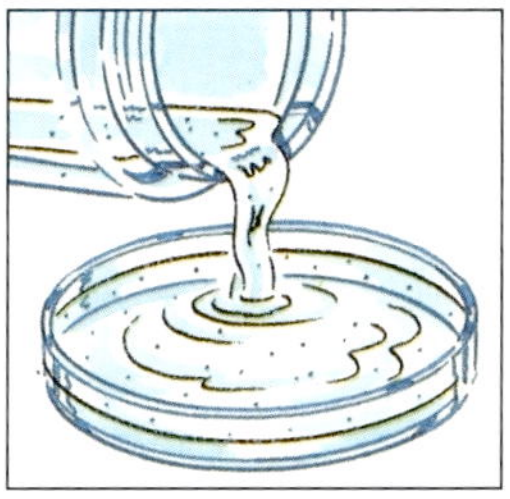

1. Gieße etwas Wasser in eine flache Schale und lasse die Feinteilchen sich am Boden absetzen.

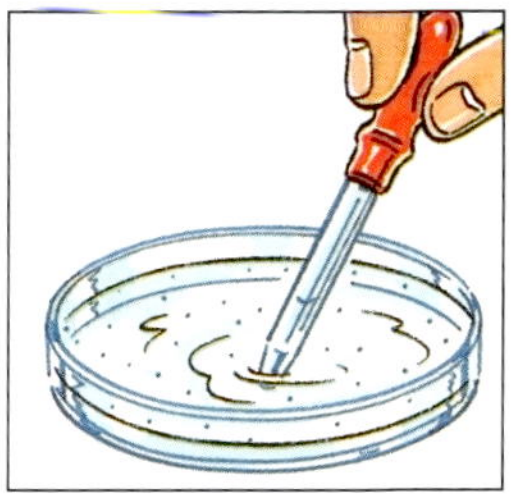

2. Nimm dann mit einer Tropfpipette kleine Proben aus dem Bodensatz in der Schale auf.

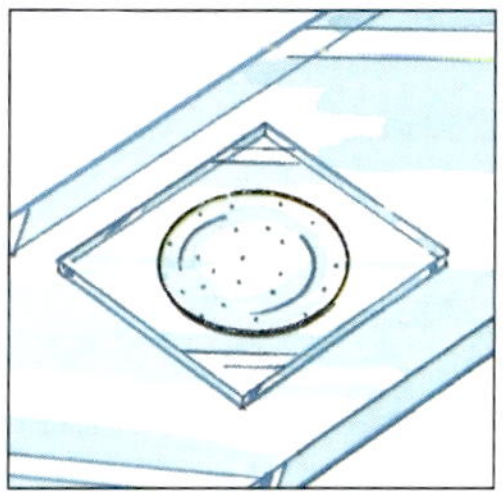

3. Bringe einen Tropfen Wasser auf einen Objektträger mit eingeschliffener Vertiefung. Lege ein Deckglas auf.

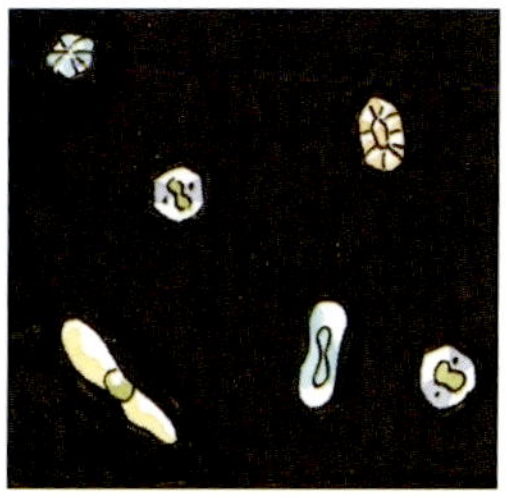

4. Beleuchte von oben. Hat dein Mikroskop einen Filterhalter, versuche Dunkelfeldbeleuchtung (siehe oben).

Pilze

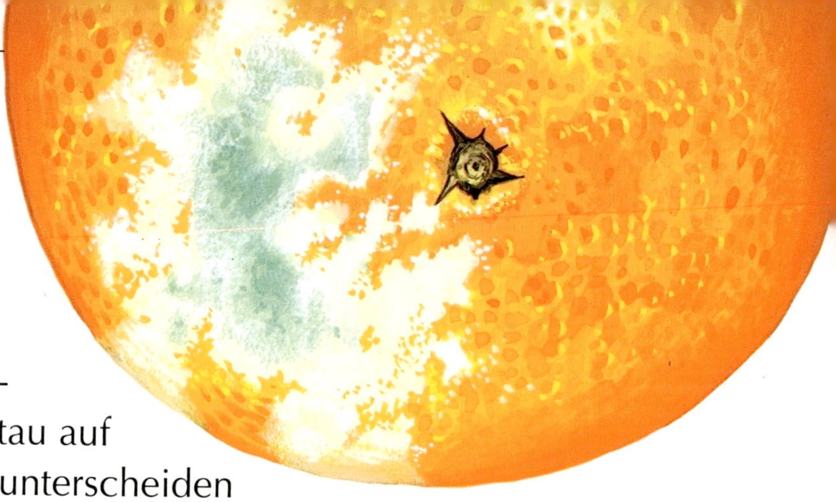

Der Schimmel auf dieser Orange wird von einem mikroskopisch kleinen Pilz hervorgerufen.

Pilze gibt es überall. Sie wachsen nicht nur in Wald und Flur, sondern bilden auch Schimmel auf verdorbenen Lebensmitteln oder Mehltau auf Zierpflanzen. In vielen Merkmalen unterscheiden sie sich grundlegend von Pflanzen und Tieren.

Pilze anschauen

Rechts siehst du die Hauptbestandteile eines Pilzes. Die roten Ballons nennt man Fruchtkörper, die fadenförmigen Röhrchen Hyphen.

Vielmaschiges Netz

Viele Hyphen bilden ein lockeres Netz- oder Maschenwerk, das Myzel. Es wächst im Boden oder im Holz, auf dem sich ein hutförmiger Fruchtkörper entwickelt.

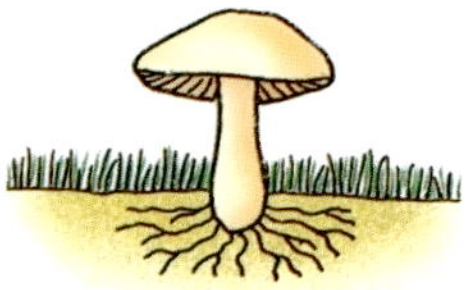

Das Myzel dieses Hutpilzes bildet im Boden ein großes Netzwerk.

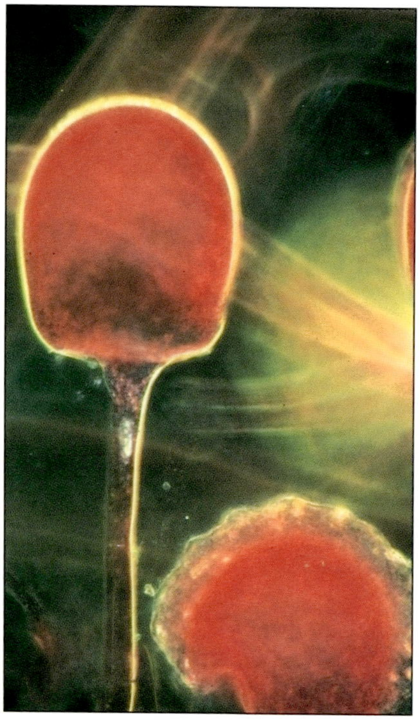

Pilze unter dem Lichtmikroskop. Die roten Blasen platzen bei der Reife auf und entlassen Tausende winziger Sporen, aus denen neue Hyphen keimen.

Fruchtkörper

Die Fruchtkörper bestehen aus sehr dicht gepackten Hyphen. Die Hyphen im Bild links sind mehr als 1000fach vergrößert – du kannst dir vorstellen, wie klein sie in Wirklichkeit sind!

Sporen ausstreuen

Im Fruchtkörper bilden sich Tausende staubfeiner Pilzsporen. Wenn die Sporen reif sind, bricht der Fruchtkörper auf. Die Sporen werden vom Wind verbreitet. Wenn sie auf geeignete Pilznahrung treffen, keimen sie aus und bilden ein neues Myzel.

Sporenbilder

Die Sporen der Hutpilze kann man sehr leicht gewinnen. Pilzfachleute untersuchen sie mikroskopisch, um die Pilzart sicher zu bestimmen. Die Sporen aus einem Fruchtkörper lässt man am besten als Sporenbild auf einen Objektträger fallen.

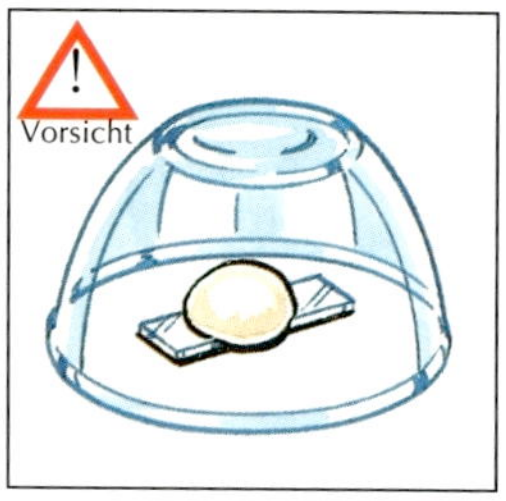

1. Schneide den Hut ab, lege ihn auf den Objektträger. Stülpe bis zum nächsten Morgen eine Schüssel darüber.

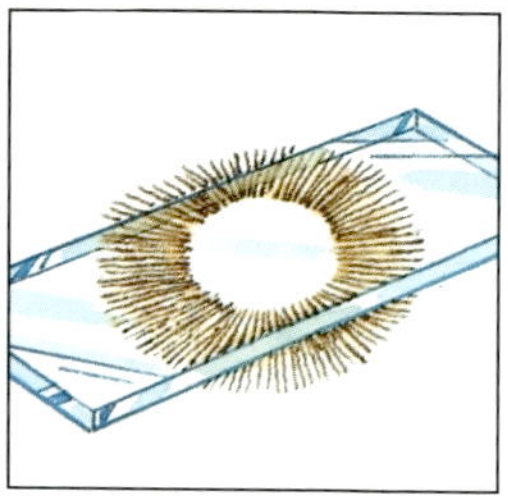

2. Wenn du Schüssel und Pilzhut hochhebst, kannst du auf dem Objektträger das Sporenbild sehen.

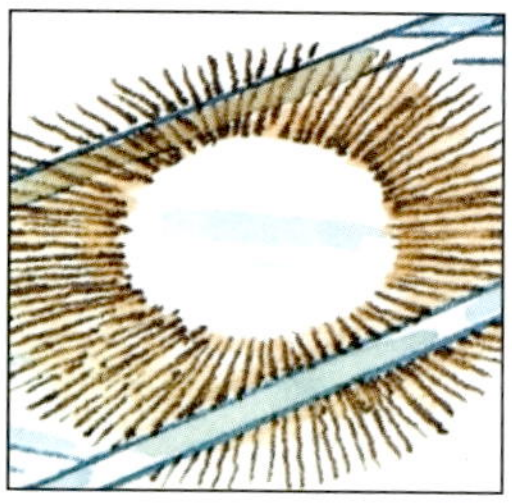

3. Verwende zum Beobachten im Mikroskop kein Deckglas, denn dieses könnte das Sporenbild zerstören.

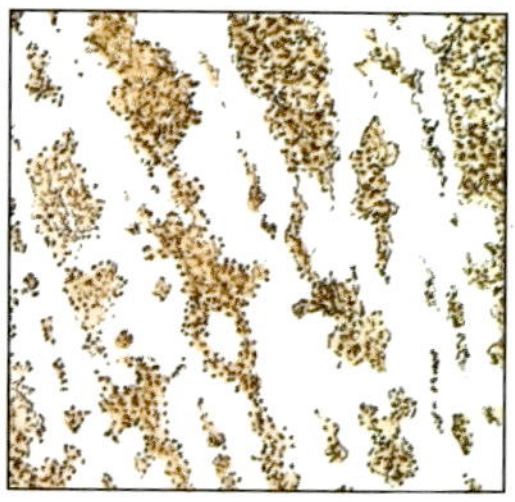

4. Bei schwacher Vergrößerung sieht man nur Striche, bei stärkerer Vergrößerung die seltsamen Formen.

Schimmel

Du kannst auch selbst Pilze züchten. Bei der hier empfohlenen Methode erhältst du die beiden häufigsten Schimmelpilztypen, den Gießkannenschimmel (er ist blaugrau) und den Köpfchenschimmel (er ist weiß mit schwarzen Punkten).

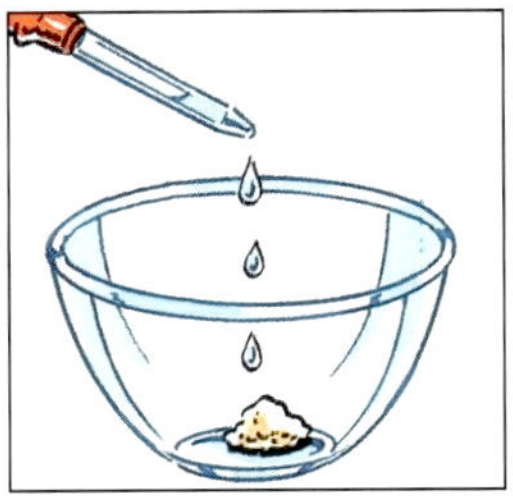

1. Feuchte ein kleines Stück Brot an und lege es in eine Schale. Lass es einige Stunden offen stehen.

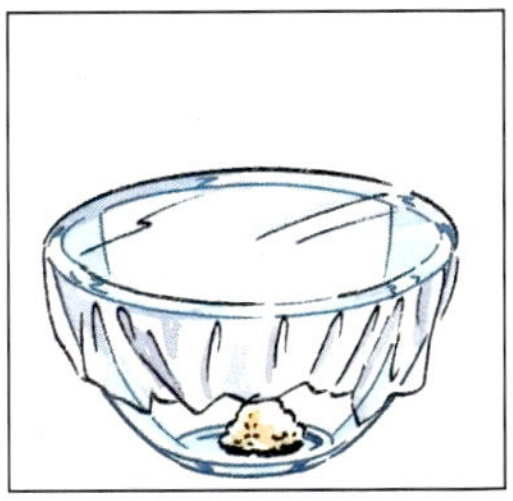

2. Verschließe die Schale mit Folie und stelle sie für drei Tage an einen warmen Platz.

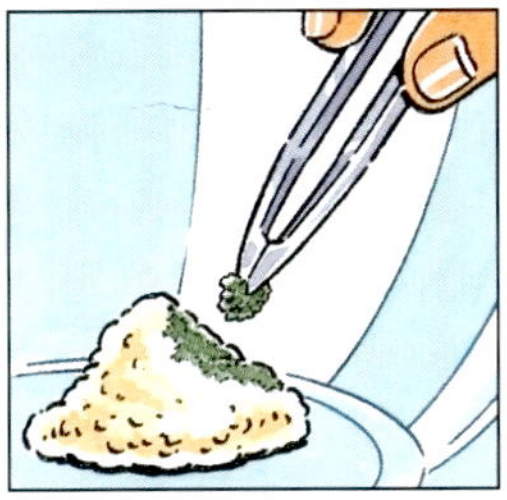

3. Entnimm ein wenig Schimmel und fertige ein Nasspräparat an (siehe S. 45). Beleuchte von unten.

Im Mikroskop erkennst du dünne Hyphen, die sich zum Myzel verflechten, und Sporen an den Hyphenenden.

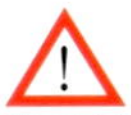

Vorsicht

Nach der Untersuchung reinigst du alle Geräte mit Spülmittel. Lege das Brot in eine Plastiktüte und wirf diese in den Müll. Wasche deine Hände.

Freund und Feind

Zu den Schimmelpilzen gehört der Pinselschimmel Penicillium. Daraus gewinnt man den wichtigen Arzneistoff Penicillin, der viele Typen krankheitserregender Bakterien abtötet.

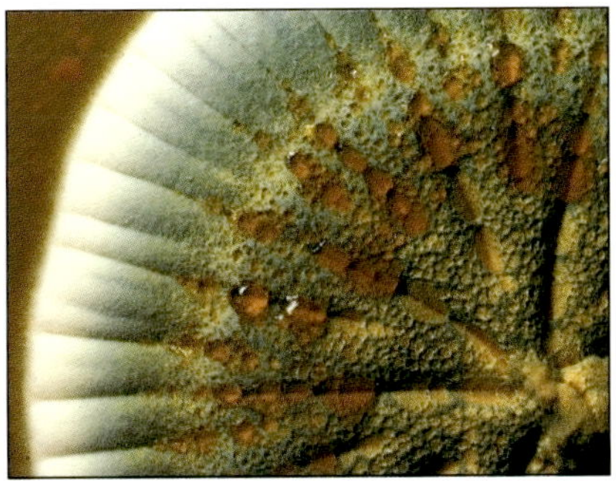

Schimmel auf einem Nährboden in der Petrischale. Der weiße Rand ist das wachsende, sich ausbreitende Myzel.

Manche Schimmelpilze sind selber Krankheitserreger, z.B. Fußpilze. Auch Baumkrankheiten, wie das Ulmen-Sterben werden von mikroskopisch kleinen Pilzen hervorgerufen.

Warnung: Gründlich die Hände waschen, wenn du einen Pilz angefasst hast! Nie Schimmelpilzsporen aufwirbeln und einatmen!

Nahrung verdirbt

Das große Gebilde rechts unten ist der Fruchtkörper eines Köpfchenschimmels, der häufig auf verschimmeltem Brot wächst.

Altes Brot

Wenn sich auf dem Brot Hyphen entwickeln, geben sie Stoffe ab, welche die Brotkrumen verflüssigen. So verrottet das Brot.

Verschimmelt

Auch eine leicht verschimmelte Brotscheibe sollte man auf keinen Fall abkratzen und essen. Die Schimmelflecken bestehen aus zahlreichen Fruchtkörpern wie dem rechts abgebildeten. Was du mit bloßem Auge nicht sehen kannst, sind die feinen Hyphen des Myzels, das die Brotscheibe schon längst durchwuchert hat. Verschimmelte Lebensmittel sollte man nicht mehr essen, denn viele Schimmelpilze produzieren Gifte.

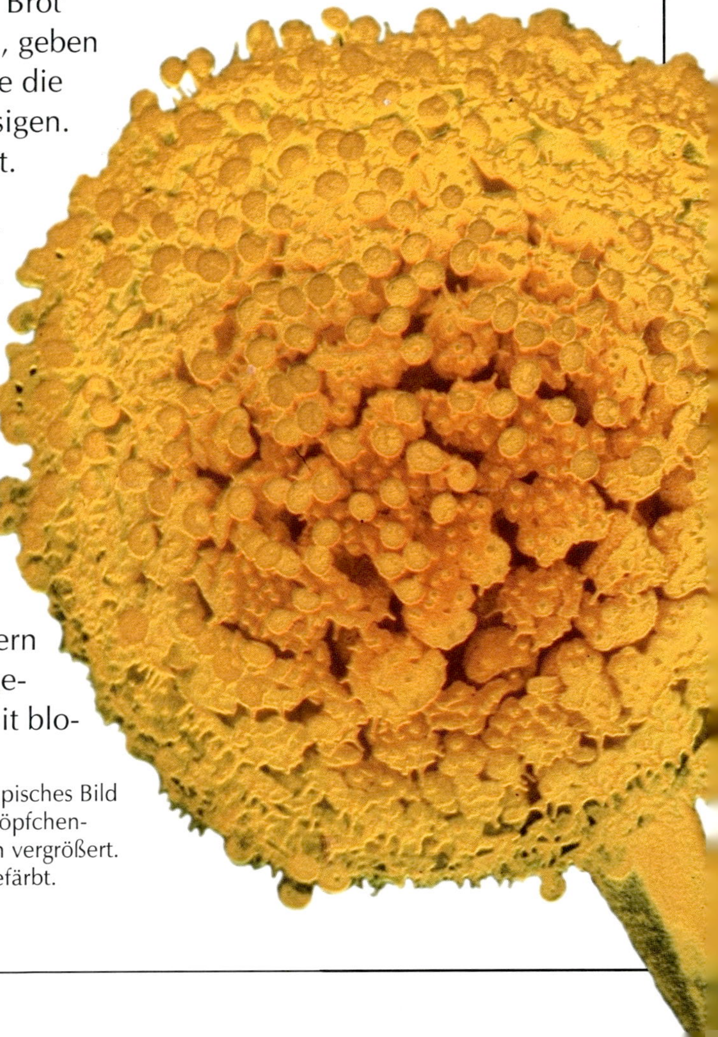

Rasterelektronenmikroskopisches Bild eines Fruchtkörpers des Köpfchenschimmels, etwa 1110fach vergrößert. Das Bild wurde gelb eingefärbt.

Lebensmittel

Mikroorganismen wie Pilze und Bakterien können in unseren Nahrungsmitteln gefährlich werden. Manche werden aber auch gezielt verwendet, um Lebensmittel herzustellen.

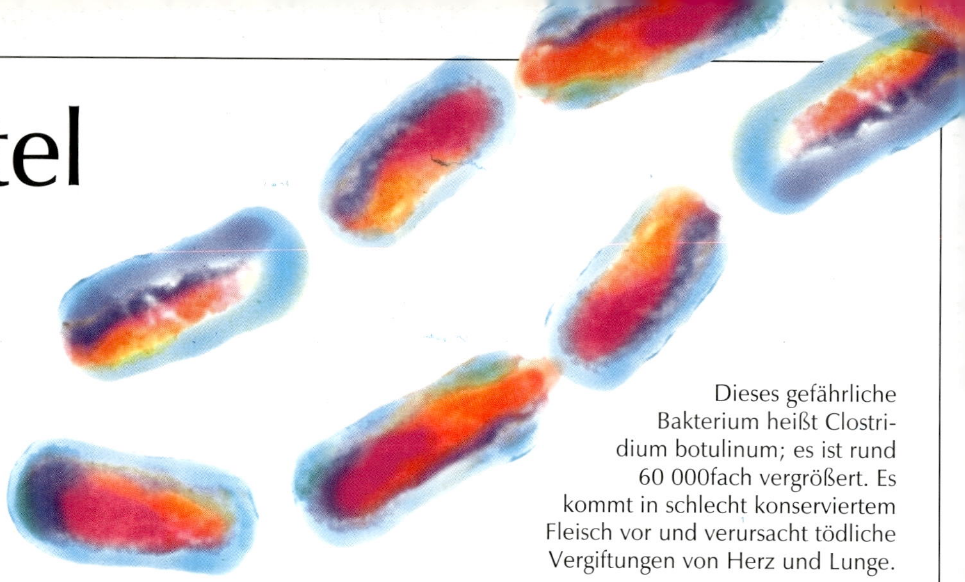

Dieses gefährliche Bakterium heißt Clostridium botulinum; es ist rund 60 000fach vergrößert. Es kommt in schlecht konserviertem Fleisch vor und verursacht tödliche Vergiftungen von Herz und Lunge.

Mikrobenmenü

Im ersten Bild unten sieht man den Schimmelpilz Penicillium roqueforti, eine Zutat aller blauen Schimmelkäse. Das zweite Bild zeigt Milchsäurebakterien, mit denen man Joghurt herstellt.

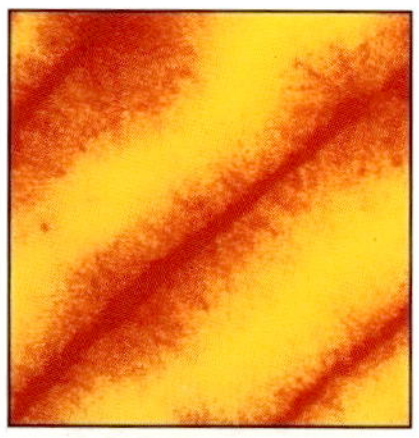

Diese »Venen« stammen vom Schimmelpilz eines Blaukäses. Die Aufnahme wurde mit einem Farbfilter gemacht.

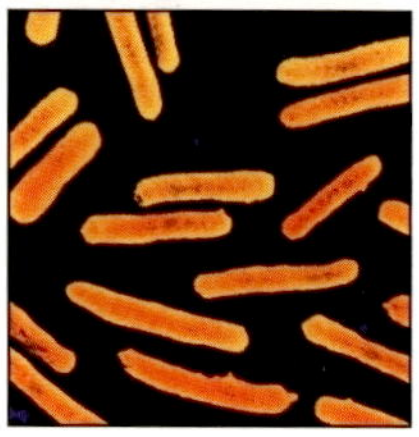

Joghurt entsteht durch bestimmte Stämme von Milchsäurebakterien, die warmer Milch zugesetzt werden.

Gefahr durch Mikroben

Das Bild unten zeigt das gefährliche Bakterium Salmonella. Es befällt Lebensmittel, die offen herumstehen oder zu lange aufbewahrt wurden. Von solchen Nahrungsmitteln kann man sehr krank werden.

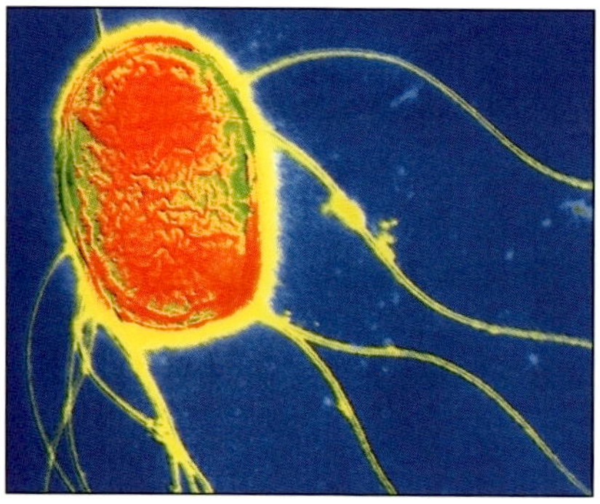

Salmonellen sind gefährliche Bakterien, hier in 21000facher Vergrößerung.

Vorbeugen

Lebensmittelhersteller verwenden verschiedene Verfahren, um Mikroorganismen fern zu halten. Erhitzen oder Gefrieren eines Produktes hat einen großen Einfluss auf die Zahl der Bakterien, die darin wachsen können.

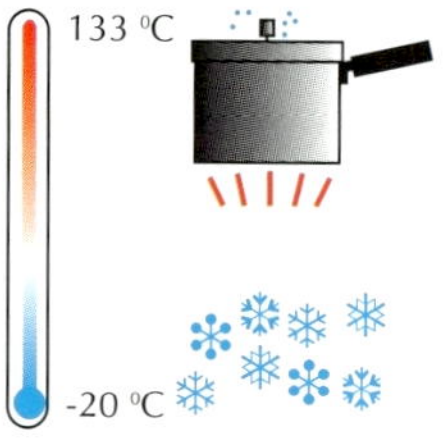

Erhitzen von Lebensmitteln tötet die meisten Mikroben ab.

Einfrieren verhindert das rasche Wachsen von Bakterien.

Wissenschaftler setzen Mikroskope ein, um Lebensmittel zu kontrollieren, die gekocht oder eingefroren wurden.

Lebensmitteltest

Alle Nahrungsmittel enthalten harmlose Bakterien. Mit diesem Test kannst du Bakterien im Mehl, in der Milch oder im Joghurt aufspüren.

Warnung:
▲ Nimm für diesen Test nie Fleisch!
▲ Vorsicht mit kochendem Wasser!

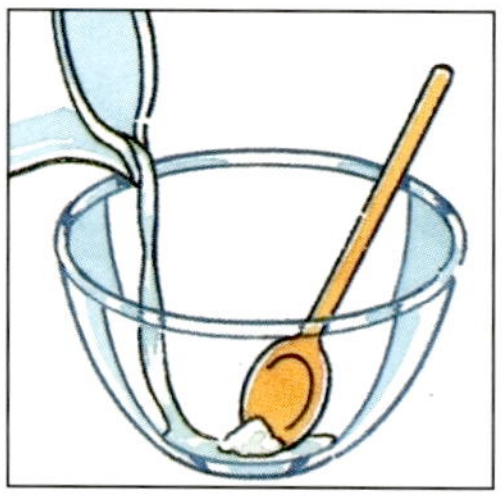

1. Rühre 10 g Mehl in 250 ml abgekochtes, abgekühltes Wasser. Kochen tötet die Bakterien im Wasser ab.

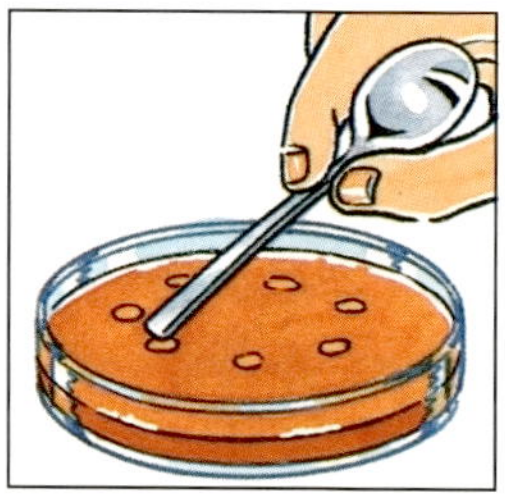

2. Bringe mit einem abgekochten, kühlen Löffel Tropfen auf einen Nährboden auf (siehe S. 32).

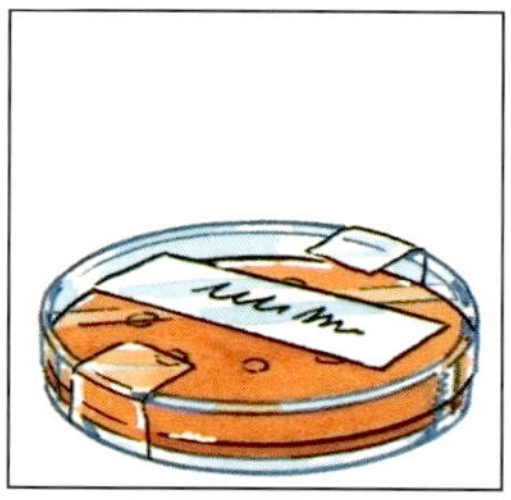

3. Befestige den Deckel und beschrifte die Petrischale. Lass sie ein paar Tage an einer warmen Stelle stehen.

Lege die ungeöffnete Petrischale auf den Objekttisch des Mikroskops und lass sie verschlossen. Wenn das Mehl Bakterien enthielt, haben sich kleine Kolonien entwickelt. Wenn du fertig bist, lege die Einweg-Petrischalen in eine Plastiktüte und wirf sie in den Müll. Wasche deine Hände.

Die Welt der Gliederfüßer

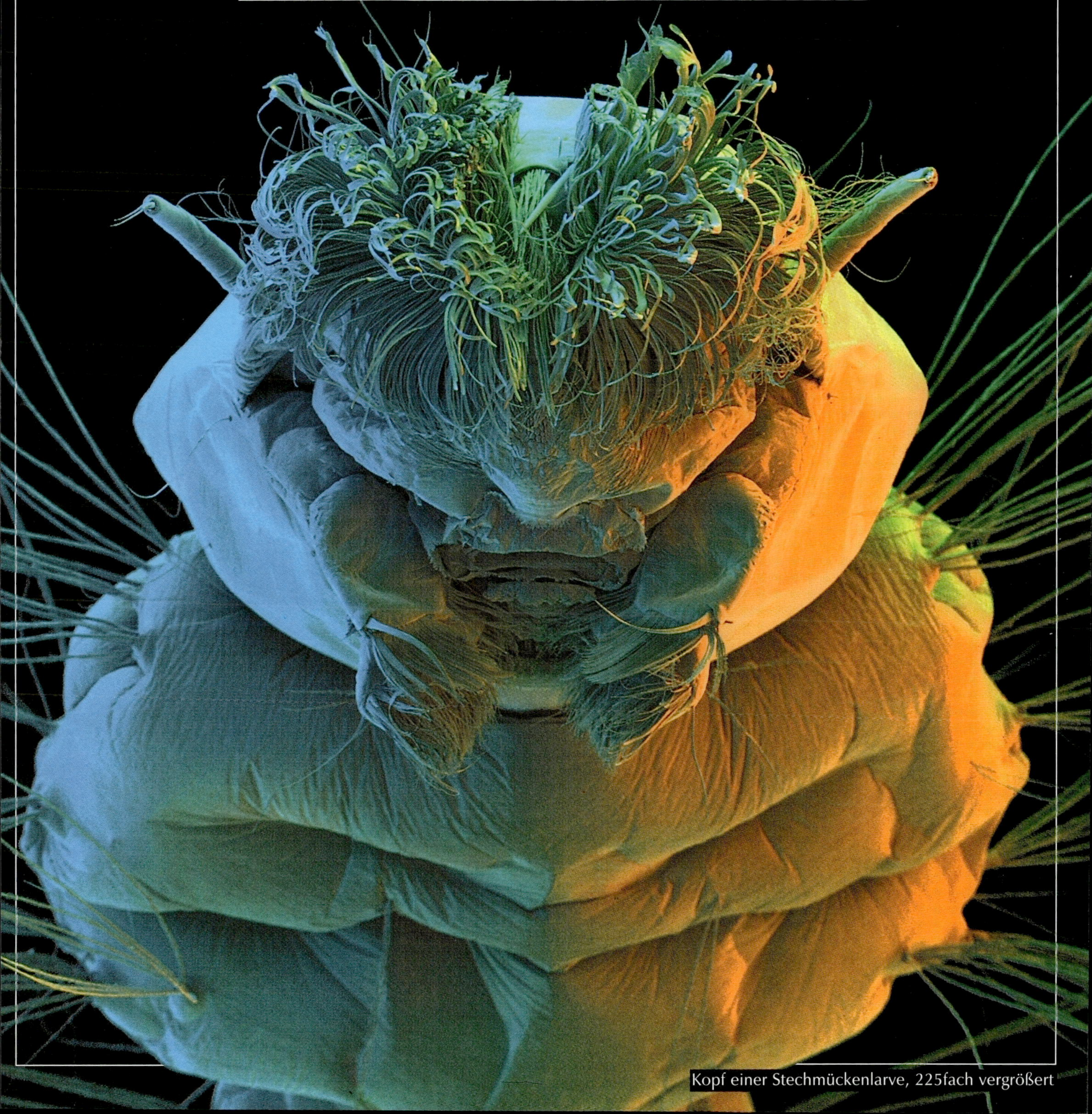

Kopf einer Stechmückenlarve, 225fach vergrößert

Insekten im Blick

Es gibt über eine Million verschiedener Insektenarten – alle zusammen sind es etwa 200 Millionen Mal mehr Einzelwesen, als es Menschen gibt. Wenn wir Insekten betrachten, hilft uns das zu verstehen, warum ihr ungewöhnlicher Körperbau sie zur erfolgreichsten Tiergruppe werden ließ.

Gut gegliedert

Alle Insekten haben sechs Beine und einen Körper mit den Abschnitten Kopf, Brust und Hinterleib. In dem rasterelektronenmikroskopischen Bild einer Stubenfliege siehst du Kopf, Brust und Beine. Wie diese Fliege haben auch andere Insekten Flügel; manchen fehlen sie aber.

Insektenkörper bestehen aus drei Abschnitten.

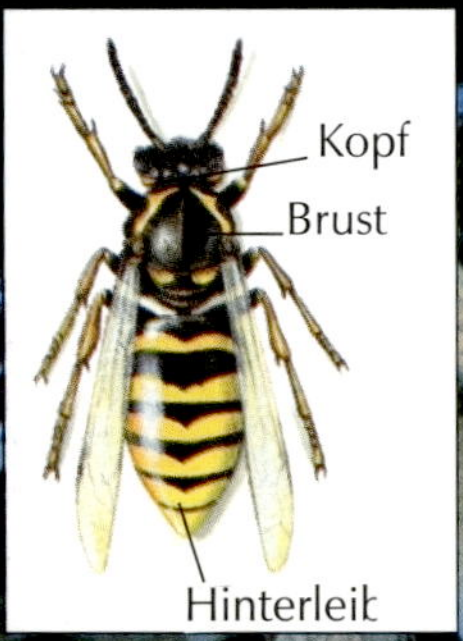

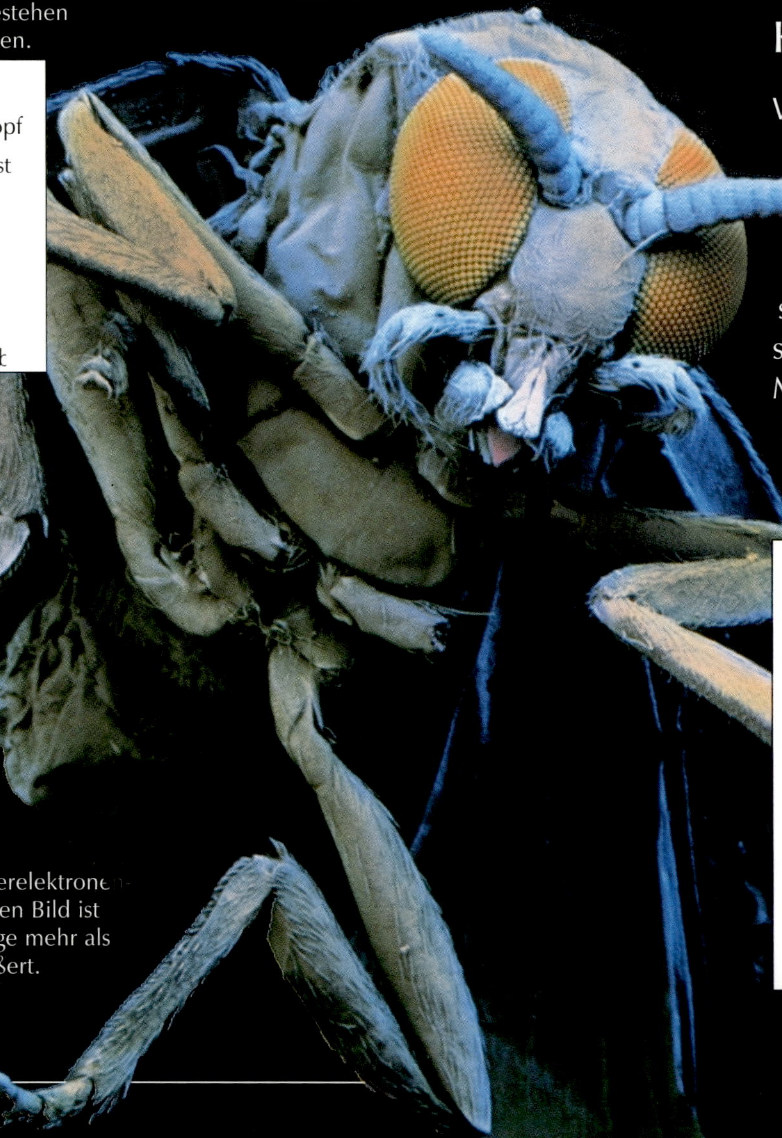

In diesem rasterelektronenmikroskopischen Bild ist die Stubenfliege mehr als 50fach vergrößert.

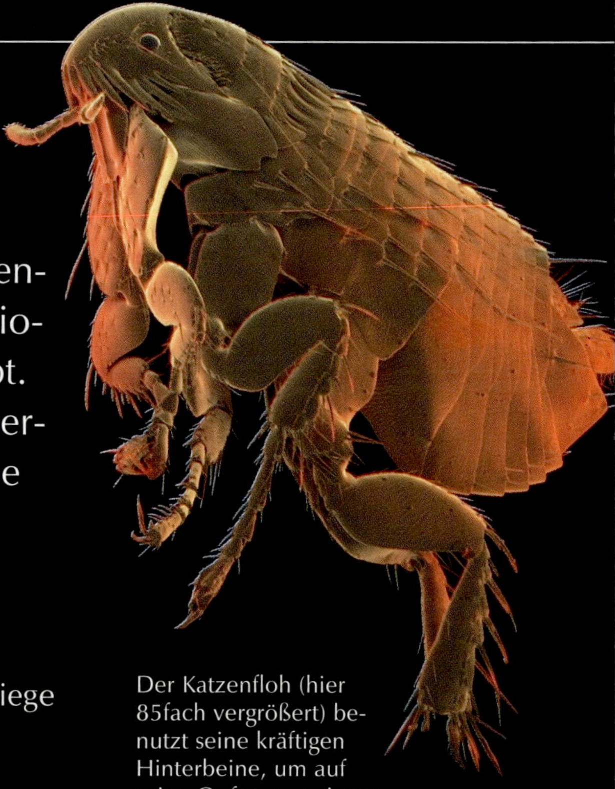

Der Katzenfloh (hier 85fach vergrößert) benutzt seine kräftigen Hinterbeine, um auf seine Opfer zu springen.

Natürliche Größe des Katzenflohs 

Klein, aber wendig

Weil er so klein ist, braucht der Floh im Bild oben nur winzige Mengen an Nahrung. Er ernährt sich vom Blut seiner Wirte und saugt es mit seinen scharfen, stechenden Mundwerkzeugen auf. Er kann zwischen den Haaren seiner Opfer schnell herumflitzen.

Tote Objekte

Lebende Insekten sind schwer zu betrachten, weil sie ständig in Bewegung sind. Suche für deine Untersuchungen tote Insekten. Du findest sie überall – töte keine Tiere, nur um sie betrachten zu können.

Stück für Stück

Das elektronenmikroskopische Falschfarbenbild einer Stechmücke zeigt alle wichtigen Merkmale eines typischen Insekts.

Kopf

Die Augen der Stechmücke sind in diesem Bild grün dargestellt. Insekten besitzen so genannte Komplex- oder Facettenaugen, die aus Hunderten kleiner Einzelaugen bestehen, jedes mit eigener Linse.
Am Kopf befindet sich ein Paar Antennen oder Fühler. Damit erkundet die Mücke ihre Umgebung. Insekten verwenden ihre Antennen, um Dinge abzutasten, feine Schwingungen wahrzunehmen und zu riechen.
Die Stechmücke ernährt sich von Blut, das sie aus ihrem Opfer saugt. Dazu verwendet sie ihren langen, spitzen Stechrüssel, von dem hier ein Teil dunkelrot dargestellt ist.

Brust

Beine und Flügel sind am Brustabschnitt des Tieres befestigt. Darin befinden sich dicht nebeneinander zahlreiche Muskeln.
Insektenflügel bestehen aus einem leichtgewichtigen, aber sehr stabilen Material. Ihre Fähigkeit zu fliegen ist einer der Gründe dafür, dass Insekten so erfolgreich wurden. Stechmücken halten sich gerne auf dem Wasser auf. Sie sind so leicht, dass sie auf der Wasseroberfläche umherlaufen können, ohne einzusinken.

Hinterleib

Hier liegen die Verdauungs- und Fortpflanzungsorgane der Insekten.

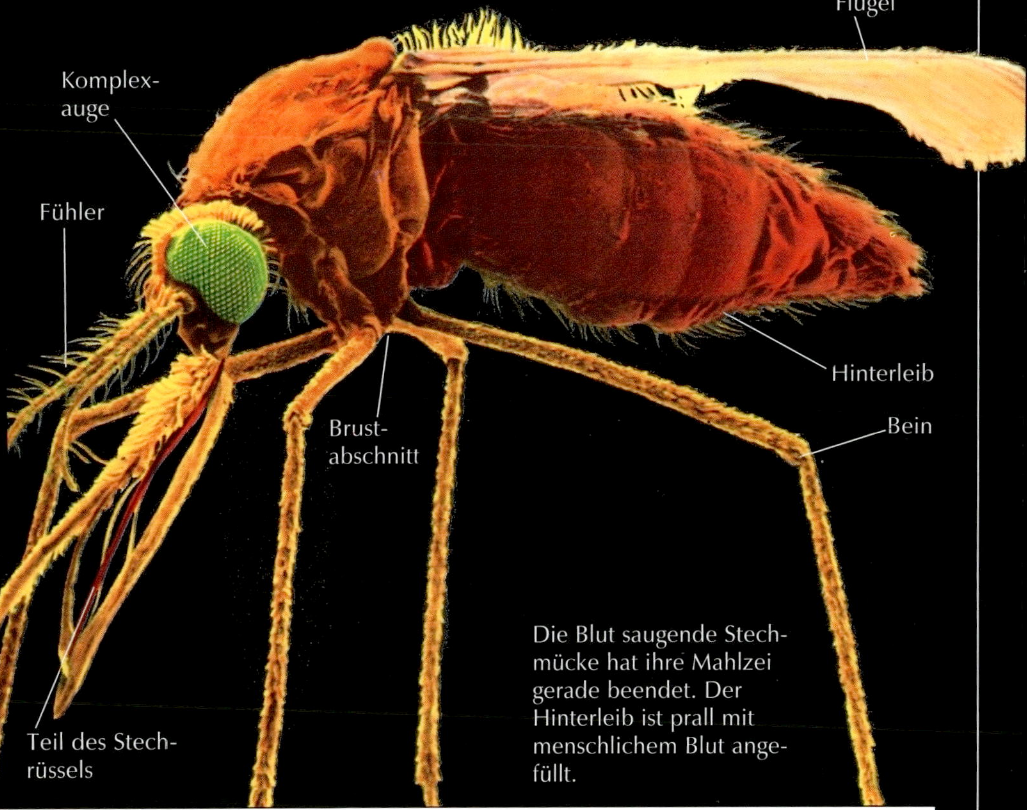

Die Blut saugende Stechmücke hat ihre Mahlzei gerade beendet. Der Hinterleib ist prall mit menschlichem Blut angefüllt.

Untersuchungshaft

Kleinere Insekten wie Ameisen und Blattläuse sind leichter mikroskopisch zu untersuchen als größere, lebende Insekten. Die folgende Anleitung zeigt dir eine Objektträger-Falle für die vorübergehende Inhaftierung kleiner Untersuchungsobjekte.

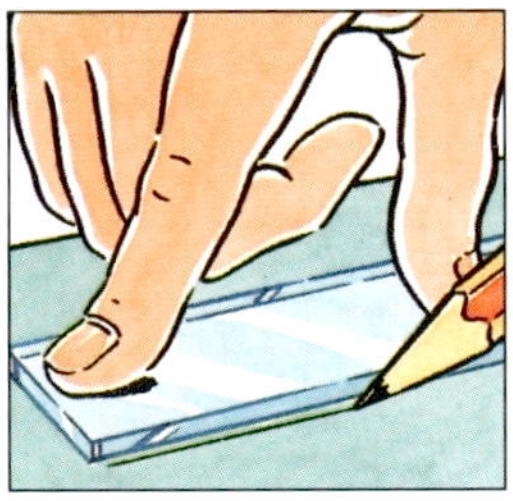

1. Schneide ein Kartonstück auf die Maße eines Objektträgers, indem du ihn darauf abzeichnest.

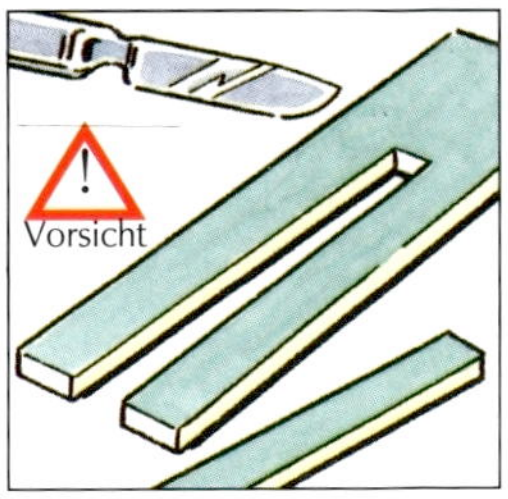

2. Nun schneidest du einen Schlitz in den Karton. Den ausgeschnittenen Streifen brauchst du noch.

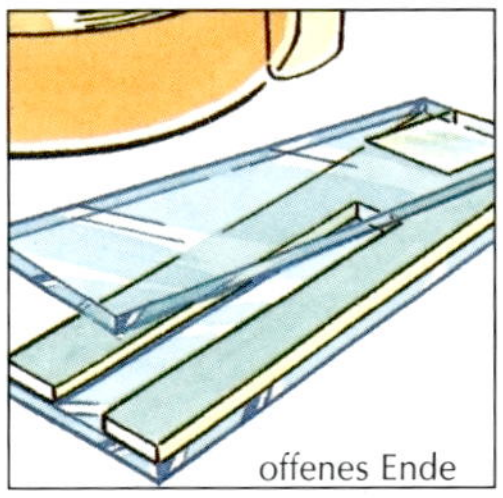

3. Lege je einen Objektträger auf beide Seiten und befestige sie am geschlossenen Ende mit Klebeband.

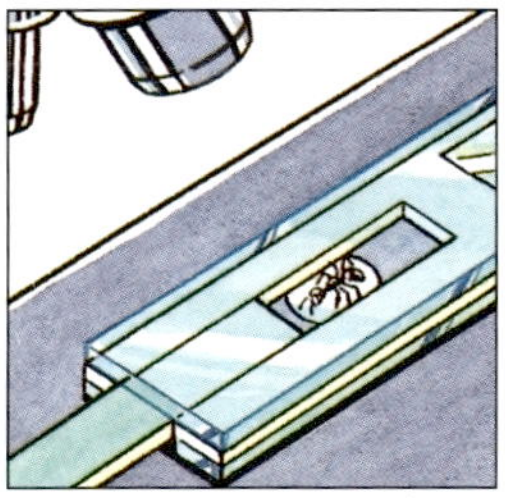

4. Verwende den ausgeschnittenen Streifen, um das Untersuchungsgefängnis zu verschließen.

Insekten im Blick

Vom Klammerfuß einer Fliege bis zum Stachel einer Biene besitzen alle Insekten besondere Körpermerkmale, die ihnen das Überleben in einer gefährlichen Umwelt erleichtern. Das Mikroskop enthüllt die Details dieser feinen Bauteile selbst bei sehr kleinen Insekten.

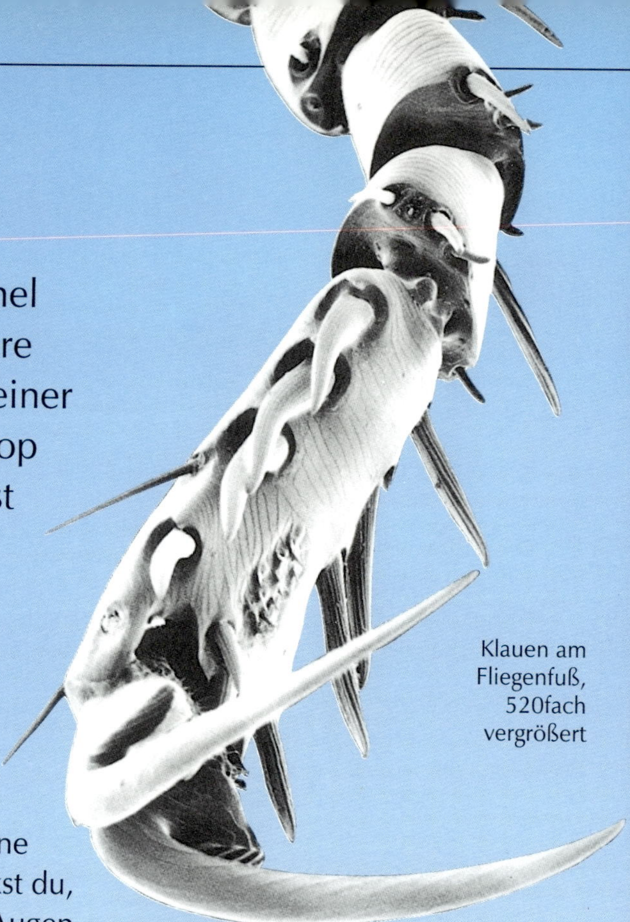

Klauen am Fliegenfuß, 520fach vergrößert

Augen

Insekten haben die kompliziertesten Augen des gesamten Tierreichs. Meistens sind es Komplexaugen, die aus Hunderten winziger Einzelaugen bestehen. Die Taufliege kann mit ihren gewölbten Augen (siehe unten) gleichzeitig in alle Richtungen sehen. Wenn du versuchst, eine Fliege zu fangen, merkst du, wie zuverlässig diese Augen sind.

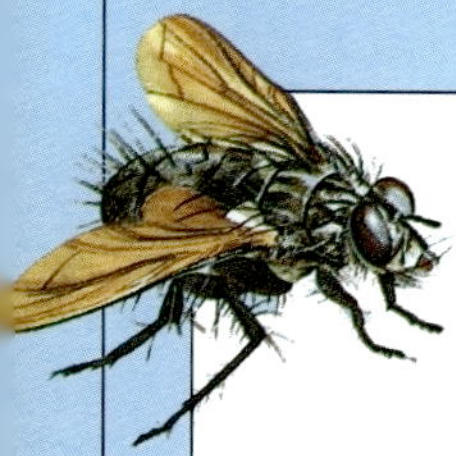

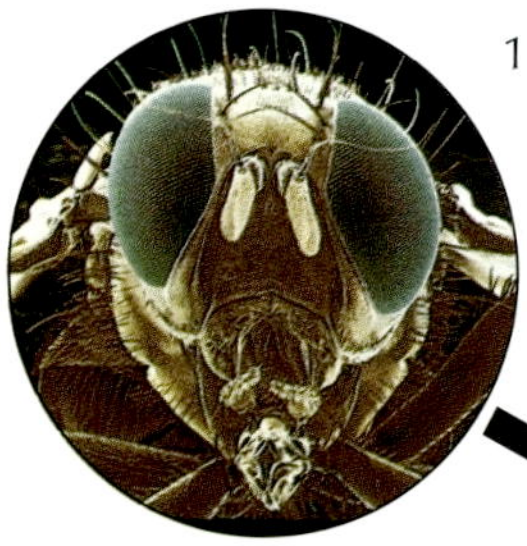

1. Hier sind die Komplexaugen einer Taufliege zu sehen. Sie sind seitwärts am Kopf angebracht, daher hat die Fliege Rundumsicht.

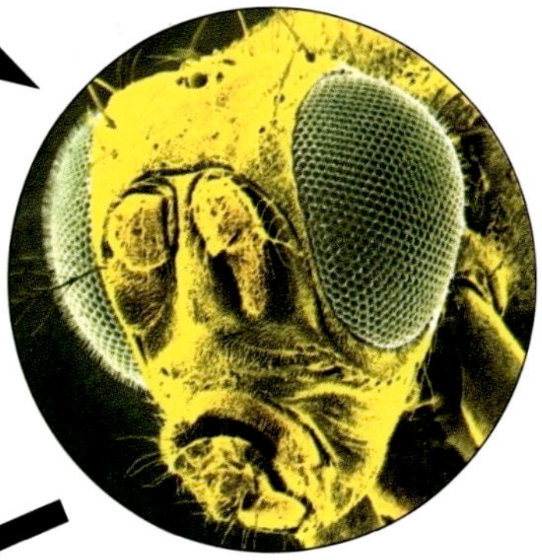

2. Bei stärkerer Vergrößerung erkennst du die einzelnen Teile der Komplexaugen. Bei der Taufliege bestehen sie aus Hunderten von Einzelaugen, jedes mit einer eigenen kleinen Linse ausgestattet. Andere Insekten, z. B. die Libellen, haben Komplexaugen mit bis zu 30 000 Einzelaugen auf jeder Seite.

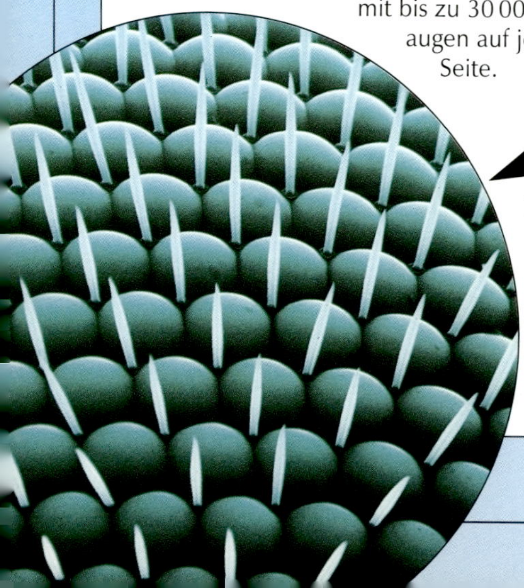

3. Bei noch stärkerer Vergrößerung sind die winzigen Haare zwischen den Einzelaugen zu erkennen. Sie verhindern, dass sich auf den Augen feine Staubteilchen festsetzen.

Klauen

Viele Insekten haben Klammerfüße; besonders gefährlich sehen sie bei manchen Stechmücken aus. Die Klauen am Fußende greifen in das Fell des Opfers, während sich das Insekt mit den Dornen festhält, damit es beim Blutsaugen nicht wegrutscht. Die Zangen unten gehören zu einem Ohrwurm. Sie dienen der Verteidigung und dem Beutefang.

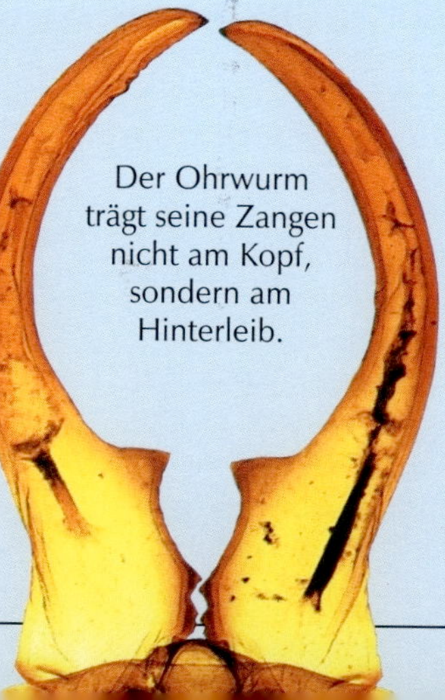

Der Ohrwurm trägt seine Zangen nicht am Kopf, sondern am Hinterleib.

Präparieren

Als Ganzes sind Insekten für die Untersuchung oft zu groß. Am besten schaust du dir die Einzelteile eines toten Tieres an. Zuerst weichst du es in einer Lösung aus 100 ml heißem Wasser und 100 g Waschsoda (aus dem Supermarkt oder der Drogerie) ein.

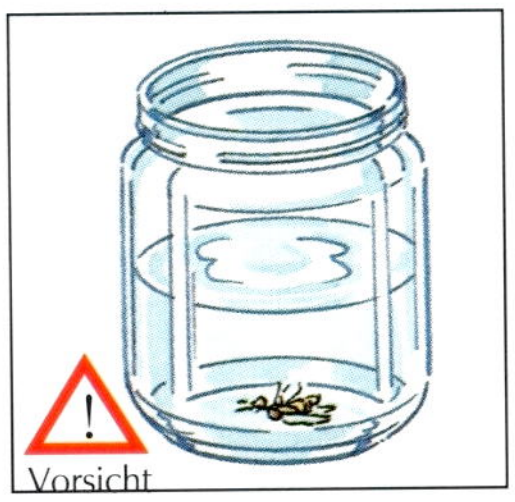

1. Gieße das Wasser in ein Glas, rühre Waschsoda hinein. Lege das Tier für drei oder vier Tage hinein.

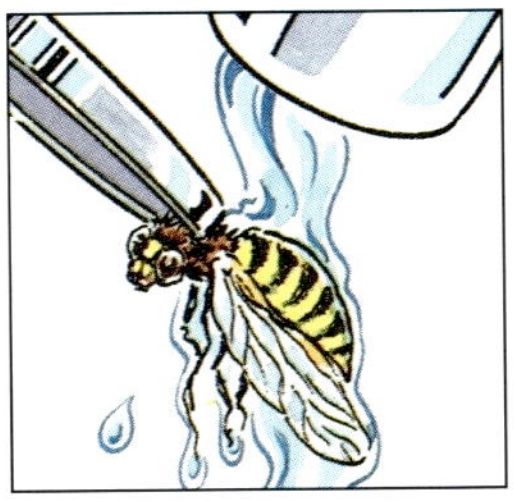

2. Hole das Tier mit einer Pinzette heraus und spüle die Einweichlösung unter fließendem Wasser ab.

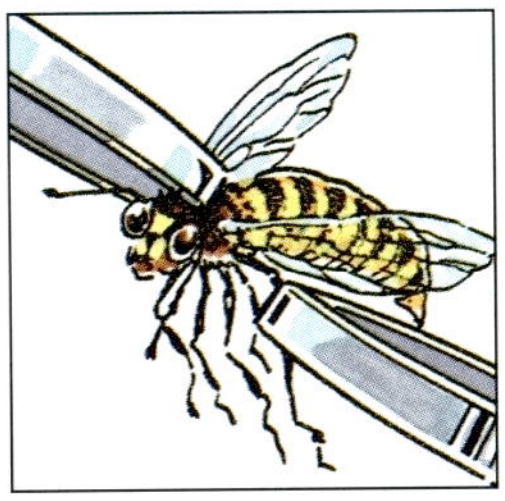

3. Halte es mit einer Pinzette fest. Die Teile für die Untersuchung zupfst du mit einer zweiten Pinzette ab.

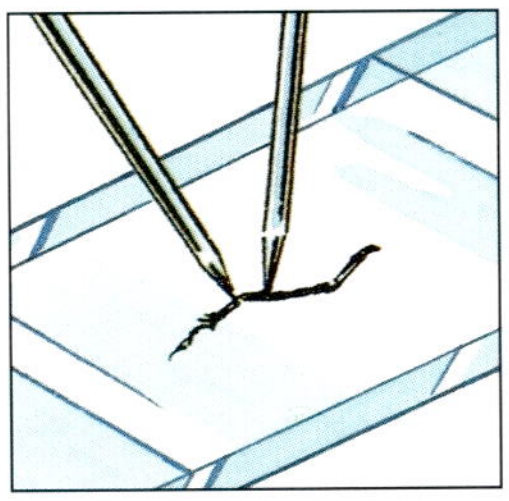

4. Richte dein Objekt mit Präpariernadeln auf einem Objektträger aus. Lege möglichst ein Deckglas auf.

Geflügelte Wunder

Das schimmernde Farbspiel im Bild ganz unten entsteht aus den zahlreichen, sich wie Dachziegel überlappenden Flügelschuppen eines Tagfalters.

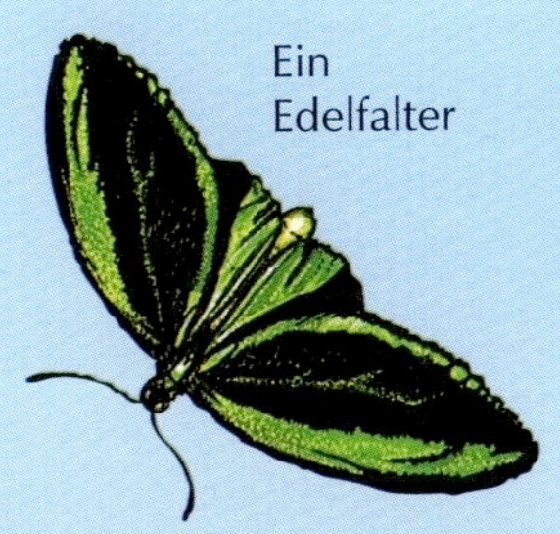

Ein Edelfalter

Viele Schmetterlinge sind giftig. Lebhafte Farben warnen ihre Fressfeinde, sie nicht anzugreifen. An den Farben erkennen sich auch die jeweiligen Paarungspartner.

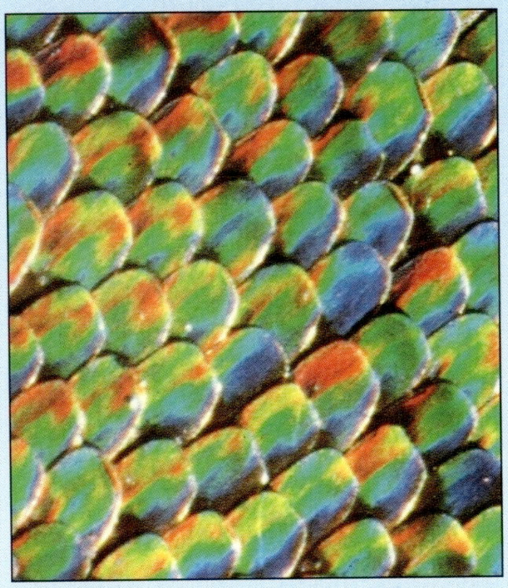

Dieses lichtmikroskopische Bild zeigt die schillernden Schuppen eines Edelfalters.

Verschiedene Münder

Die Fliege rechts unten speichelt ihre Nahrung zunächst ein, um sie aufzuweichen. Dann saugt sie den halbflüssigen Nahrungsbrei auf. Bei den Insekten kommen sehr unterschiedliche Mundwerkzeuge vor, von denen dann die Art der Nahrung abhängt.

Schmetterlinge haben einen aufgerollten Saugrüssel, mit dem sie Blütennektar naschen.

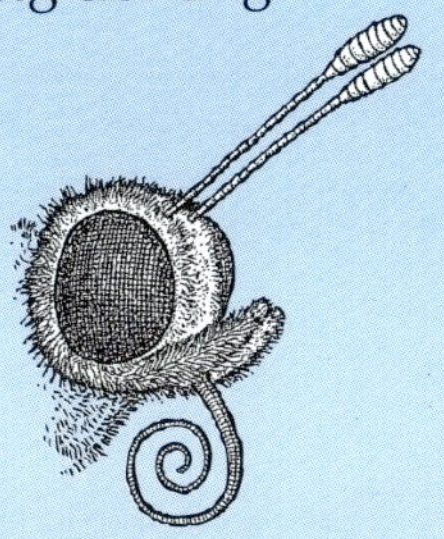

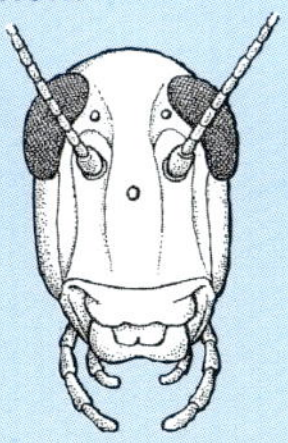

Heuschrecken besitzen scherenartige Mundwerkzeuge zum Zerschneiden von Blättern.

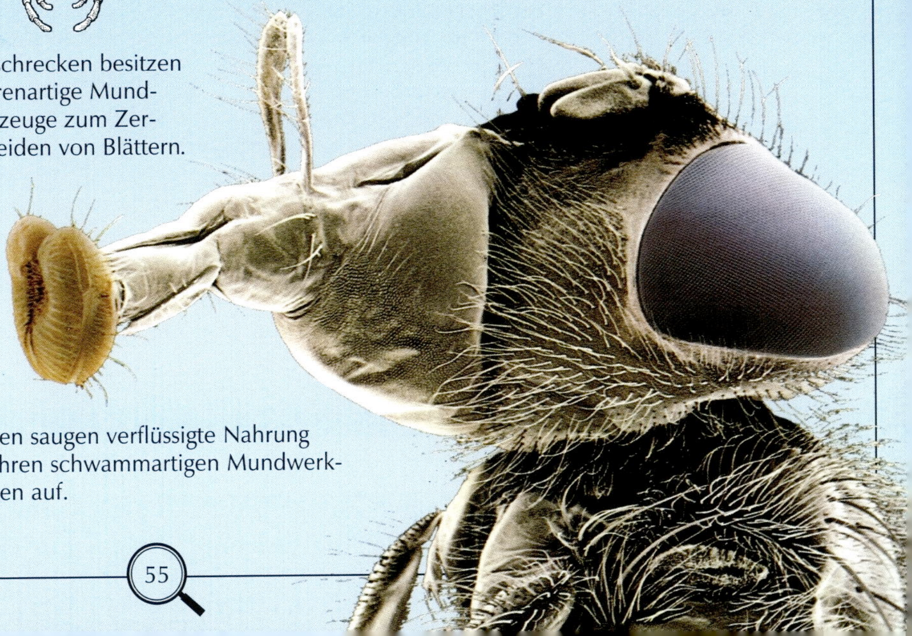

Fliegen saugen verflüssigte Nahrung mit ihren schwammartigen Mundwerkzeugen auf.

Hilfreiche Hinweise

Hier ein paar Tipps, wie du Insektenteile am besten untersuchen kannst:

- Beine: Beleuchte sie von oben.
- Augen: Lege nur den Kopf mit der abgetrennten Seite auf den Objektträger.
- Flügel: Lege sie flach hin, beleuchte von unten.
- Schmetterlingsflügel: Sie sind empfindlich und sollten nicht nass werden. Beleuchte sie von oben.

Winzige Wasserwesen

Alle Gewässer werden von winzigen Lebewesen bewohnt. Einige behalten ihre winzige Größe während des ganzen Lebens bei, andere sind nur die kleinen Larven größerer Tiere. Die kleinen Lebewesen kommen in riesigen Mengen vor; viele von ihnen werden gefressen, bevor sie erwachsen sind.

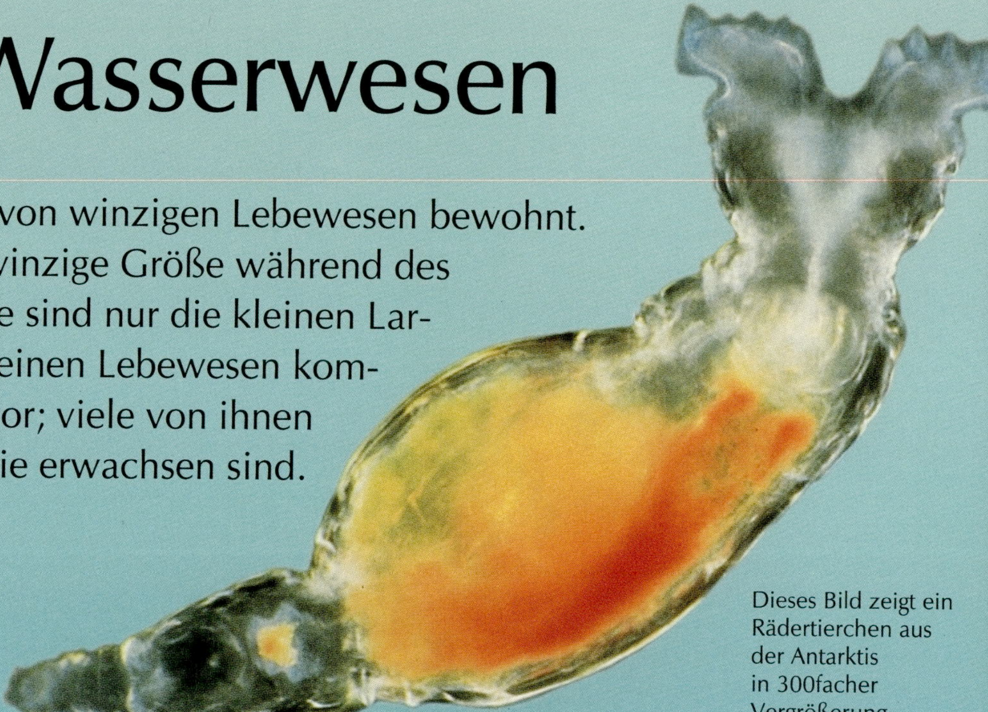

Dieses Bild zeigt ein Rädertierchen aus der Antarktis in 300facher Vergrößerung.

Kleinkrebse

Das kleine Lebewesen im Bild unten ist ein Strandbewohner und gehört in die Verwandtschaft von Krabbe und Hummer. Es ist so klein, dass es in die Lücken zwischen den Sandkörnern passt.

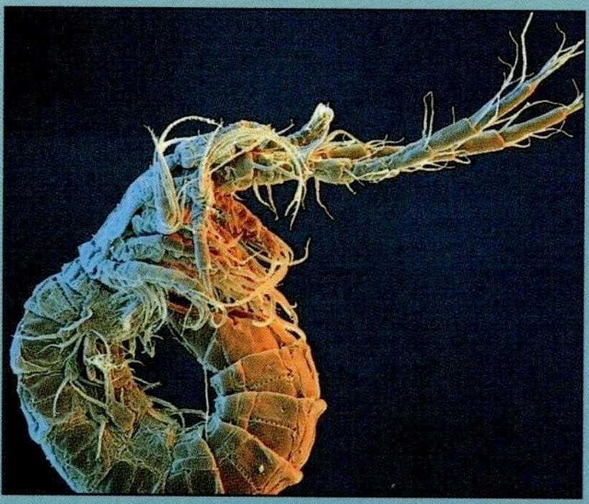

Dieser kleine Strandbewohner (hier 300fach vergrößert) ist ein Sandlückenkrebs und kleiner als ein Sandkorn.

Einzeller

Rechts siehst du einen Panzergeißler. Er besteht aus einer einzigen, kleinen Zelle. Die drei langen Zellfortsätze erleichtern das Schweben im Wasser. In der Gürtellinie der Zellmitte verläuft eine Geißel, mit der er sich fortbewegt.

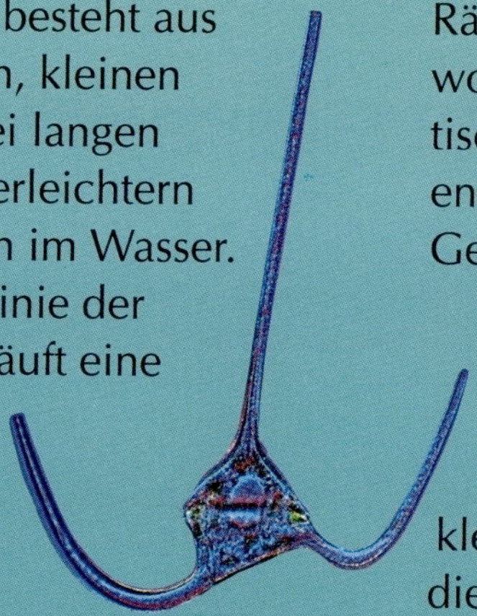

Einzelliger Panzergeißler

Räder am Kopf

Im Bild oben siehst du ein Rädertierchen. Es kommt sowohl in Tümpeln wie im arktischen Packeis vor. Am Kopfende trägt es zwei lappige Gebilde, die mit einem Kranz von Flimmerhärchen besetzt sind. Damit bewegt es sich durch das Wasser und strudelt gleichzeitig kleine Nahrungsteilchen in die Mundöffnung.

Alle Seiten

Bei dieser Beobachtungstechnik verwendet man zwei Objektträger. Damit kannst du einen kleinen Wasserbewohner von allen Seiten betrachten. Kleine Wassertiere sammelst du auf die gleiche Weise ein wie Algen (vergleiche S. 47).

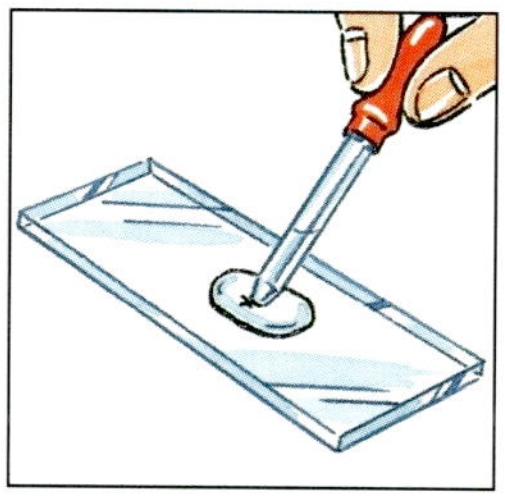

1. Bringe Wassertropfen mit Kleinstbewohnern auf einen flachen Objektträger ohne Hohlschliff.

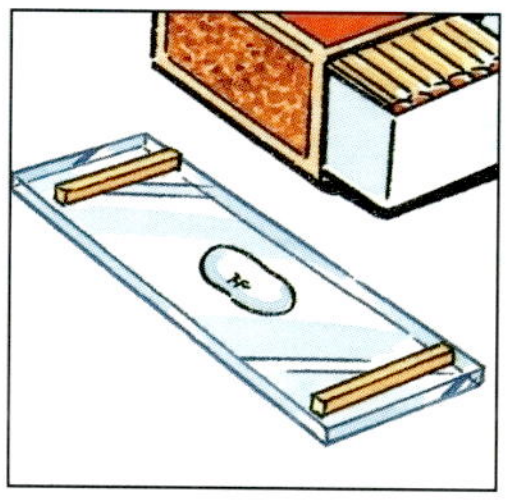

2. Lege zwei kleine Streichholzstücke so auf die Enden des Objektträgers, wie es die Zeichnung zeigt.

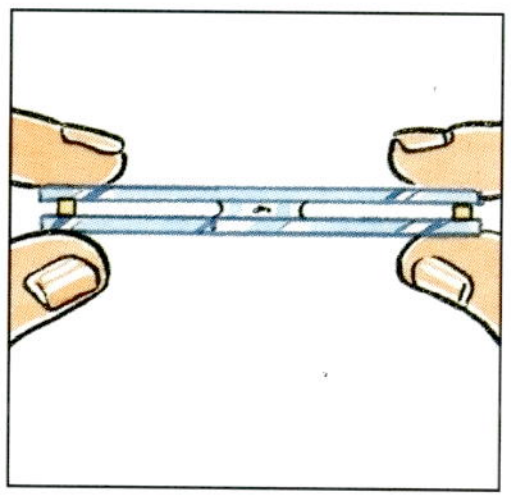

3. Lege nun einen zweiten Objektträger auf, sodass das Wasser beide Glasflächen berührt.

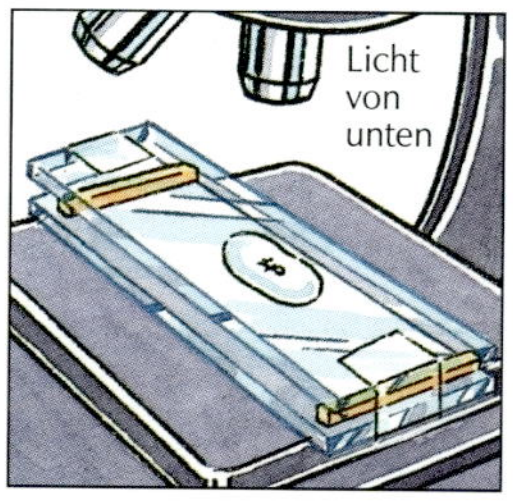

4. Befestige die beiden Objektträger mit Klebeband. Drehe sie immer ganz vorsichtig um.

Kleiner Räuber

Viele mikroskopisch kleine Lebewesen werden von anderen aufgefressen. Nicht immer verzehrt der Größere die Kleineren. Hier siehst du einen tödlichen Kampf zwischen einem kleinen Nasentierchen (Didinium) und einem größeren Pantoffeltierchen (Paramecium) – zwei winzige Lebewesen, die zu den Wimpertierchen gehören.

1. Wenn Didinium angreift, feuert Paramecium aus seiner Flanke klebrige Fäden ab, um den Feind abzuschrecken.

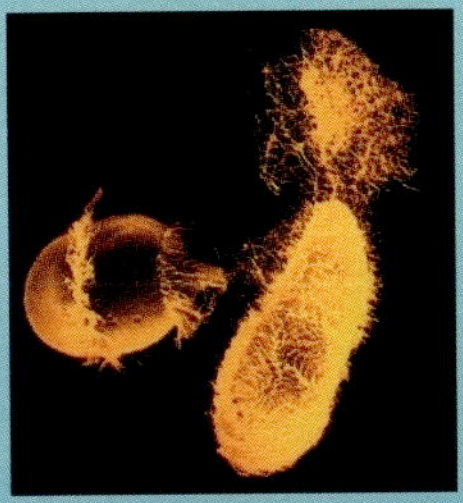

2. Obwohl Paramecium fast zweimal so groß ist, gelingt es Didinium, sein Opfer von der Seite zu packen.

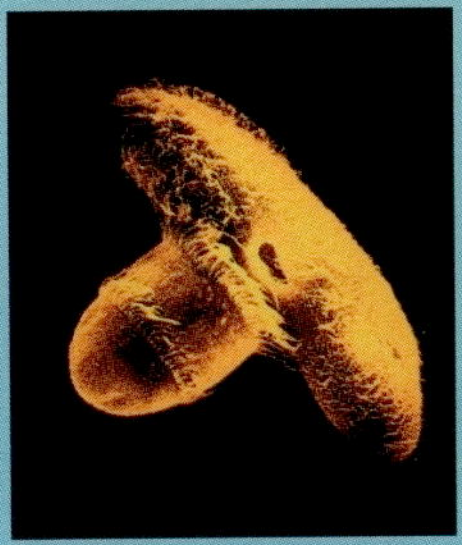

3. Didinium dreht und wendet seine Beute so lange, bis deren schmales Ende direkt über seiner Mundöffnung liegt.

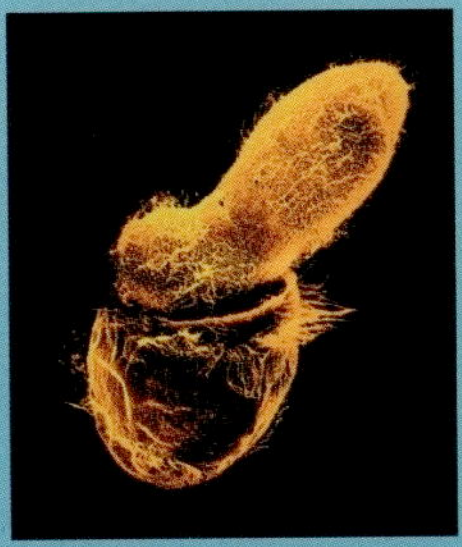

4. Paramecium wird nun als Ganzes verschluckt. Es verschwindet schrittweise in Didinium und wird langsam verdaut.

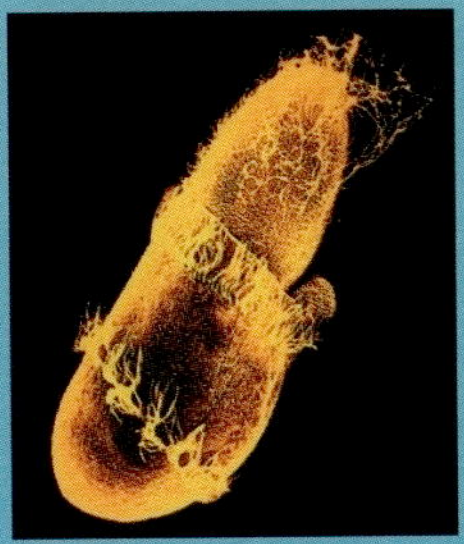

Die beiden Einzeller sind in der Bildfolge oben etwa 200fach vergrößert dargestellt.

Winzige Sauger

Einige Lebewesen leben als Parasiten. Sie töten ihr Opfer im Allgemeinen nicht, sondern saugen seine Körpersäfte aus. Unten siehst du Karpfenläuse, die als Fischparasiten leben. Beim rechten Tier kann man die beiden Saugnäpfe erkennen, mit denen es sich auf dem Opfer verankert.

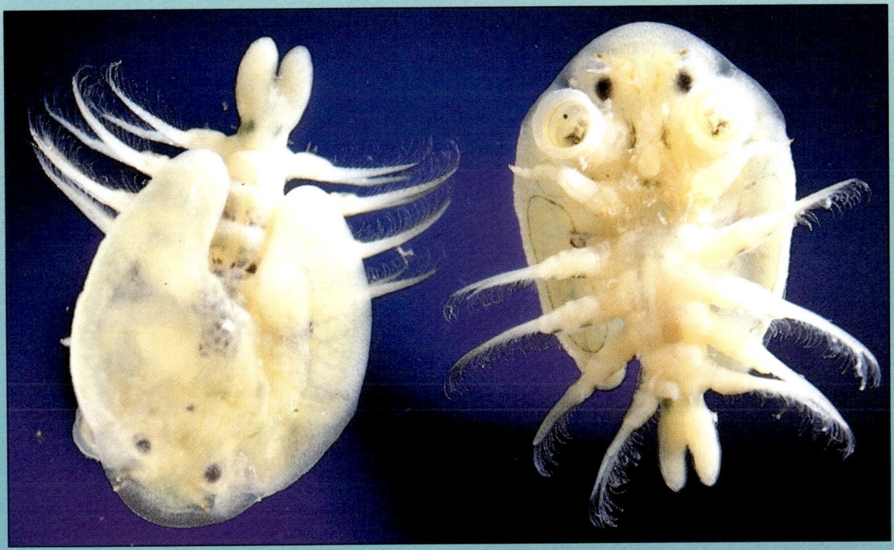

Die lichtmikroskopische Aufnahme zeigt zwei Fischparasiten 8fach vergrößert.

Mückenkinder

Viele kleine Wasserbewohner sind nur die Jungtiere größerer Lebewesen. Rechts siehst du die Puppe einer Stechmücke. Diese legen ihre Eier im Süßwasser ab. Daraus schlüpfen Larven, die sich später in Puppen umwandeln.

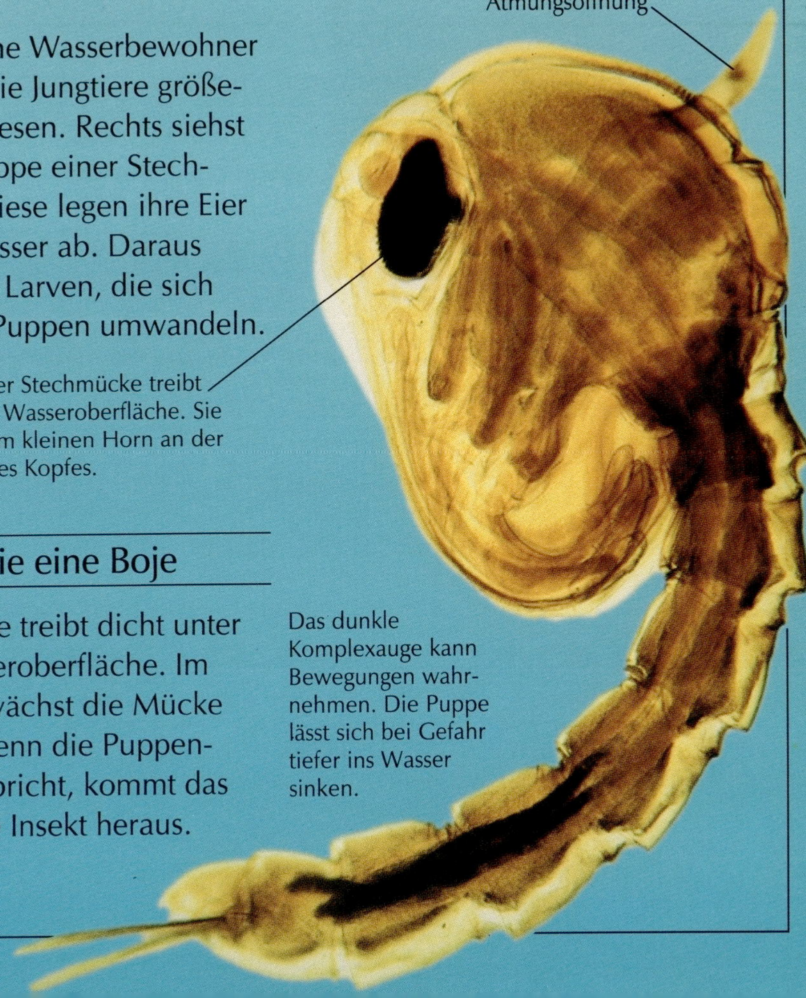

Die Puppe der Stechmücke treibt direkt an der Wasseroberfläche. Sie atmet mit dem kleinen Horn an der Rückseite ihres Kopfes.

Das dunkle Komplexauge kann Bewegungen wahrnehmen. Die Puppe lässt sich bei Gefahr tiefer ins Wasser sinken.

Wie eine Boje

Die Puppe treibt dicht unter der Wasseroberfläche. Im Inneren wächst die Mücke heran. Wenn die Puppenhülle aufbricht, kommt das geflügelte Insekt heraus.

Ungebetene Gäste

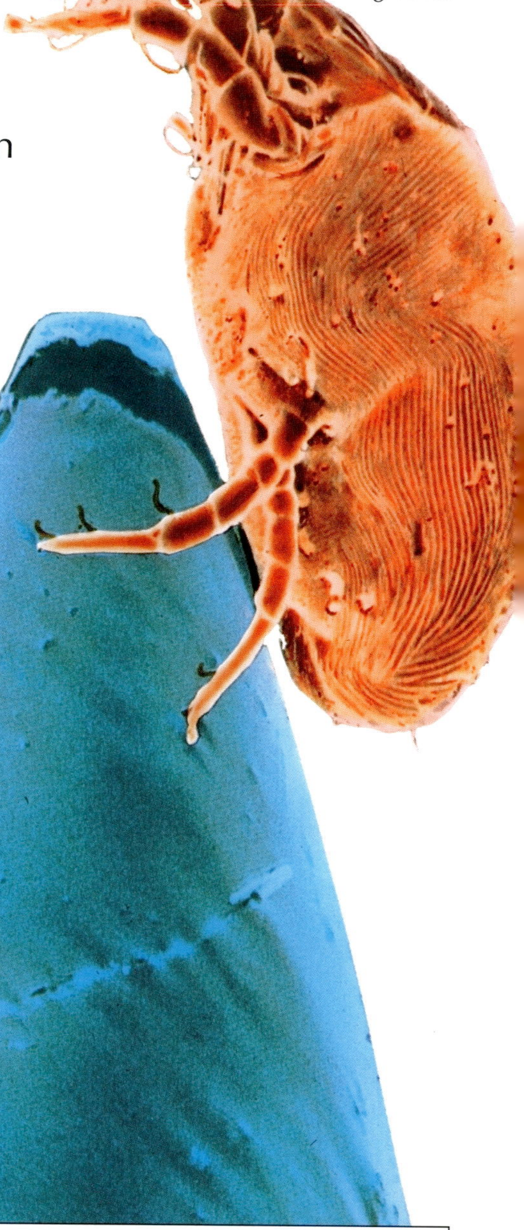

Diese Staubmilbe sitzt auf einer Stecknadelspitze und ist 250fach vergrößert.

In jedem Haus leben zahlreiche kleine Mitbewohner. In manchen Matratzen können zum Beispiel über eine Million kleiner Gliedertiere vorkommen, von denen die meisten nur im Mikroskop zu sehen sind. Viele dieser ungebetenen Gäste sind völlig harmlos. Manche übertragen jedoch Infektionskrankheiten.

Staub über Staub

Überall sammelt sich mit der Zeit eine Staubschicht an. Ein großer Teil besteht aus kleinen Hautschuppen, die der Körper ständig abstößt.

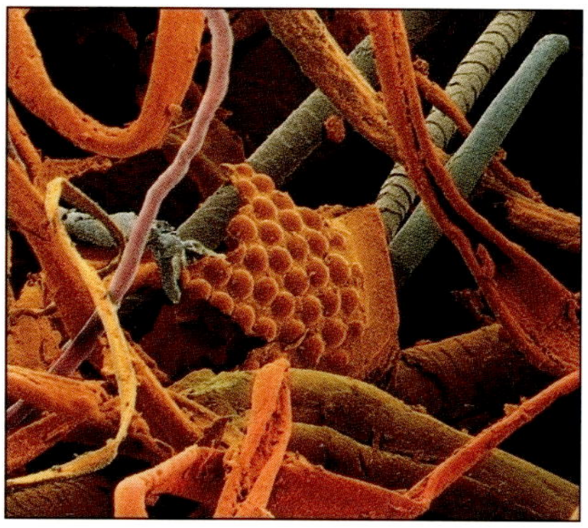

Das Falschfarbenbild zeigt eine elektronenmikroskopische Aufnahme von Hausstaub mit Hautstückchen, Haar, Textilfasern und in der Bildmitte den Rest eines Insektenauges.

Staubverzehrer

Wo Staub liegt, kommen auch Staubmilben vor – mikroskopisch kleine Verwandte von Spinnen und Skorpionen. Sie ernähren sich von den Hautschuppen im Staub. Staubmilben wird man kaum los. Selbst wenn man einen Teppich 20 Minuten lang mit dem Staubsauger reinigt, entfernt man höchstens zwei Prozent der Staubmilben.

Staubforscher

Du kannst überall im Haus Staubproben sammeln, um sie im Mikroskop genauer anzusehen.
Je nachdem, wo du die Probe entnommen hast, wird sie unterschiedlich zusammengesetzt sein.

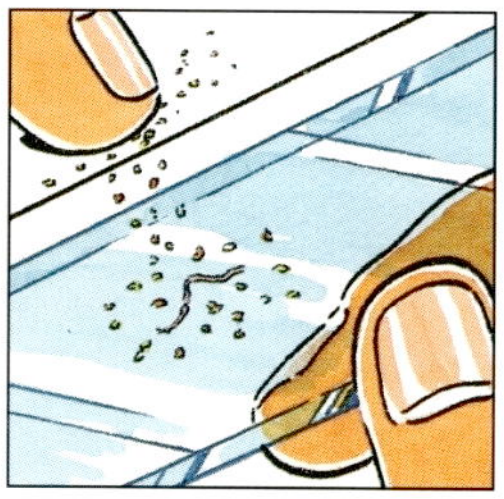

1. Entnimm eine Probe von der Fensterbank. Wische ein wenig Staub direkt auf einen Objektträger.

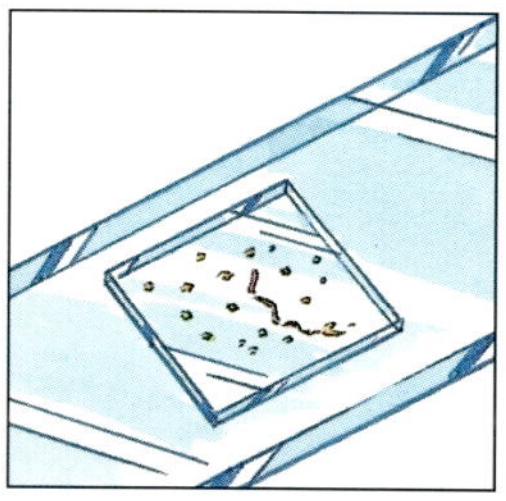

2. Lege ein Deckglas auf deine Probe und untersuche sie im Mikroskop bei Beleuchtung von oben.

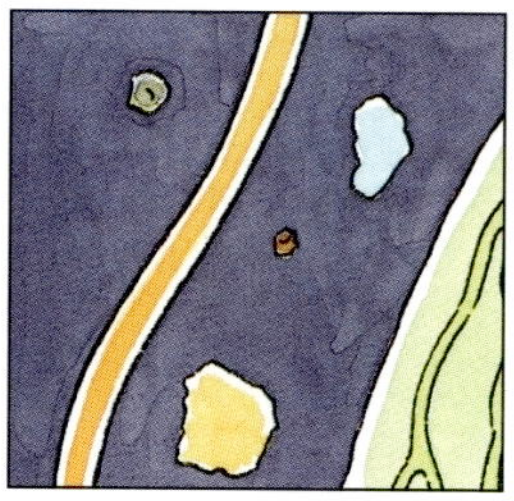

3. Versuche einige Staubbestandteile von dieser Doppelseite in deiner Probe zu finden.

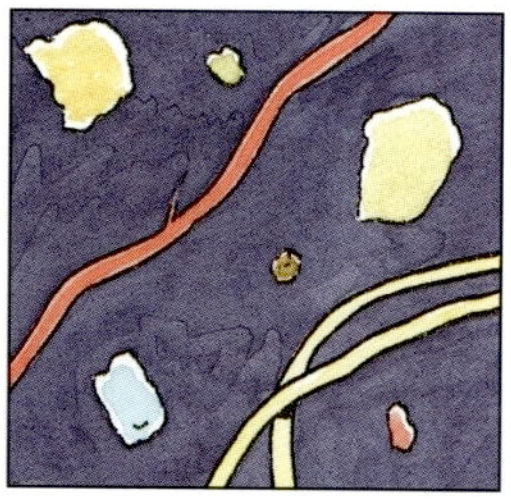

4. Achte auf Hautstückchen, Papier- oder Textilfasern. In der Stadt findest du auch Rußteilchen.

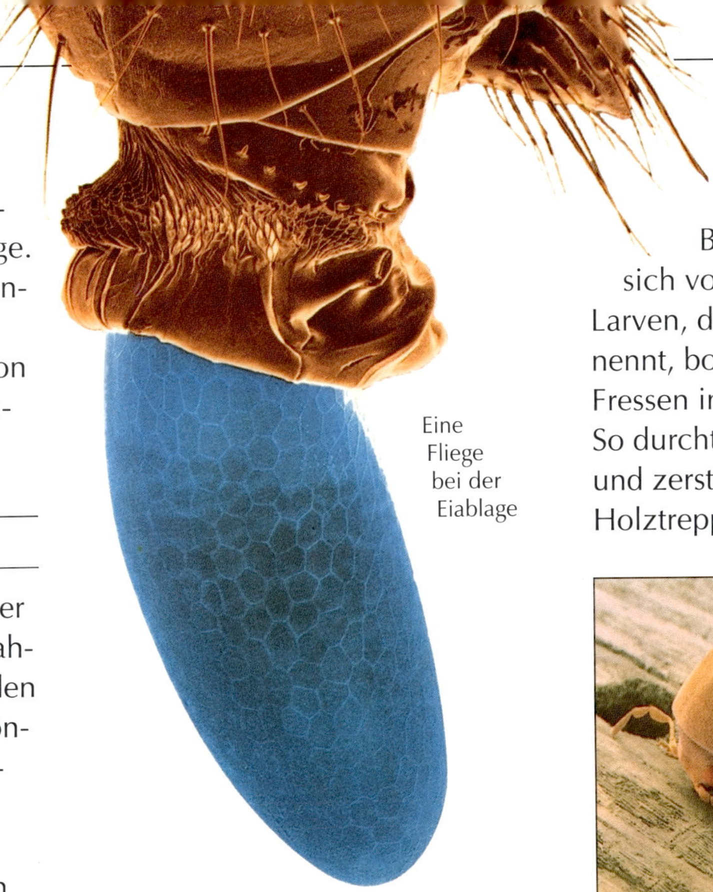

Eine Fliege bei der Eiablage

Fliegende Gefahr

Einer der gefährlichsten Mitbewohner ist die Stubenfliege. Diese Insekten landen auf unseren Lebensmitteln. Dabei hinterlassen sie eine Spur von Mikroben und legen manchmal auch ihre Eier hinein.

Madenmahlzeit

Fliegen legen ihre Eier immer dort ab, wo sie reichlich Nahrung finden. Wenn die Maden aus den Eiern schlüpfen, können sie sofort mit der Mahlzeit beginnen. Die Fliegenmade unten verzehrt rohes Rindfleisch. Sie ernährt sich wie die erwachsene Fliege: Sie weicht ihre Nahrung mit einer Flüssigkeit vor und saugt sie dann ein.

Diese Made verwandelt sich nach wenigen Tagen in eine erwachsene Fliege mit Flügeln.

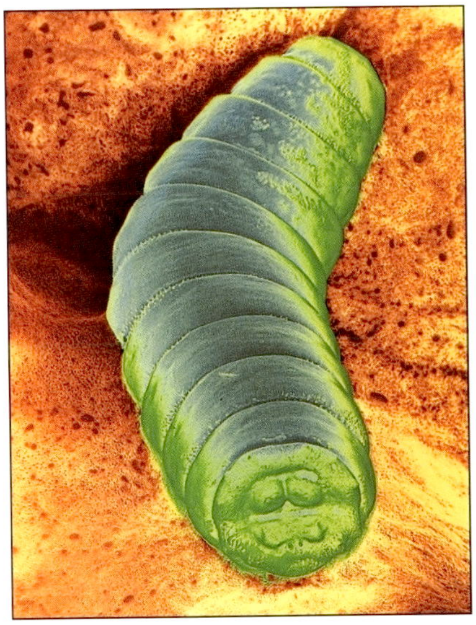

Holzfresser

Der Bohrkäfer im Bild unten ernährt sich von Holz. Er und seine Larven, die man Holzwürmer nennt, bohren sich beim Fressen in ihr Nahrungsmittel. So durchtunneln sie Bretter und zerstören Möbel oder Holztreppen.

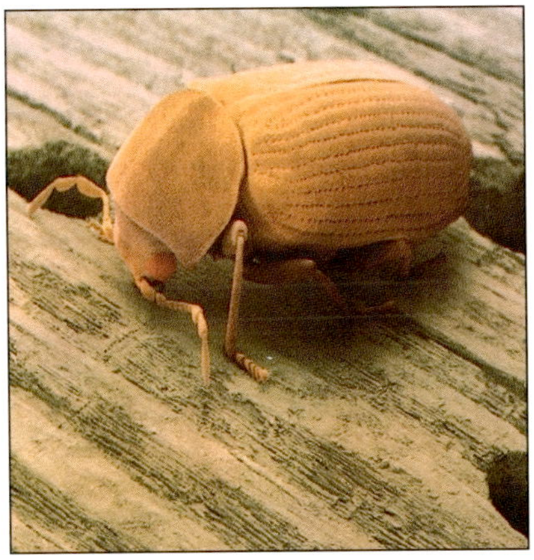

Rasterelektronenmikroskopisches Bild eines Bohrkäfers in Falschfarben, 25fach vergrößert

Bettwanzen und ihre Ausscheidungen verursachen bei manchen Menschen Allergien.

Bisse im Bett

Bettwanzen wie die im Bild unten wohnen in Matratzen und Kissen. Mit spitzen Mundwerkzeugen durchstechen sie die menschliche Haut, saugen Blut und hinterlassen juckende Flecken.

Der Kopf der Bettwanze ist etwa 100fach vergrößert.

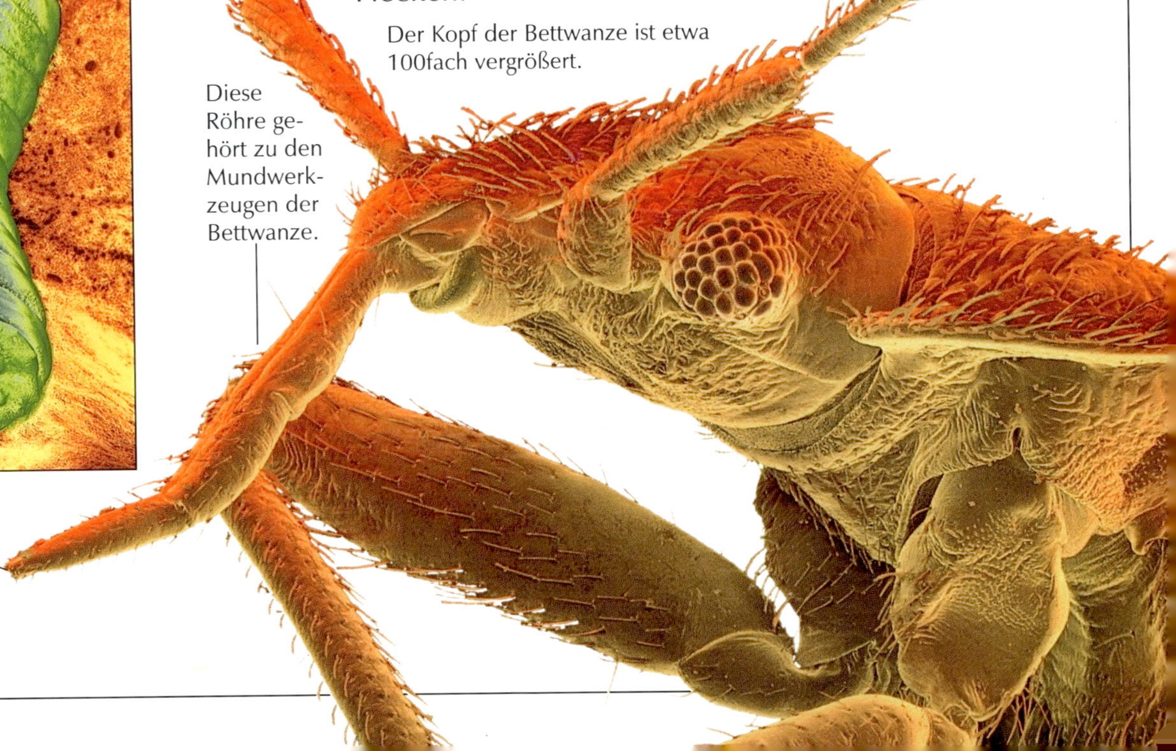

Diese Röhre gehört zu den Mundwerkzeugen der Bettwanze.

Die nadelspitzen Mundwerkzeuge durchdringen die Haut und saugen Blut auf.

Auf dem Körper

Nicht nur im Hausstaub halten sich zahlreiche winzige Mitbewohner auf. Manchmal kommen winzige Lebewesen auch direkt auf dem Körper vor. Die meisten von ihnen kann man nur im Mikroskop erkennen. Einige rufen Krankheiten hervor oder führen sogar zum Tod.

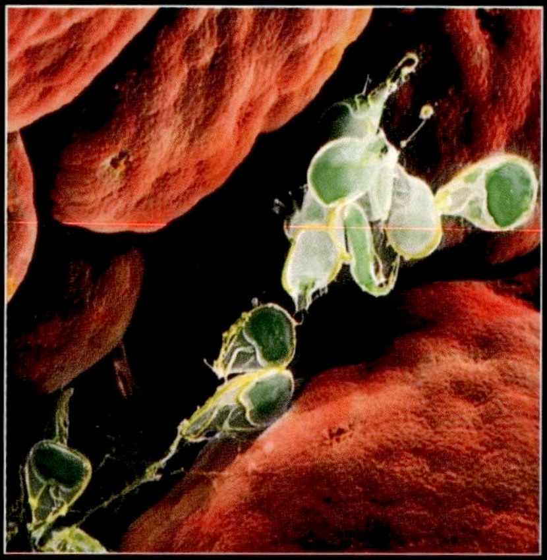

Diese gefährlichen Einzeller leben im Darm.

Läuse greifen an

Die Monster dieser elektronenmikroskopischen Aufnahme sind Läuse. Sie leben auf dem Kopf- oder Körperhaar. Fünfmal am Tag saugen sie Blut, um sich zu ernähren. Dabei erzeugen sie juckende Einstiche und Ausschläge. Läuse werden durch engen Körperkontakt oder gemeinsame Kleidung übertragen.

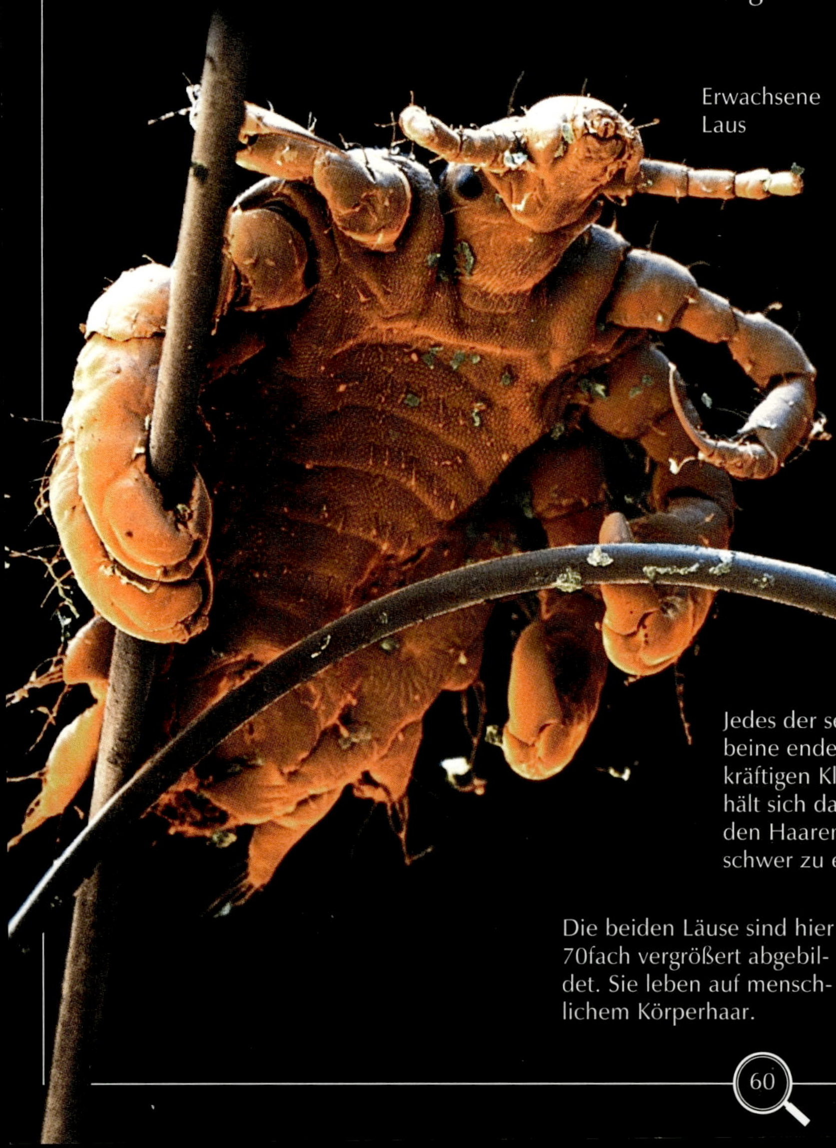

Erwachsene Laus

Jedes der sechs Läusebeine endet mit einer kräftigen Klaue. Damit hält sich das Tier an den Haaren fest und ist schwer zu entfernen.

Die beiden Läuse sind hier 70fach vergrößert abgebildet. Sie leben auf menschlichem Körperhaar.

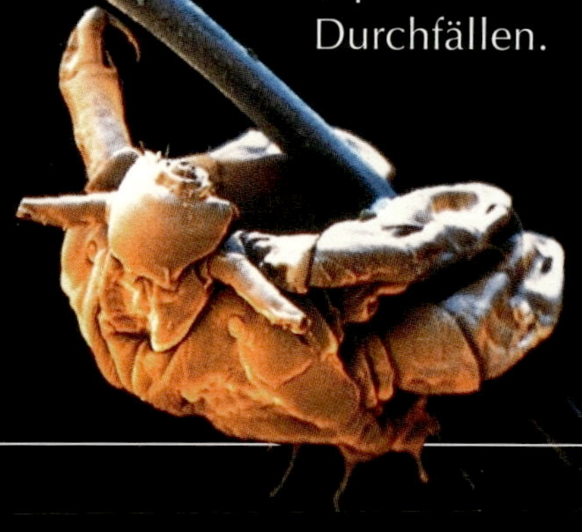

Junge Laus

Darmbewohner

Die grünen Gestalten oben leben im menschlichen Darm. Sie haben nur einen wissenschaftlichen Namen und heißen Giardia lamblia. Sie gelangen mit Nahrung oder Trinkwasser in den Körper. Giardia ernährt sich vom Nahrungsbrei, der durch den Darm wandert. Die Einzeller verankern sich mit einer Saugvorrichtung in der Darmwand.

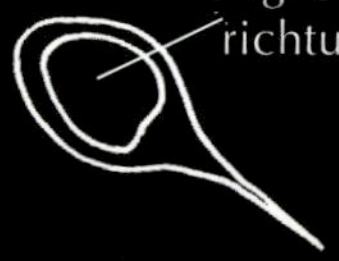

Unfairer Handel

Giardia wird im Darm ständig mit viel Nahrung versorgt. Menschen, die mit diesem Parasiten infiziert sind, leiden an schmerzhaften Magenkrämpfen und Durchfällen.

Gräben in der Haut

Die Eier im Bild unten hat eine Krätzmilbe in die menschliche Haut gelegt. Sie beißt ein Loch und legt ihre Eier unter die Oberfläche. Es schlüpfen Larven, die weiter in der Haut tunneln.

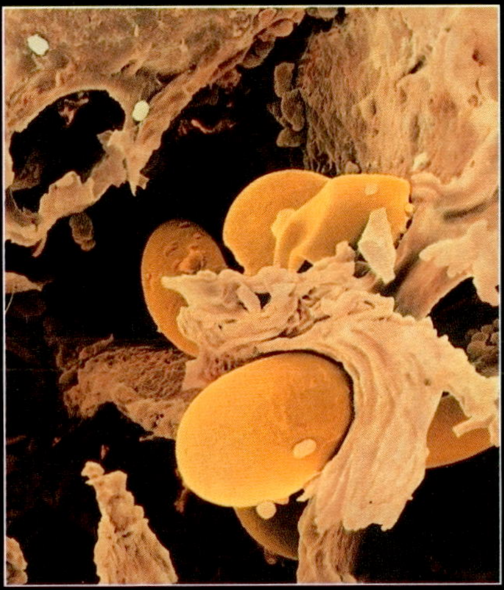

Eier einer Krätzmilbe in der menschlichen Haut

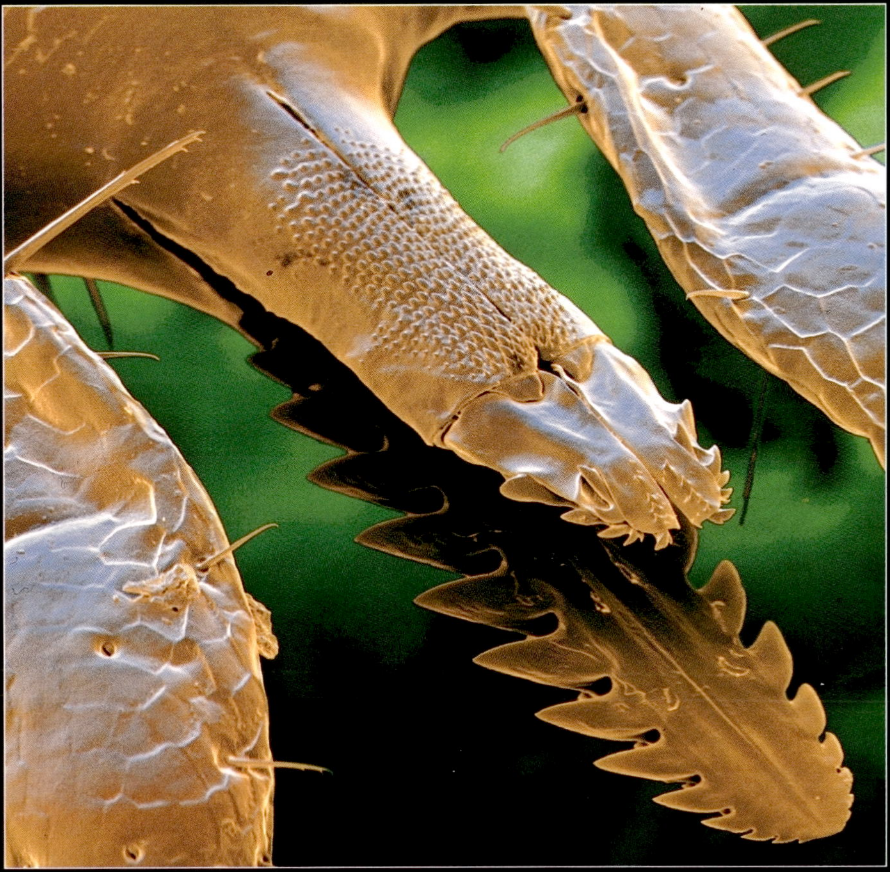

Die Mundwerkzeuge einer Blut saugenden Zecke, mehr als 350fach vergrößert. Mit dem unteren Teil durchbohrt der Parasit die Haut, mit dem oberen saugt er Blut.

An den verletzten Stellen versucht der Körper, die Haut zu heilen, und scheidet dazu Flüssigkeiten aus. Davon ernähren sich die Milben.

Zecken

Die Zecke im Bild rechts ernährt sich auch von menschlichem Blut. Viele Blut saugende Parasiten befallen ihre Opfer nur für ein paar Stunden und lassen dann wieder von ihnen ab. Diese Zecke bleibt jedoch für einige Tage. Sie saugt sich mit Blut voll und vergrößert dabei ihr Gewicht zweihundertmal.

Rasterelektronenmikroskopische Aufnahme einer mit Blut voll gesogenen Zecke; damit kommt sie jahrelang aus.

Sauggeräte

Die Mundwerkzeuge der Zecke bestehen aus zwei Teilen. Mit dem Ende des Unterkiefers bohrt sie ein Loch in die Haut. Die Widerhaken am Rande verankern den Blutsauger so fest in der Haut des Opfers, dass man ihn kaum entfernen kann. Dann saugt er Blut mit dem kürzeren Mundwerkzeug darüber. Zecken können ihre Opfer mit verschiedenen Krankheitserregern infizieren.

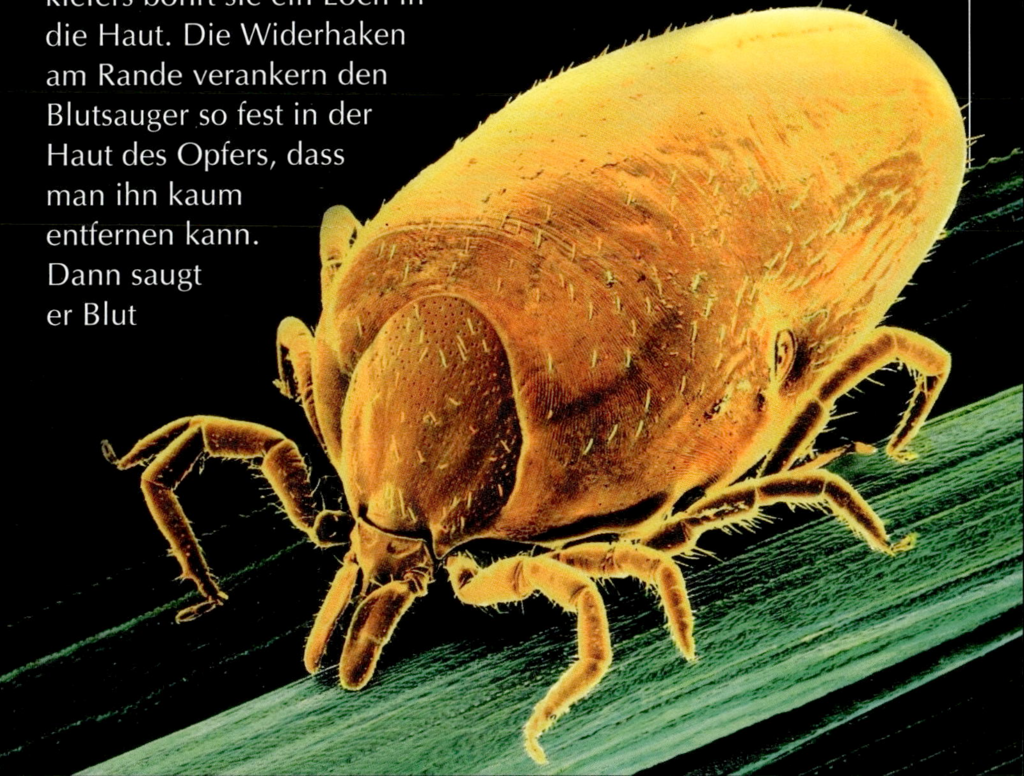

Pflanzenfresser

Viele Insekten sind völlig harmlos, aber manche können den Pflanzen großen Schaden zufügen. Solche Insekten nennt man Schädlinge.

Pflanzensauger

Die kleine Rosenblattlaus im Bild unten saugt den zuckerhaltigen Saft aus Pflanzenstängeln und Knospen. Wenn eine Pflanze sehr stark befallen ist, geht sie zugrunde. Die Blattläuse ziehen dann auf eine andere Pflanze um.

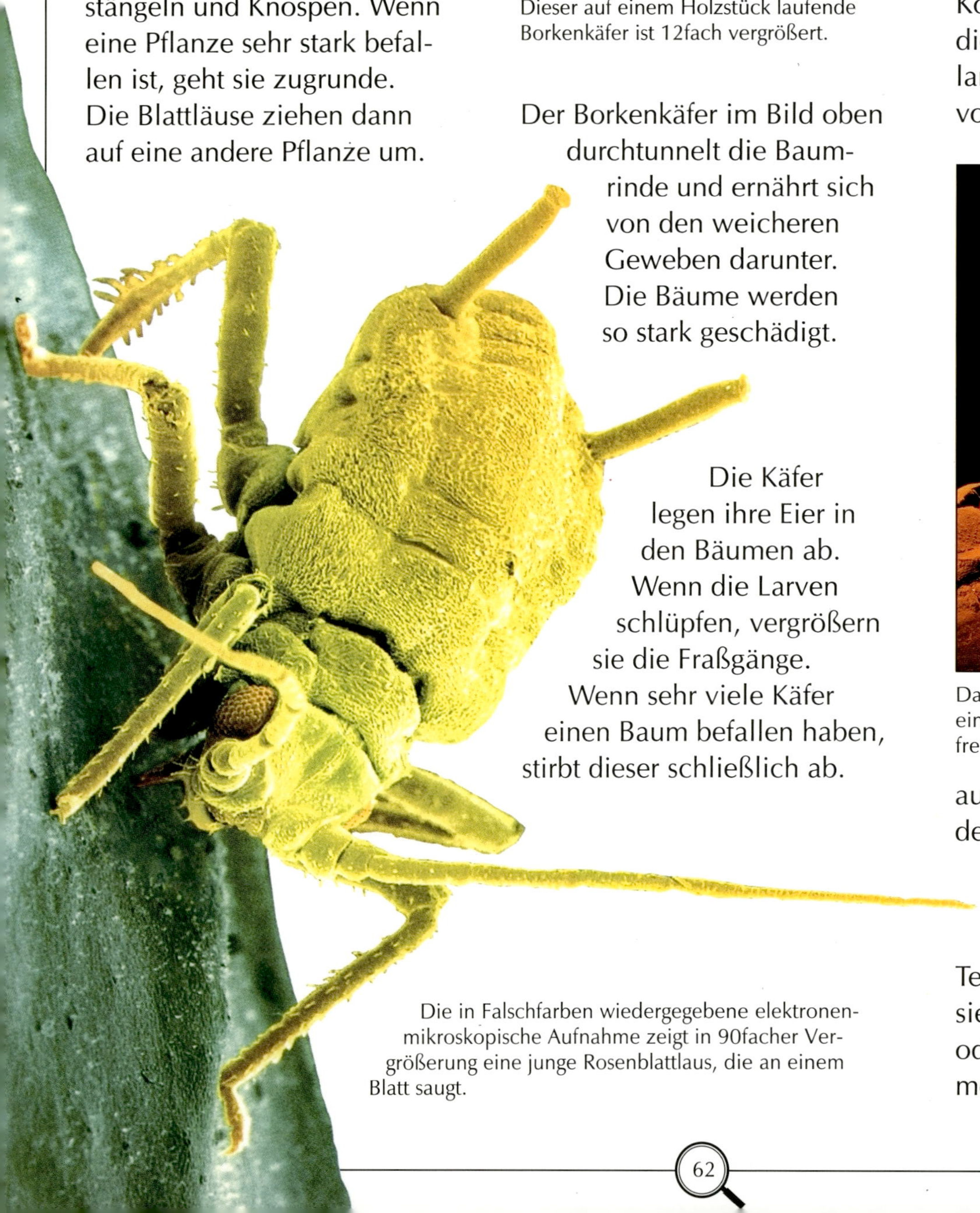

Die in Falschfarben wiedergegebene elektronenmikroskopische Aufnahme zeigt in 90facher Vergrößerung eine junge Rosenblattlaus, die an einem Blatt saugt.

Baumfeind

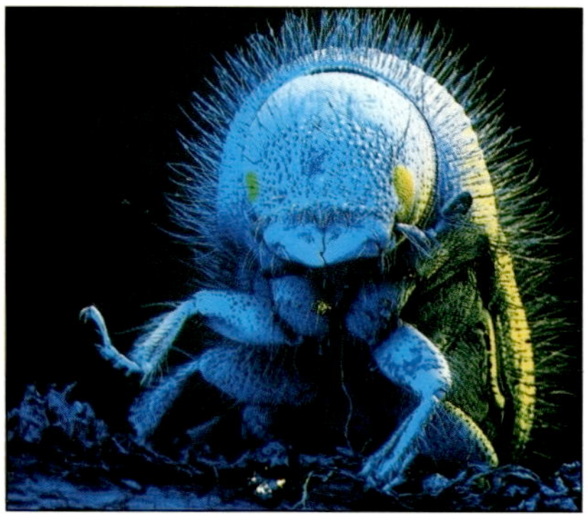

Dieser auf einem Holzstück laufende Borkenkäfer ist 12fach vergrößert.

Der Borkenkäfer im Bild oben durchtunnelt die Baumrinde und ernährt sich von den weicheren Geweben darunter. Die Bäume werden so stark geschädigt.

Die Käfer legen ihre Eier in den Bäumen ab. Wenn die Larven schlüpfen, vergrößern sie die Fraßgänge. Wenn sehr viele Käfer einen Baum befallen haben, stirbt dieser schließlich ab.

Mehldiebe

Das kleine Lebewesen im Bild unten ist ein Kornkäfer. Er frisst sich durch Getreidekörner. An seinem langen Kopffortsatz trägt er scharfe Mundwerkzeuge, mit denen er sich durch die harten Schalen der Körner beißt, um an das nahrhafte Mehl zu gelangen. Kornkäfer legen ihre Eier in die Körner, sodass die Käferlarven genügend Nahrung vorfinden. Kornkäfer können

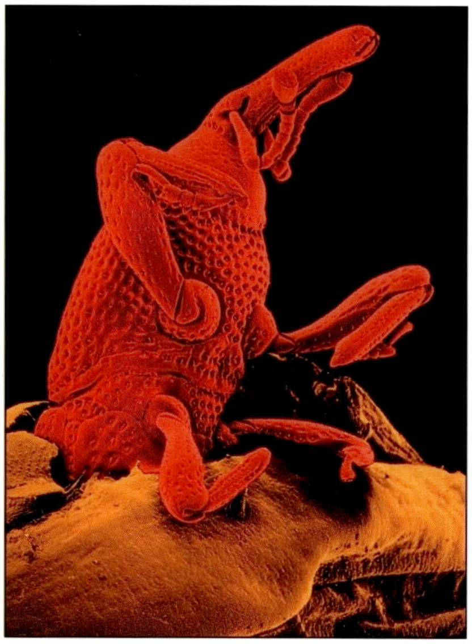

Das elektronenmikroskopische Bild zeigt einen Kornkäfer, der gerade ein leer gefressenes Getreidekorn verlässt.

auf dem Feld oder im Getreidespeicher großen Schaden anrichten. Sie waren schon für Hungersnöte verantwortlich. In vielen Teilen der Welt bekämpft man sie mit chemischen Mitteln oder mit besseren Lagermethoden für das Getreide.

Minerale und Maschinen

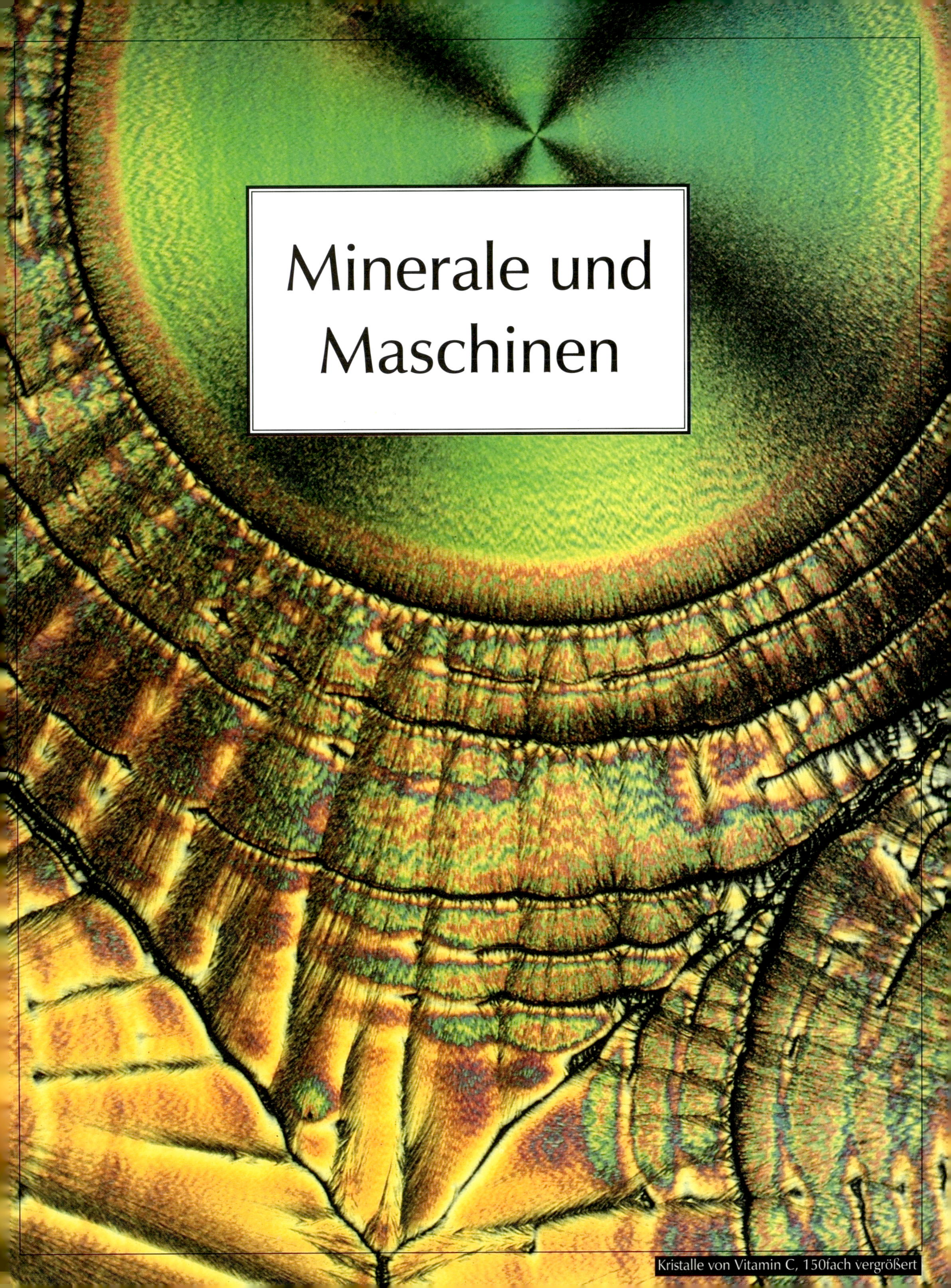

Kristalle von Vitamin C, 150fach vergrößert

Sand und Gestein

Alle Gesteine bestehen aus Stoffen, die man Minerale nennt. Diese entstehen im Inneren der Erde. Bei der Untersuchung von Sandkörnern und Gesteinsstücken mit dem Mikroskop kann man die einzelnen Minerale bestimmen und feststellen, wie sie gebildet wurden.

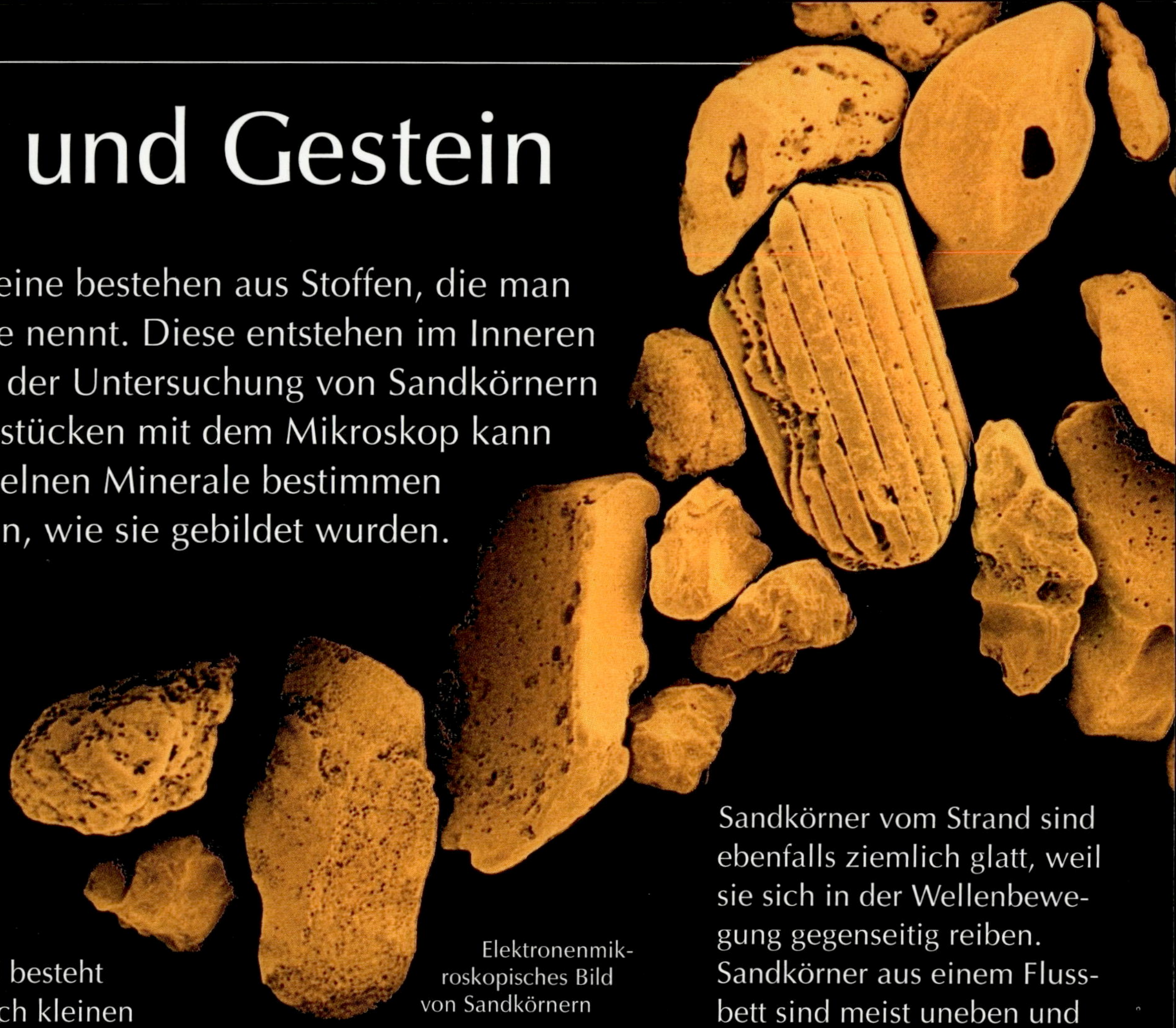

Elektronenmikroskopisches Bild von Sandkörnern

Sandkörner

Diese wie Felsbrocken aussehenden Gebilde sind Sandkörner in ungefähr 100facher Vergrößerung. Sand besteht aus mikroskopisch kleinen Bruchstücken größerer Gesteine, die durch Wind, Wetter und Wasser zerkleinert wurden.
Die meisten Sandkörner im Bild bestehen aus dem Mineral Quarz. Die Form der Körner ist je nach Herkunft der Probe unterschiedlich.

Sandformen

Im Mikroskop sieht man, dass Dünensand aus rundlichen, glatten Körnern besteht. Diese Oberfläche entsteht durch Wind, der die Körner ständig aneinander stoßen lässt.

Sandkörner vom Strand sind ebenfalls ziemlich glatt, weil sie sich in der Wellenbewegung gegenseitig reiben. Sandkörner aus einem Flussbett sind meist uneben und kantig. Sie sind noch nicht lange aus dem Gestein herausgebrochen und haben sich noch nicht abgerundet.

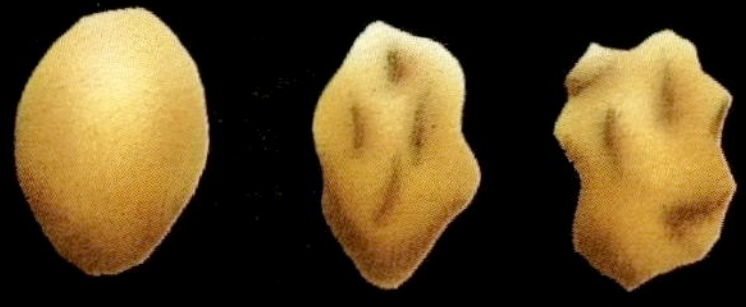

Wüstensand Strandsand Flusssand

Gesteine

Am besten untersuchst du nur flache Gesteinsstücke, die gut unter die Objektive deines Mikroskops passen.

Warnung:
Beim Scharfstellen musst du beachten, dass das Gestein die Frontlinsen nicht berührt und zerkratzt.

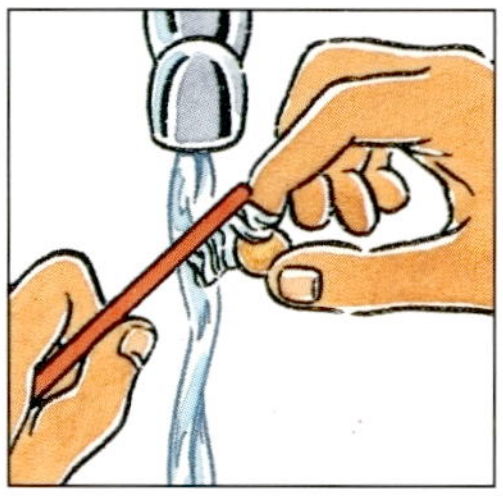

1. Reinige die Probe unter fließendem Wasser, um Staub oder anderes lockeres Material zu entfernen.

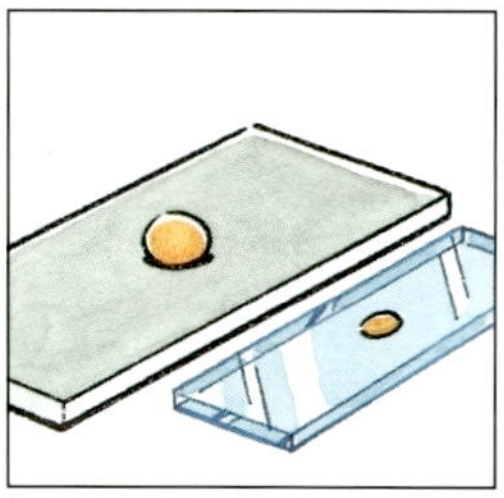

2. Lege ein kleines Steinstück auf einen Objektträger, größere legst du auf ein Stück Karton.

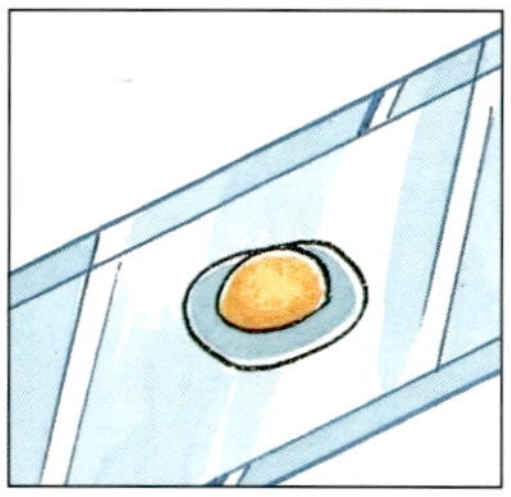

3. Halte die Probe mit einem Stück Knetgummi in der günstigsten Lage. Die flachere Seite kommt nach oben.

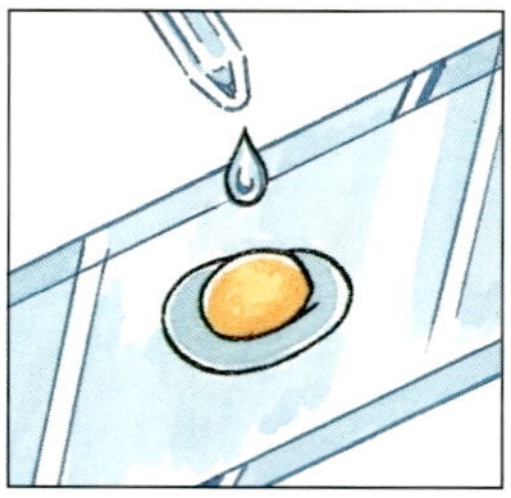

4. Feuchte die Oberfläche mit einer Tropfpipette an, um Einzelheiten zu erkennen. Beleuchte von oben.

Steine polieren

Du kannst in deinen Gesteinsproben die Einzelheiten viel besser erkennen, wenn du ihre Oberflächen glatt polierst. Wähle einen Stein, der fester und größer ist als die Probe, die du polieren möchtest. (Ein festerer Stein ritzt die Oberfläche deiner Probe).

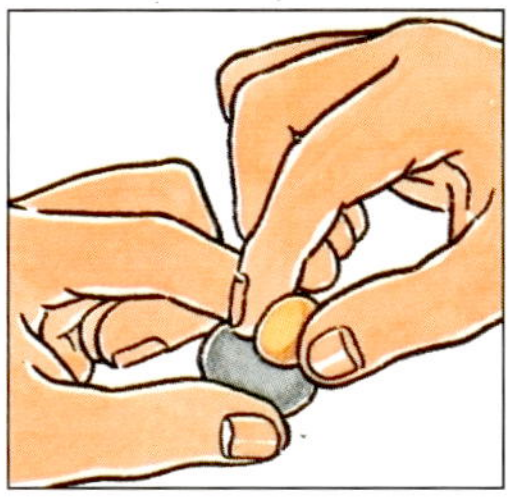

1. Feuchte deine Probe an und reibe sie mit kleinen Kreisbewegungen auf der Oberfläche des härteren Steins.

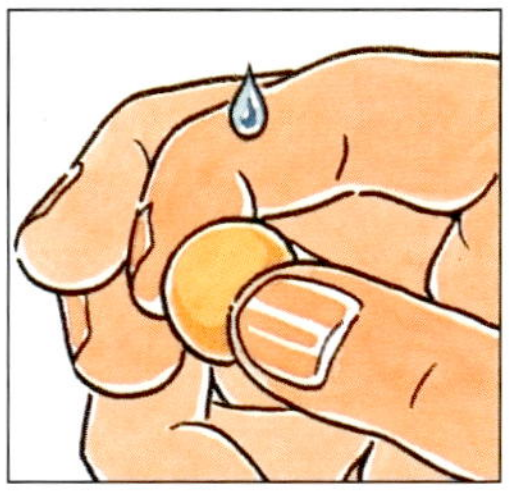

2. Halte die Reibfläche ständig feucht. Kontrolliere die Oberfläche ab und zu, ob sie schon glatt ist.

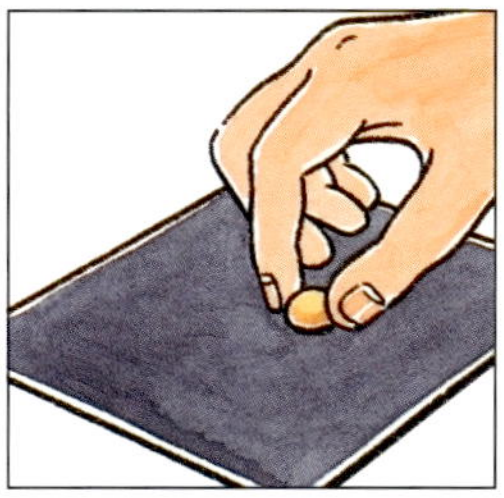

3. Nun verwendest du ein feinkörniges Schmirgelpapier. Lege es auf einen ebenen Untergrund.

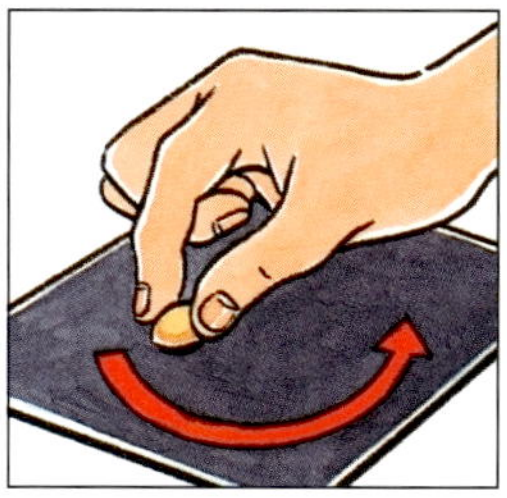

4. Bewege deine Probe kreisförmig über das Schmirgelpapier und halte sie dabei ständig feucht.

Vom Sand zum Stein

Das Bild unten zeigt einige Quarzkörner im Dünnschliff eines Sandsteins. Sie halten durch Schlamm- und Tonteilchen aneinander, die im Bild schwarz erscheinen.

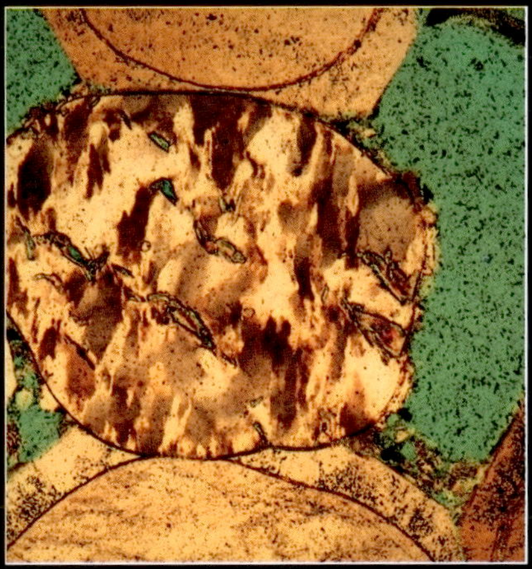

Dünnschliff von Sandstein, 120fach vergrößert. Das Gestein wurde mit Harz (grün) angefüllt, damit es beim Schleifen nicht wegbricht.

Sandstein ist ein Ablagerungs- oder Sedimentgestein. Es entsteht über lange Zeiten und unter großem Druck aus abgesetzten Teilchen am Gewässergrund. Die Schichten werden schwerer und verdichten sich, bis sie zu Gestein verfestigt sind.

Flickenteppich

Das Bild unten zeigt einen Dünnschliff durch Granit. Es besteht aus verschiedenen Mineralen, die wie ein Flickenwerk wirken. Die kantigen Gebilde sind einzelne Kristalle. Granit ist ein vulkanisches Gestein. Es entsteht, wenn heiße, flüssige Gesteinsschmelzen aus dem Erdinneren zur Oberfläche aufsteigen, langsam abkühlen und bei Vulkanausbrüchen als glühende Lava abfließen.

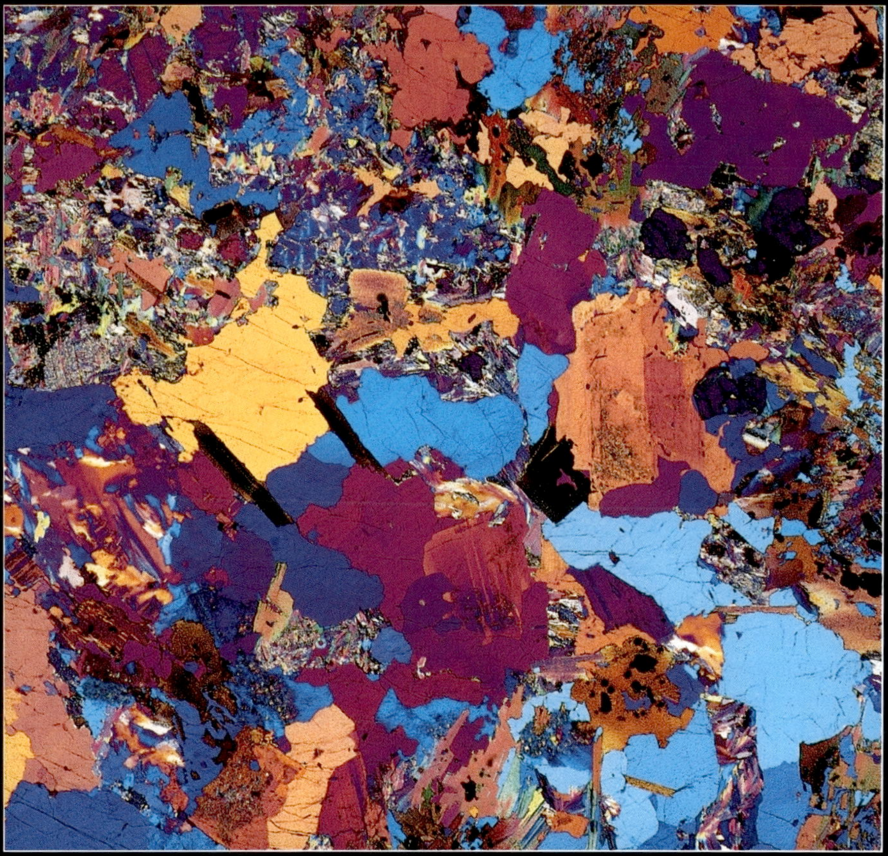

Dünnschliff von Granit, 16fach vergrößert. Das Präparat wurde mit dem Polarisationsverfahren betrachtet. Es lässt Minerale in vielen bunten Farben erscheinen.

Mikrofossilien

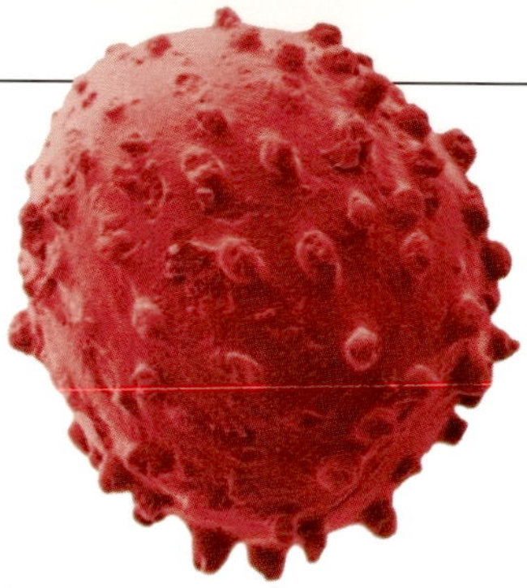

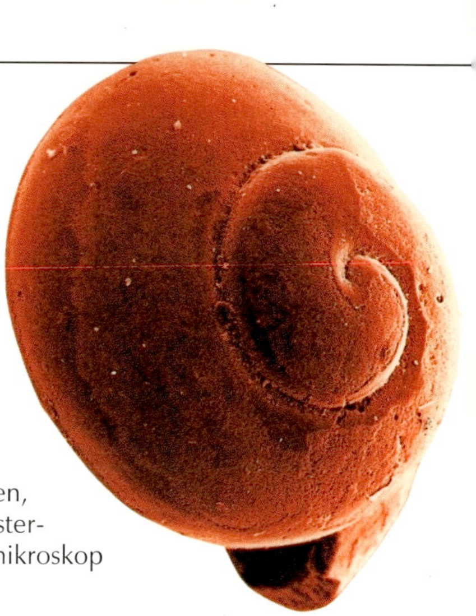

Mikrofossilien, mit dem Raster-Elektronenmikroskop betrachtet

Manche Gesteine enthalten die Reste winziger Pflanzen und Tiere, die vor vielen Millionen Jahren in Meeren oder Seen lebten. Viele dieser Reste sind nur im Mikroskop zu erkennen, daher nennt man sie Mikrofossilien.

Winzige Wesen

Im Bild rechts siehst du den Dünnschliff eines Kalksteins, der im polarisierten Licht fotografiert wurde (vergleiche S. 69 und S. 93). Die rötlichen Gebilde sind die Schalenreste winziger Meeresbewohner, die man Kammerlinge oder Foraminiferen nennt.

Zertrümmerte Gehäuse

Das einbettende Gestein besteht aus den Resten noch kleinerer Lebewesen. Die Geologen, Fachleute für Gesteine, schätzen, dass diese Gesteinsprobe zwischen 37 und 54 Millionen Jahre alt ist.

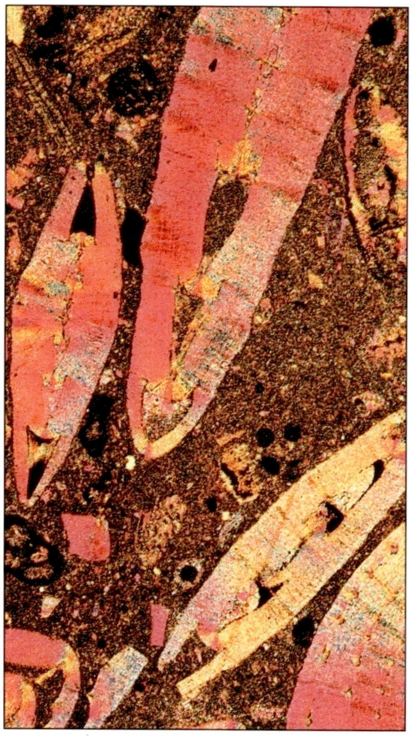

Schalenreste mikroskopisch kleiner Meereslebewesen in einem Kalkstein, 20fach vergrößert

Zu Stein erstarrt

Wenn Meereslebewesen wie die Foraminiferen absterben, sinken sie auf den Meeresgrund. Hier werden sie zwischen anderen Teilchen, die ebenfalls absinken, eingebettet. Über viele Jahrmillionen verdichten sie sich zu einem Sedimentgestein.

Chemische Veränderungen

Bei der Gesteinsbildung verursacht der große Druck der oberen Schichten chemische Veränderungen in den Resten der abgesunkenen Meeresorganismen. Ihre Schalen werden so zu Fossilien.

Fossilien finden

Nach Mikrofossilien suchst du am besten in Kalk- oder Kreidegestein.
Hier erfährst du, wie du diese Gesteine chemisch zerkleinern kannst, um die Mikrofossilien besser zu finden. Dazu legst du die Proben ein paar Tage lang in Weinessig.

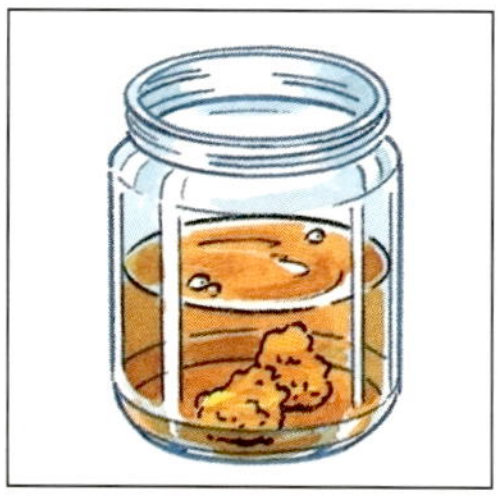

1. Lege kleine Gesteinsstücke in Weinessig. Warte, bis sie zu einer körnigen Masse zerfallen sind.

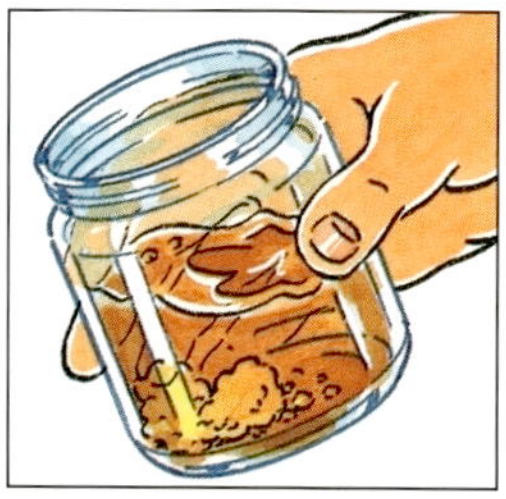

2. Schwenke die Mischung und gieße nur die Schmutzbrühe vorsichtig ab. Lass alle festen Teilchen darin.

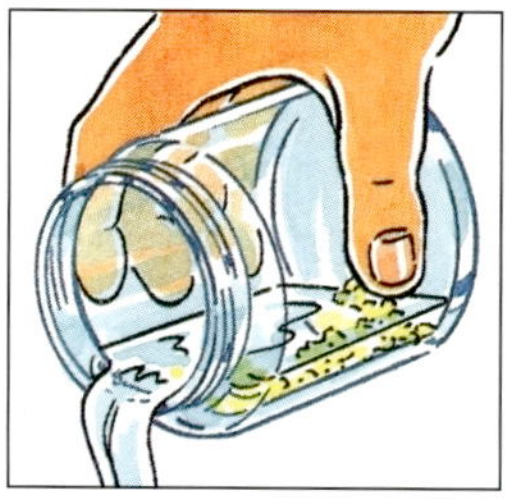

3. Fülle frisches Wasser nach und wiederhole Schritt 2. Spüle so lange nach, bis die Flüssigkeit klar bleibt.

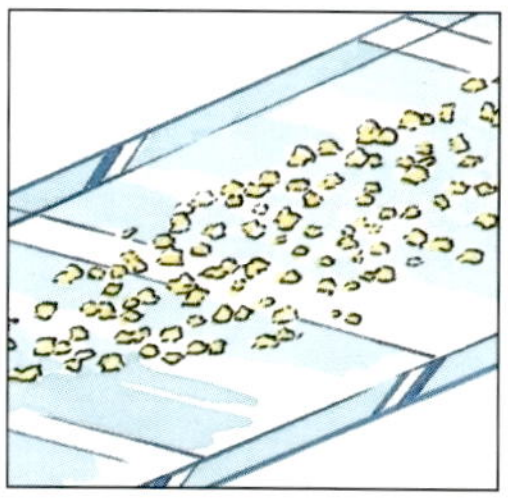

4. Bringe alle feinen Teilchen auf einen Objektträger. Wahrscheinlich sind auch Mikrofossilien darunter.

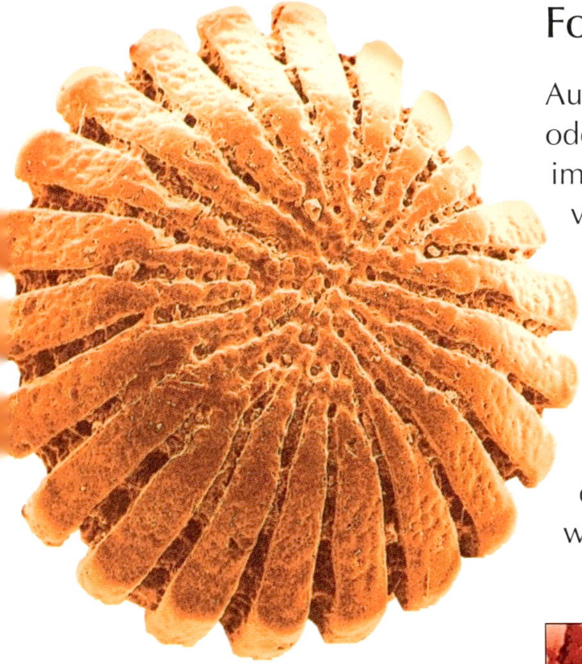

Dieses Mikrofossil wurde im Raster-Elektronenmikroskop 135fach vergrößert.

Fossile Brennstoffe

Erdöl und Erdgas nennt man fossile Brennstoffe, weil sie aus Mikrofossilien entstehen. Die Schalenreste der Meeresorganismen werden zu Bestandteilen des Gesteins, während ihre weichen Anteile sich in Erdöl und -gas verwandeln. Diese sammeln sich in Hohlräumen in großen Mengen an.

Nach Öl bohren

Geologen, die für Erdölgesellschaften arbeiten, suchen mit Mikroskopen nach Mikrofossilien. Sie schleifen Gesteinsproben aus Bohrkernen so dünn, dass Licht hindurchscheinen kann. Wenn sie darin Mikrofossilien entdecken, befindet sich in der Nähe vielleicht Erdöl. Dann lohnt sich die weitere Ölsuche.

Fossile Bakterien

Außer fossilen Meerestierchen oder -algen fanden Geologen im Gestein auch die Reste von Bakterien, die nach langer Zeit versteinert sind. Einige dieser Bakterien gehören zu den frühesten bisher bekannten Lebewesen auf der Erde. Die ältesten bisher entdeckten Bakterien sind etwa 3500 Millionen Jahre alt.

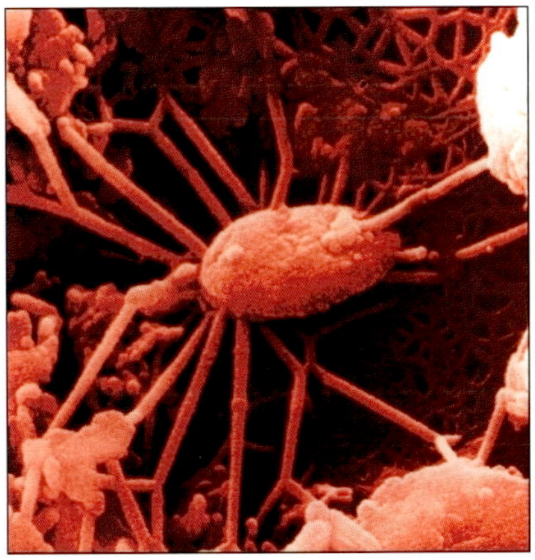

Fossiles Bakterium (Mitte) und andere Meereslebewesen in Gestein

Die Bilder oben und unten zeigen je ein Beispiel fossiler Bakterien. Sie wurden in Gesteinen aus Bohrkernen entdeckt, die tief unter dem Meeresboden gewonnen wurden.

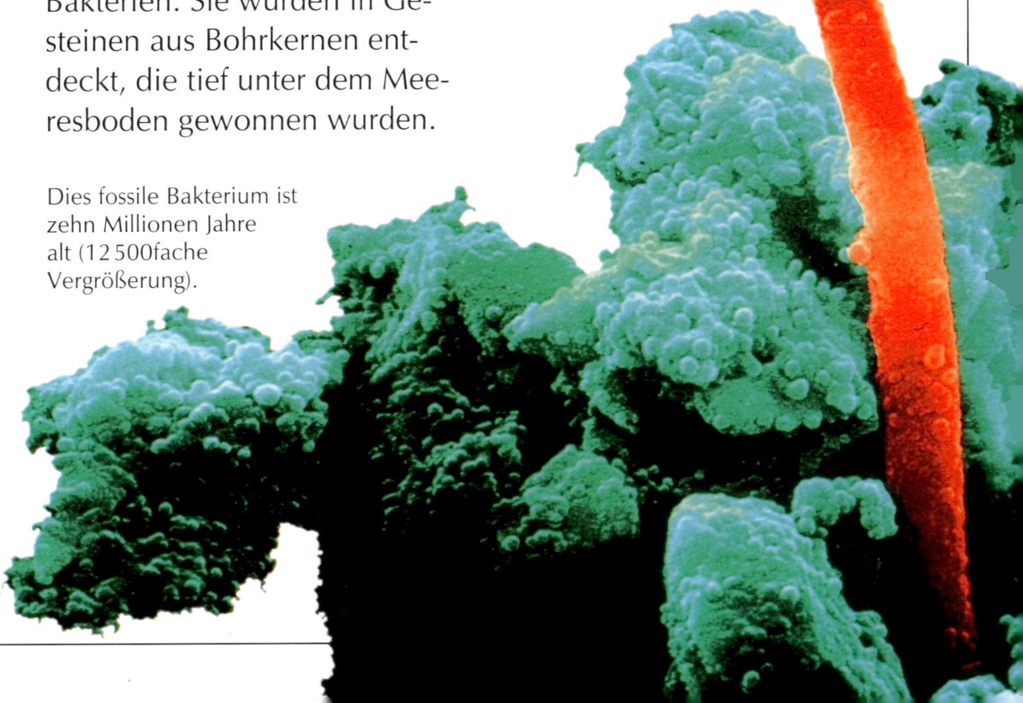

Dies fossile Bakterium ist zehn Millionen Jahre alt (12 500fache Vergrößerung).

Marsbakterien?

In der Antarktis wurde 1984 Gestein entdeckt, das vom Mars auf die Erde gefallen ist. Die elektronenmikroskopische Untersuchung zeigte winzige röhrenartige Strukturen (hier hellrot).

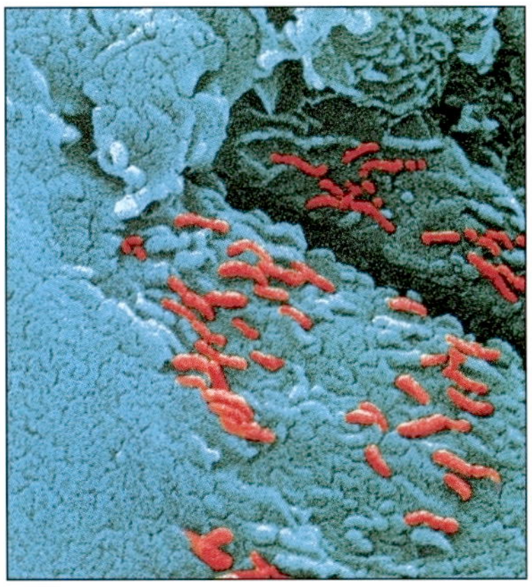

Diese bakterienähnlichen Strukturen sind etwa 100-mal dünner als ein menschliches Haar.

Manche Wissenschaftler glaubten, dass es sich um Mikrofossilien von Marsbakterien handelt. Heute weiß man jedoch, dass es keine Reste von Lebewesen sind.

Kristalle

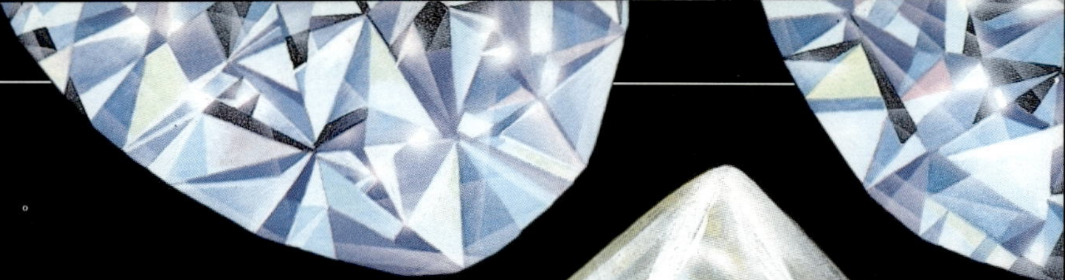

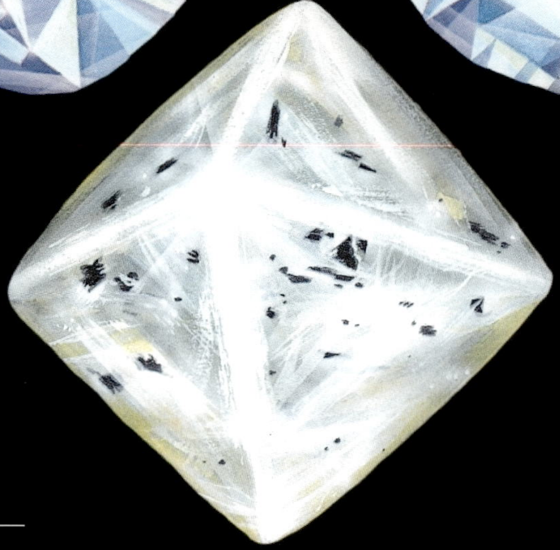

Diese Kristalle sind Diamanten. Die oberen wurden vom Juwelier geschliffen. Der untere ist ein Rohdiamant.

Viele Dinge aus der Natur, vom Salz bis zum Diamanten, bestehen aus Kristallen. Wenn du Kristalle im Mikroskop anschaust, siehst du, dass sie sehr regelmäßig aus ebenen Flächen aufgebaut sind und dass sie bei bestimmter Beleuchtung aufregende Lichtspiele veranstalten.

Kristallformen

Die würfelförmigen Gebilde im rasterelektronenmikroskopischen Bild unten sind Kochsalzkristalle. Wie die meisten Kristalle zeigen sie sehr regelmäßig aufgebaute Flächen. Die Anzahl der Flächen, die ein Kristall zeigt, ist typisch für verschiedene Formen und Substanzen. Alle Bildbeispiele auf dieser Doppelseite zeigen verschiedene Kristallformen.

Kochsalzkristalle

Wenn du gewöhnliche Kochsalzkristalle im Mikroskop anschaust, erkennst du ihre würfelförmige Gestalt mit quadratischen Flächen. Sicher wird dir auffallen, dass die meisten Kristalle rundliche Ecken aufweisen. Diese Rundungen entstehen bei der Salzherstellung in Fabriken. Das Salz wird hier mehrfach in andere große Gefäße umgeladen. Dabei stoßen die einzelnen Kristalle aneinander und verlieren ihre scharfen Kanten und Ecken.

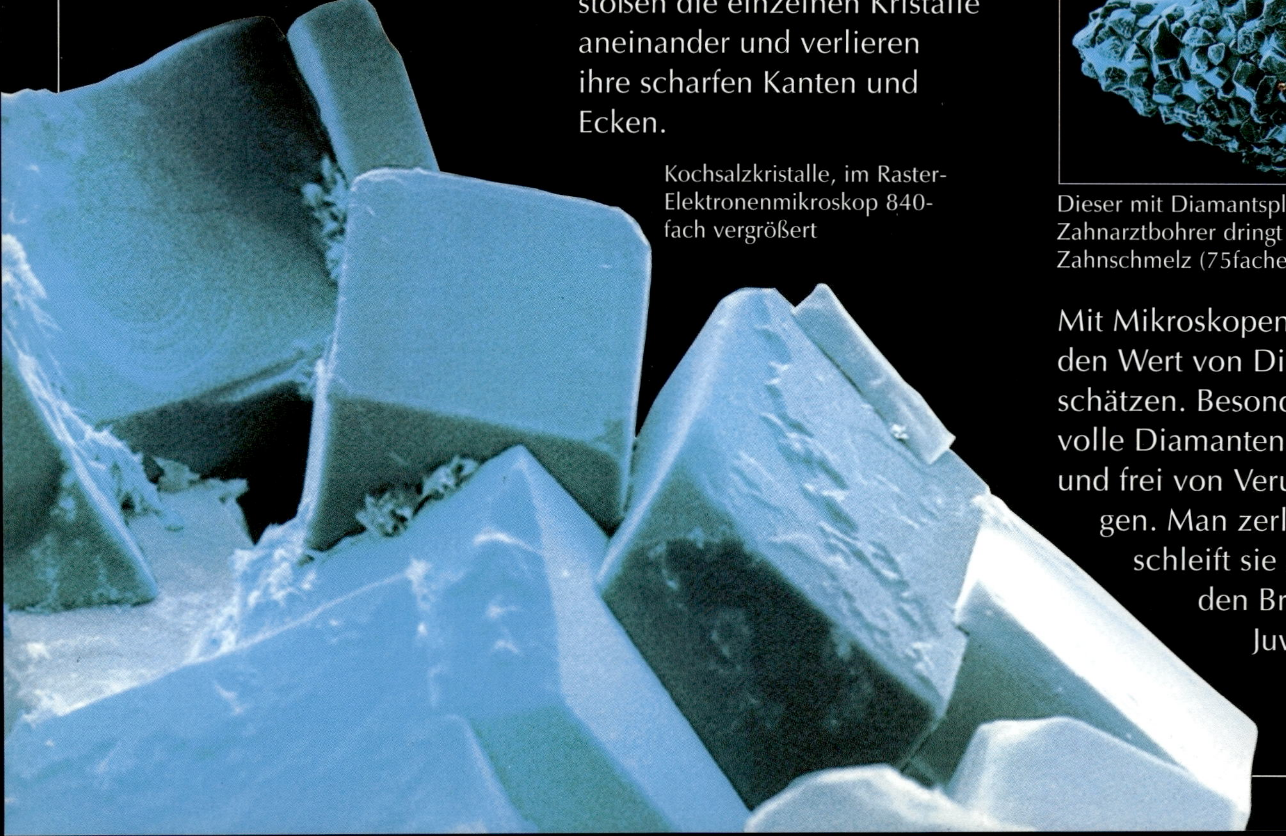

Kochsalzkristalle, im Raster-Elektronenmikroskop 840-fach vergrößert

Ewige Diamanten

Diamanten kommen in einem Gestein namens Kimberlit vor. Sie sind die härtesten bekannten Minerale. Aus ihnen werden z. B. verschleißfeste Werkzeuge hergestellt.

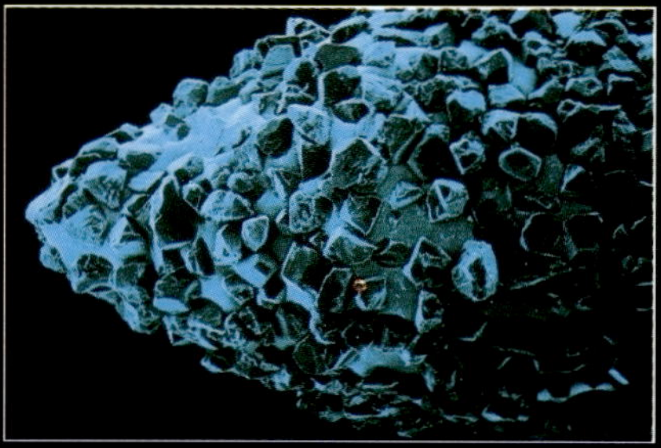

Dieser mit Diamantsplittern besetzte Zahnarztbohrer dringt durch harten Zahnschmelz (75fache Vergrößerung).

Mit Mikroskopen kann man den Wert von Diamanten abschätzen. Besonders wertvolle Diamanten sind farblos und frei von Verunreinigungen. Man zerlegt sie und schleift sie zu glitzernden Brillanten für Juwelen.

Regenbogenfarben

Die Zuckerkristalle unten sind mit einem Polarisationsmikroskop fotografiert, das ein besonderes Beobachtungslicht, die polarisierte Strahlung, verwendet. Wenn dieses Licht in die Kristalle fällt, teilt es sich in Regenbogenfarben auf und lässt auch farblose Kristalle bunt erscheinen.

Ohne Farbe

Viele Kristalle kann man dagegen in einem gewöhnlichen Mikroskop kaum sehen, weil sie keine eigene Färbung aufweisen.

Minerale im Gestein

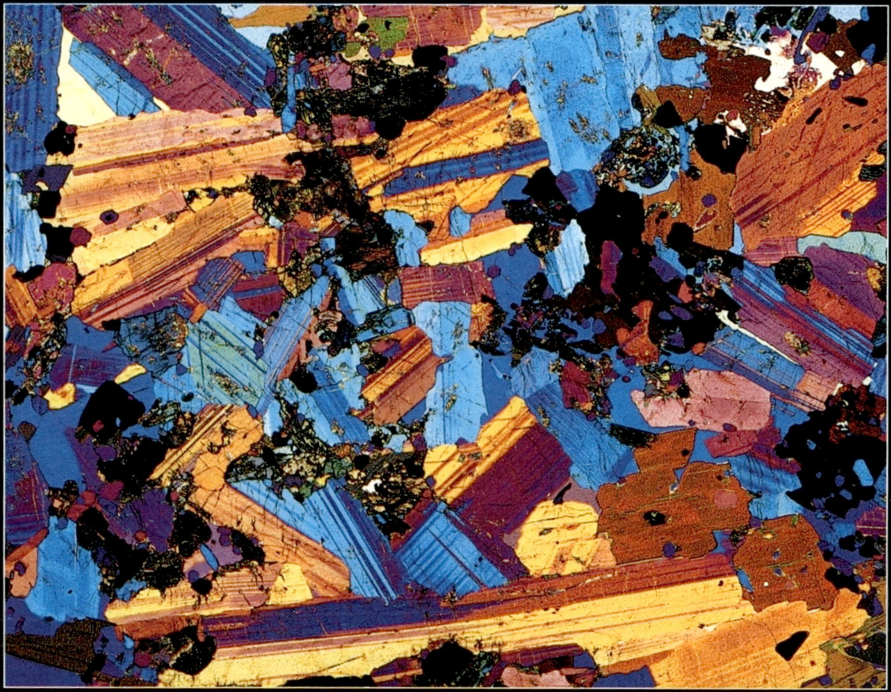

Die Kristalle einer Gesteinsprobe im Polarisationsmikroskop, 15fach vergrößert. Für solche Bilder werden die Proben zu einem durchscheinenden Dünnschliff verarbeitet.

Gestein besteht aus den Kristallen verschiedener Minerale. Oben siehst du, wie verschieden die Mineralbestandteile einer Gesteinsprobe im Polarisationsmikroskop aussehen. So kann man die Minerale unterscheiden, Gesteinsarten bestimmen und nach besonders wertvollen Mineralen suchen.

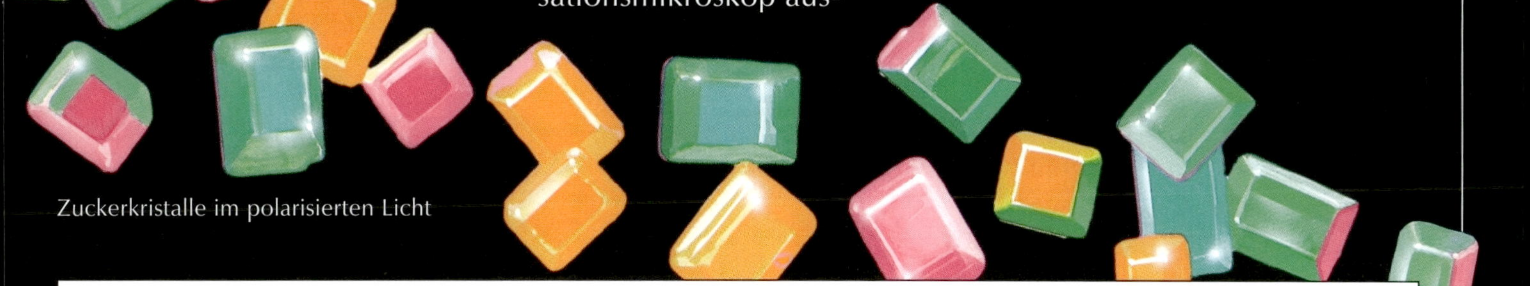

Zuckerkristalle im polarisierten Licht

Polarisiertes Licht

Im polarisierten Licht sehen Kristalle im Mikroskop besonders hübsch aus. Du benötigst nur eine billige Polaroid-Sonnenbrille (am besten die mit grauen Kunststoffgläsern). Probiere sie zunächst an Zuckerkristallen aus – so erhältst du farbige Eindrücke.

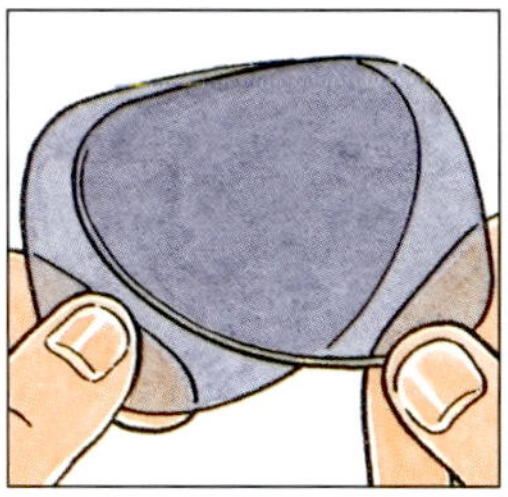

1. Nimm die Gläser aus der Sonnenbrille und lege sie übereinander, wie es die Zeichnung zeigt.

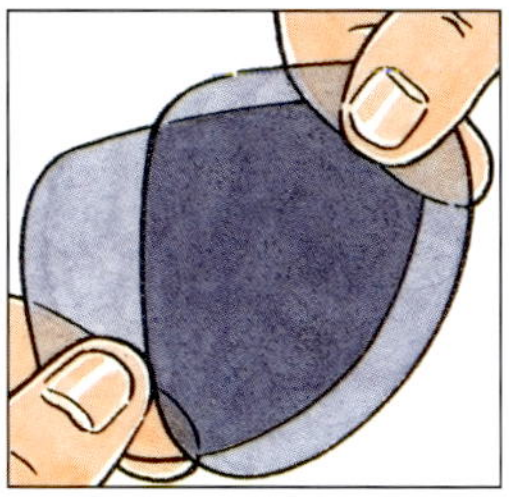

2. Drehe das obere Glas um 90° (Vierteldrehung). Jetzt verdunkeln sich die Gläser. Halte sie in der Lage.

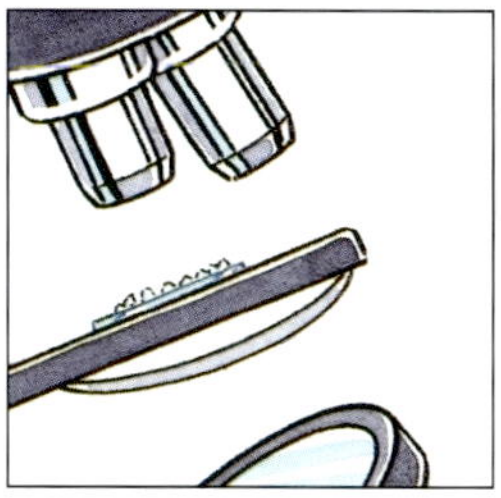

3. Befestige eines der Gläser mit Klebeband unter dem Objekttisch oberhalb der Lampe oder des Spiegels.

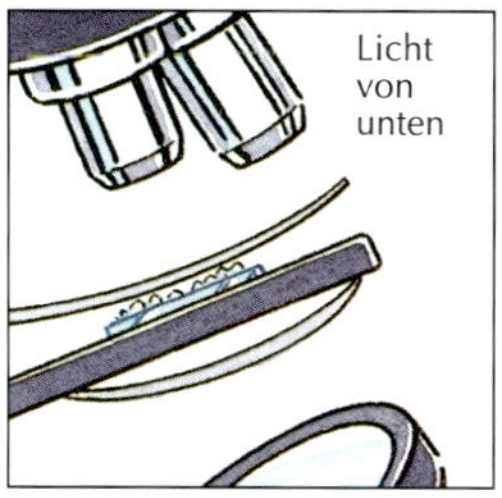

4. Das zweite Glas legst du auf dein Objekt. Die Gläser müssen wie in Schritt 2 zueinander liegen.

Mehr Kristalle

In Salz und Zucker kannst du mengenweise Kristalle sehen. Die Kristalle auf dieser Doppelseite sind nicht so leicht zu sehen. Du kannst sie aber mit polarisiertem Licht (vergleiche den Hinweis auf S. 69) sofort entdecken.

Wie ein Kaleidoskop

Die wunderschönen Muster im Bild rechts sind Kristalle aus der Schmerztablette Aspirin, beobachtet in polarisiertem Licht. Eine Aspirin-Tablette wurde in wenig Wasser aufgelöst und dann wieder eingetrocknet, sodass sich Kristalle bildeten. Alle Kristalle dieser Bildbeispiele sind so zustande gekommen. Verschiedene Kristalle zeigen im Polarisationsmikroskop verschiedene Muster. Daran können Fachleute sogar die verschiedenen Substanzen bestimmen.

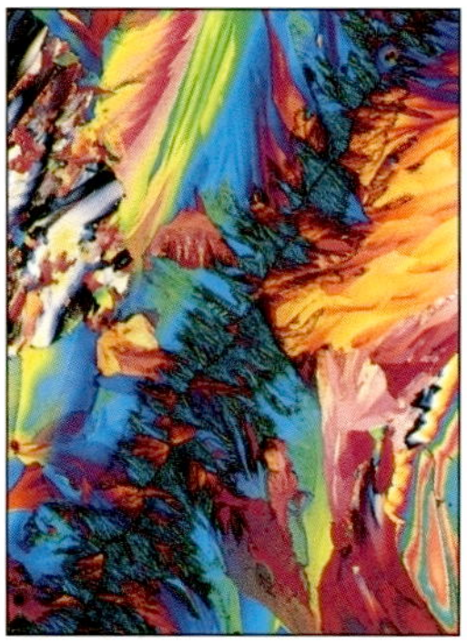

Kristalle von Paracetamol

Links siehst du z. B. einige Kristalle von Paracetamol, einem anderen Schmerzmittel. Sein Kristallmuster ist von den Aspirin-Kristallen völlig verschieden. Das liegt daran, dass in beiden Tabletten verschiedene Wirkstoffe enthalten sind.

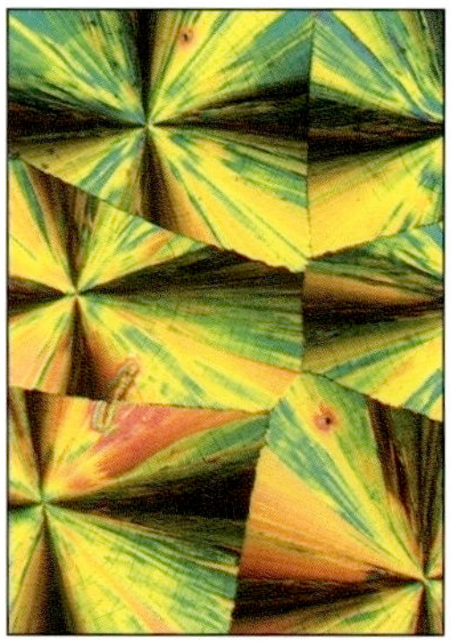

Kristalle von Salicin

Die Kristalle im unteren Bild stammen von einem Stoff aus der Weidenrinde. Er heißt Salicin. Sein Kristallmuster sieht dem des Aspirins sehr ähnlich. Der Hauptwirkstoff des Aspirins ist eine Substanz, die man früher aus dem Salicin der Weidenrinde gewann.

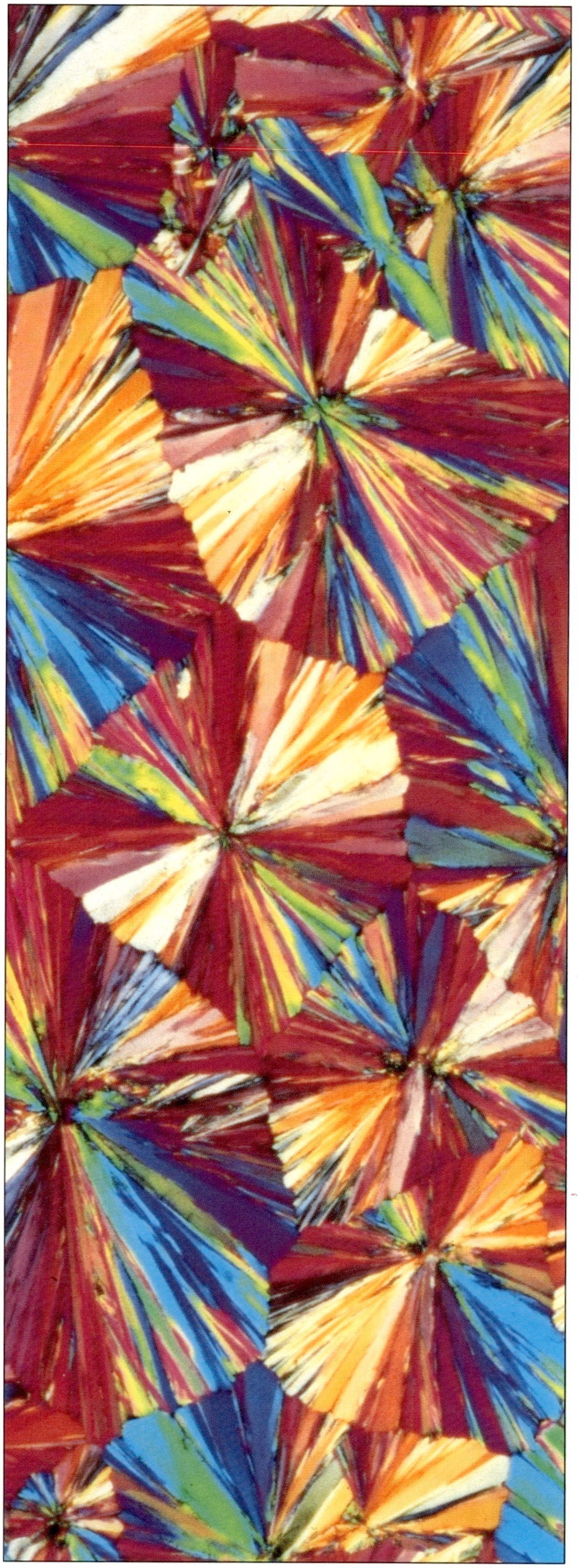

Kristalle aus dem Wirkstoff von Aspirin, 50fach vergrößert

Kristall-Lösungen

Die meisten Kristalle dieser Doppelseite stammen von Arzneistoffen oder Substanzen, die man nicht immer zur Hand hat. Du kannst Kristalle aber auch aus solchen Stoffen herstellen, die einfacher zu bekommen sind. Im Bild unten siehst du beispielsweise Traubenzuckerkristalle im polarisierten Licht. Sie wurden nach der Methode hergestellt, die du im Textkasten unten beschrieben findest.

Die Kristalle des Traubenzuckers zeigen im polarisierten Licht interessante Farbeffekte (Vergrößerung 190fach).

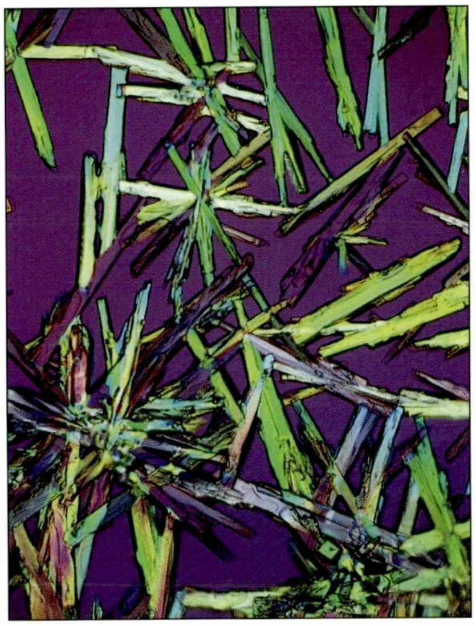

Kunst und Wissenschaft

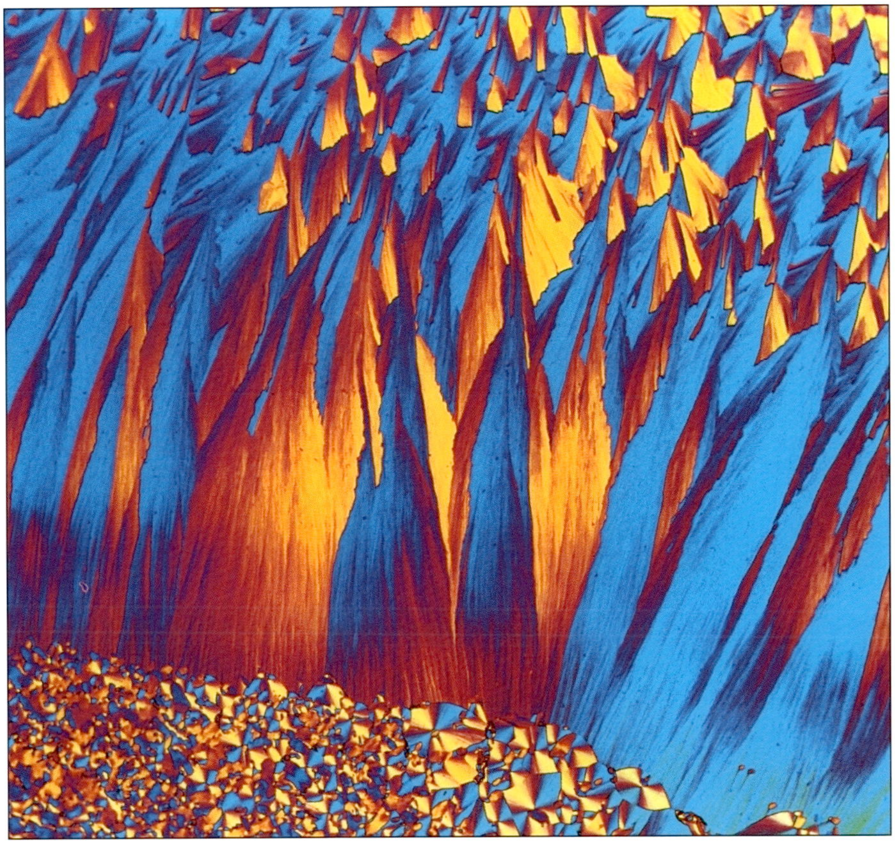

Diese Kristalle stammen von einem Arzneistoff mit dem Namen Taxol. Sie sind im Polarisationsmikroskop fotografiert und 60fach vergrößert. Dieses Bild zeigt nicht nur die typische Kristallform des Wirkstoffs, sondern erinnert auch an ein Kunstwerk.

Mit Kristallen und polarisiertem Licht kann man einen tollen Farbenzauber erzeugen. Viele Mikroskopiker experimentieren mit Stoffen und Herstellungsverfahren, um Kristallkunstwerke zu erschaffen. Man kann z. B. die Größe der Kristalle variieren. Kleinere Kristalle entstehen, wenn die Probe auf einer Heizung rasch trocknet. Trocknet sie langsam, wachsen größere Kristalle.

Kristalle züchten

Mit dieser Methode erhältst du Kristalle von Traubenzucker oder Dextrose, die du im polarisierten Licht (siehe Hinweis auf Seite 69) betrachten kannst. Du brauchst etwas Traubenzucker oder eine Tablette Dextrose aus dem Supermarkt oder der Apotheke.

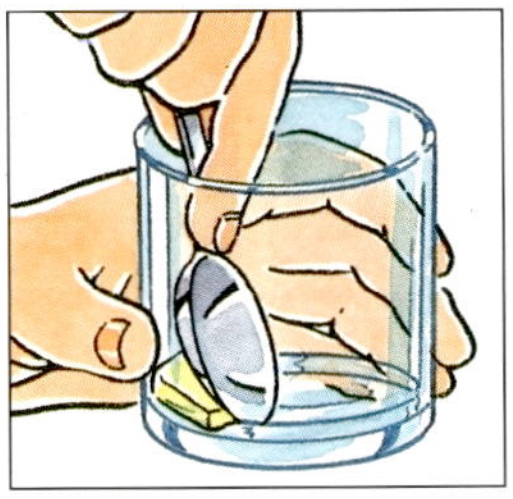

1. Gib einen Teelöffel warmes Wasser in eine Tasse. Löse eine Tablette oder einen halben Teelöffel Substanz auf.

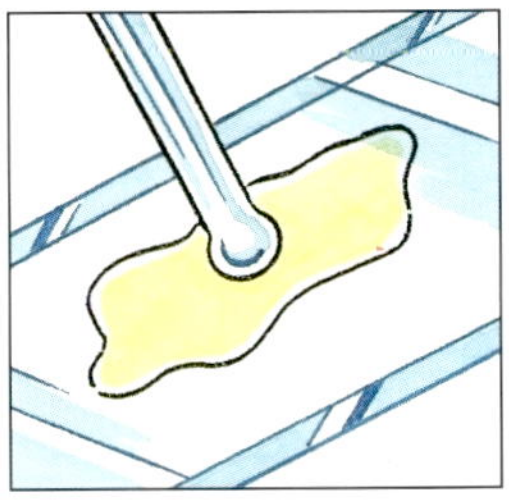

2. Bringe mit einem Glasstab einen Tropfen deiner Untersuchungslösung auf einen sauberen Objektträger.

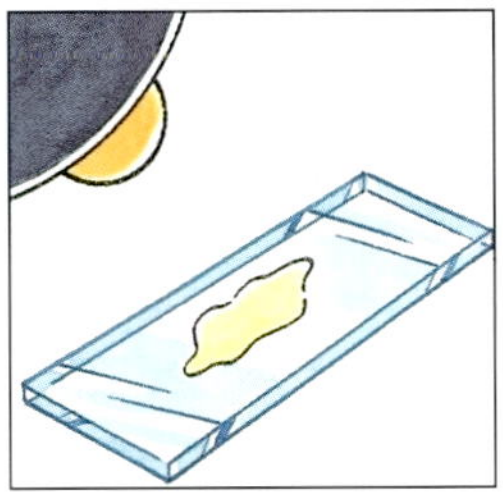

3. Lass die Lösung eintrocknen (bei Zimmertemperatur oder an einem wärmeren Platz unter einer Lampe).

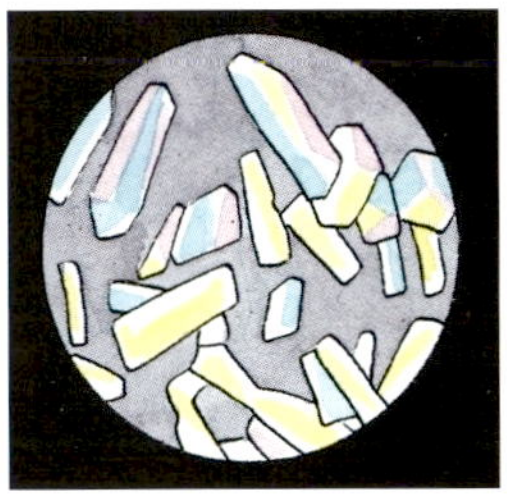

4. Betrachte die Kristalle im Mikroskop mit polarisiertem Licht. Sicher wirst du viele tolle Farben sehen.

Metalle prüfen

Obwohl Metalle glänzen und glatt aussehen, bestehen sie im mikroskopischen Bild aus kleinen, raukantigen Kristallen. In der Industrie verwenden die Metallkundler Mikroskope, um in Metallen nach Sprüngen oder Löchern zu suchen, die ein Werkstück zerbrechen lassen könnten.

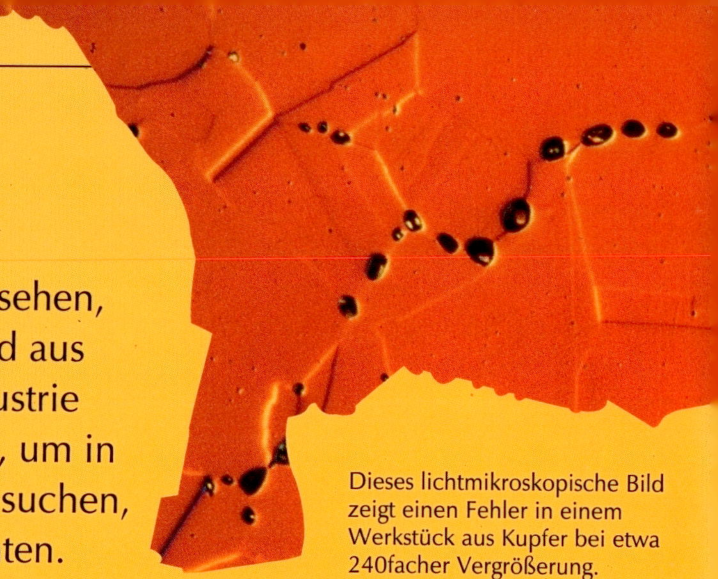

Dieses lichtmikroskopische Bild zeigt einen Fehler in einem Werkstück aus Kupfer bei etwa 240facher Vergrößerung.

Metalle bestimmen

Das Bild unten zeigt den Querschnitt durch ein Werkstück, in dem zwei verschiedene Metalle miteinander verbunden sind. Im unteren Bildteil siehst du ein Stück Eisen. Es besteht aus kleinen, sehr dicht gepackten Kristallen. Die Kanten sind gerade und deutlich zu erkennen.

Das Material darüber ist Stahl, eine sehr harte Mischung von Eisen mit Kohlenstoff und anderen Substanzen. Metalle, die aus Mischungen bestehen, nennt man Legierungen. Du kannst sehen, dass die Kristallstruktur im Stahl nicht so regelmäßig ausfällt wie im reinen Eisen.

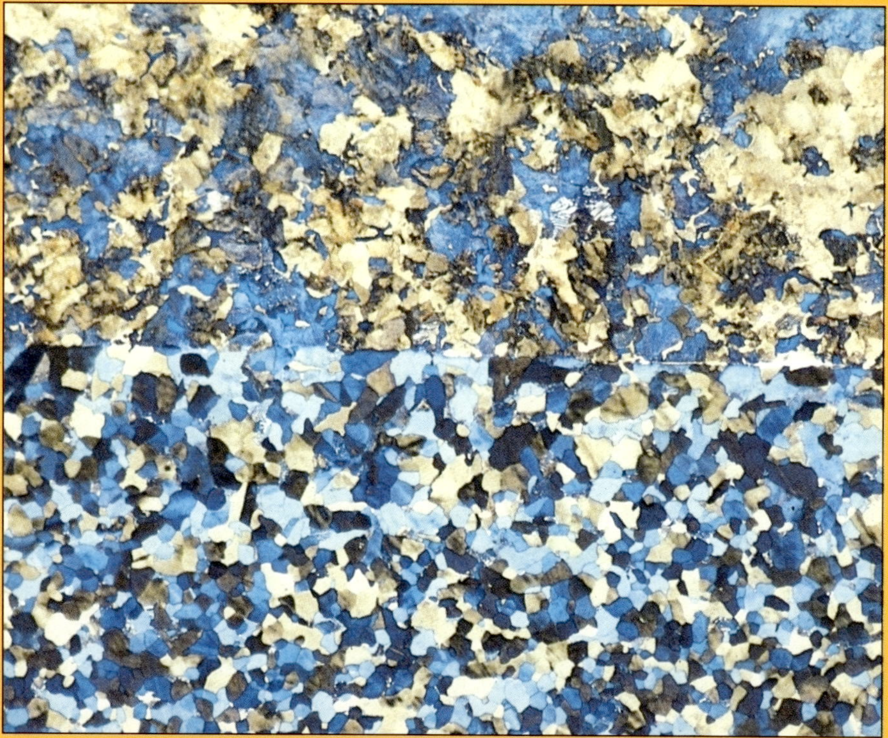

Lichtmikroskopisches Bild von Eisen und Stahl, etwa 140fach vergrößert. Die Farben gehen auf zugesetzte Farbstoffe zurück, welche die Einzelheiten klarer erkennen lassen.

Werkstückprüfung

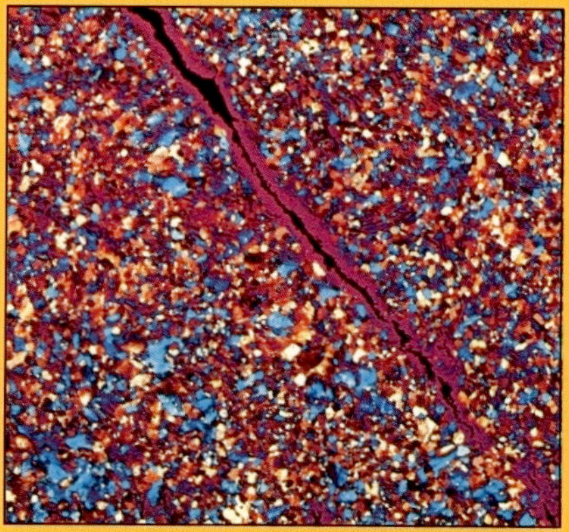

In dieser Legierung bildeten sich während der Prüfung auf Druck und Temperatur Risse (Vergrößerung 200fach).

Wenn neue Maschinen entwickelt werden, erproben die Ingenieure verschiedene Werkstoffe, um den geeignetsten herauszufinden. Die Legierung im Bild oben wurde für ein Rohr in einer Fabrikationsanlage verwendet.
Das Rohr besteht aus drei verschiedenen Metallen und soll heiße Flüssigkeiten unter hohem Druck aushalten. Beim Test traten Risse auf. Das Mikroskop zeigt, dass sich einige Kristalle unter Belastung abreißen. Diese Legierung eignet sich also nicht für den geplanten Verwendungszweck.

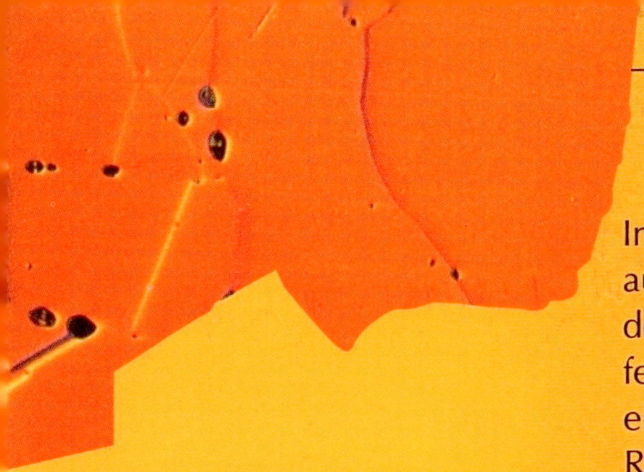

Gefährliche Flecken

Manchmal untersucht man bestimmte Metalle, um Unfälle aufzuklären. Die schwarzen Flecken oben sind winzige Löcher, die sich nach dem Erhitzen an den Grenzen der Kristalle eines Werkstücks aus Kupfer bildeten.

Schwarze Löcher

Dieses Kupfer verwendet man in elektrischen Sicherungen für Kraftwerke und Schaltstationen. Die Löcher schwächten die Sicherungen und führten zu einer Explosion.

Metalle verbinden

Ingenieure setzen Mikroskope auch dafür ein, um verschiedene Möglichkeiten zu prüfen, wie man Metalle miteinander verbinden kann. Rechts wurde ein Stück Stahl mit Messing verbunden durch ein Verfahren, das man explosives Verschweißen nennt. Dabei wurde ein Metallstück in ein anderes gefeuert. Es schlug mit solcher Gewalt ein, dass sich beide Stücke wie Flüssigkeiten verhielten und Wellen erzeugten. Die Verbindungsnaht wurde mit einem Mikroskop überprüft, um sicherzustellen, dass keine Risse oder Fugen blieben, an denen die Verbindung brechen könnte.

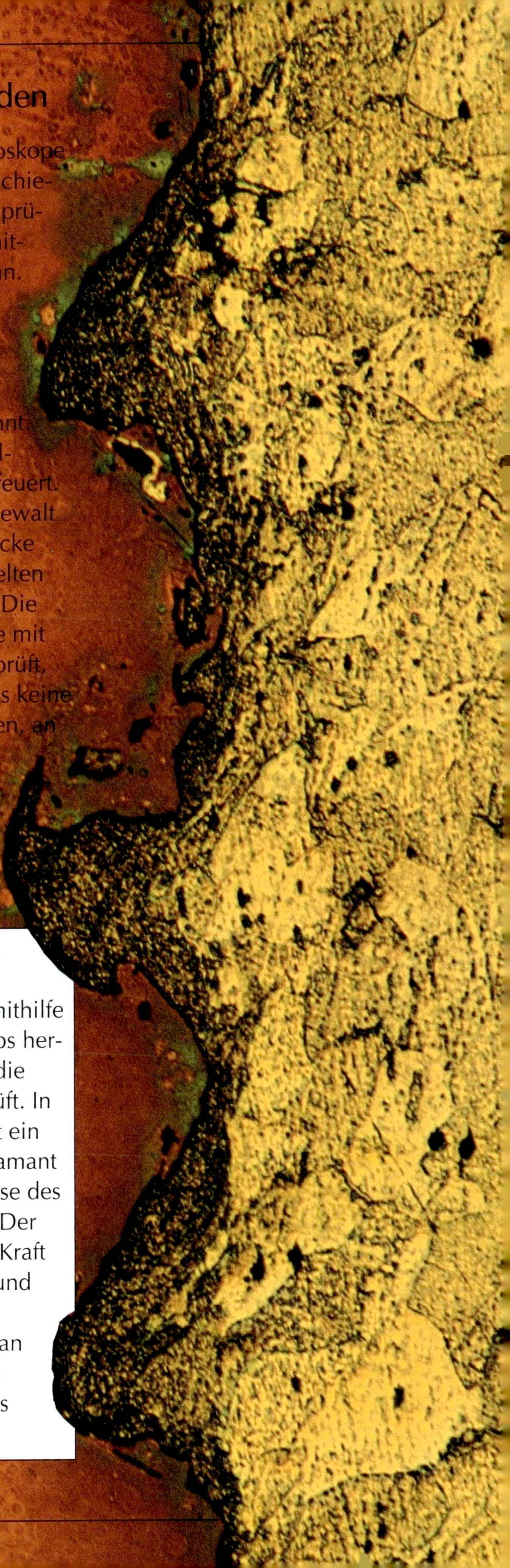

Lichtmikroskopisches Bild einer Verbindung zwischen Stahl (graugelb) und Messing (braunrot), 40fach vergrößert

Diamantenzähne

Das lichtmikroskopische Bild unten zeigt einige Zähne in einer Metalloberfläche.

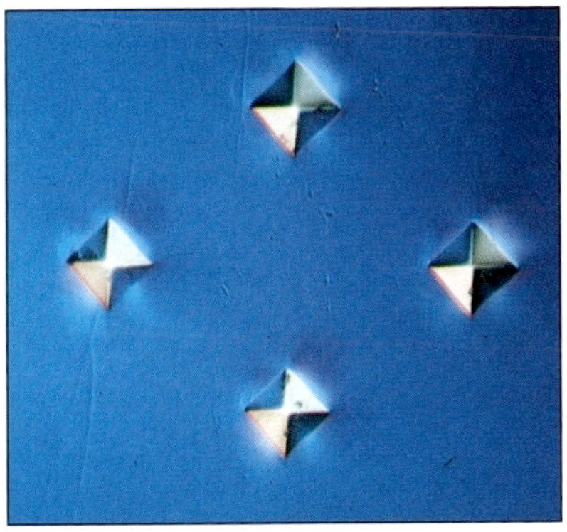

Hier wurde ein Diamantkristall eingedrückt, um die Härte zu prüfen.

Diese Zähne wurden mithilfe eines Spezialmikroskops hergestellt, mit dem man die Härte von Metallen prüft. In diesen Mikroskopen ist ein pyramidenförmiger Diamant gegenüber der Frontlinse des Objektivs angebracht. Der Diamant wird mit viel Kraft in ein Metall gepresst und hinterlässt darin einen Eindruck. Den kann man nun ausmessen und so errechnen, wie hart das Metall ist.

Mikromaschinen

Der Bau immer kleinerer Maschinen gehört zu den aufregendsten Entwicklungen der modernen Technik. Computer verwenden bereits winzig kleine Maschinen, die man Chip nennt. Wissenschaftler sind überzeugt davon, dass es im Alltag bald noch viel mehr Mikromaschinen geben wird.

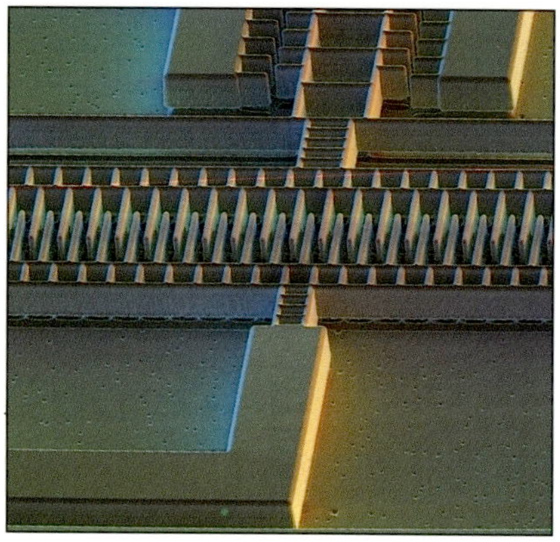

Diese Mikromaschine ist hier 660fach größer als in Wirklichkeit abgebildet. Sie betätigt den Airbag.

Computerchips

Unten und rechts siehst du vergrößerte Ansichten winziger elektronischer Schaltkreise in einem Chip. Chips findet man in jedem Computer. Sie kontrollieren seine Arbeit und speichern die Informationen. Drähte an den Rändern stellen die Verbindungen zu anderen Chips her.

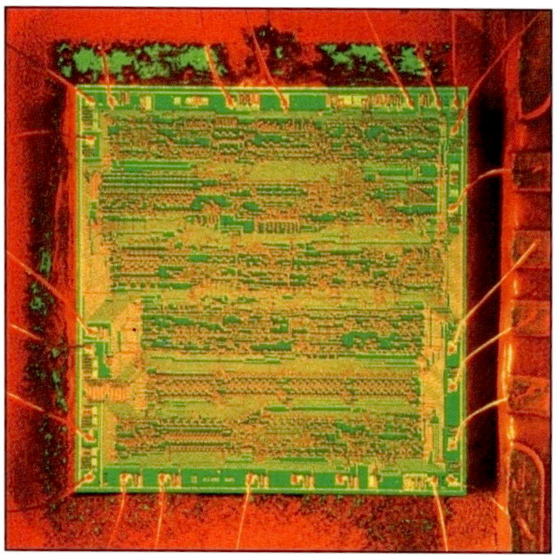

Computerchip, etwa siebenmal vergrößert

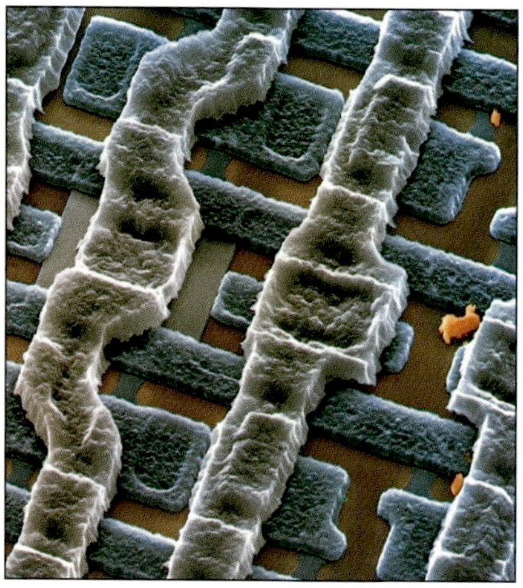

Oberfläche eines Chips, 3100fach vergrößert; orange Flecken sind Staub.

Die Chips sind sehr klein, sodass eine Menge Information in einen Computer gesteckt werden kann. Da die elektronischen Botschaften zwischen den einzelnen Chips nicht mehr so lange Wege zurücklegen müssen, sind die Rechner sehr schnell geworden. Computerchips sind gegenwärtig die am weitesten verbreiteten Mikromaschinen.

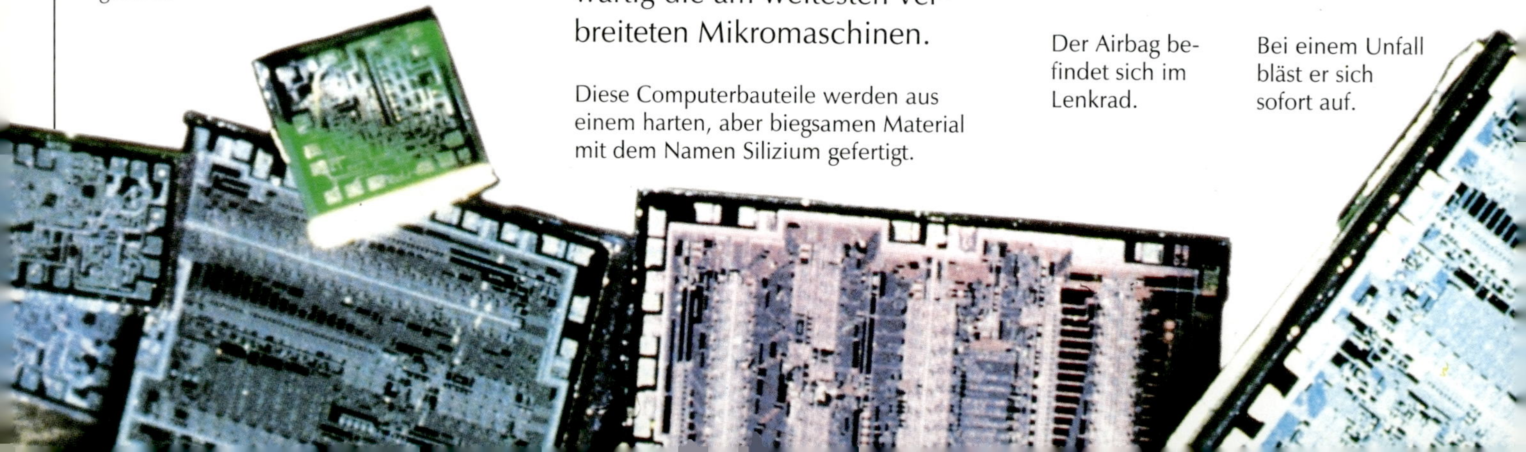

Diese Computerbauteile werden aus einem harten, aber biegsamen Material mit dem Namen Silizium gefertigt.

Unfalldetektor

Oben ist ein anderer Typ Mikromaschine dargestellt: ein Akzelerometer. Er ist nur drei Millimeter breit und betätigt den Airbag im Auto.

Wackelnde Zähne

Bei einem Unfall bremst ein Auto sehr schnell ab oder beschleunigt gewaltig. Dabei wackeln die feinen Metallzähne, die du im Bild erkennst, heftig und erzeugen ein elektrisches Signal. Daraufhin entfaltet sich der Airbag sofort.

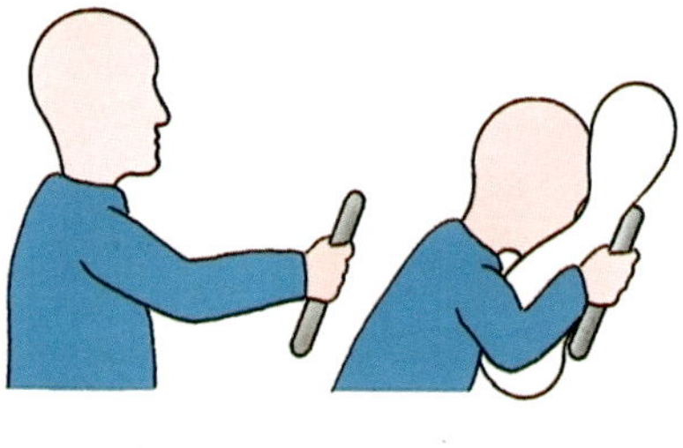

Der Airbag befindet sich im Lenkrad.

Bei einem Unfall bläst er sich sofort auf.

Mikromotoren

Im elektronenmikroskopischen Bild unten siehst du einen winzigen Elektromotor, der in eine Trägerplatte aus Silikon graviert ist. Das winzige Getriebe (in Gelb dargestellt) bewegt das größere mit einer Geschwindigkeit von einer vollständigen Umdrehung in der Sekunde.

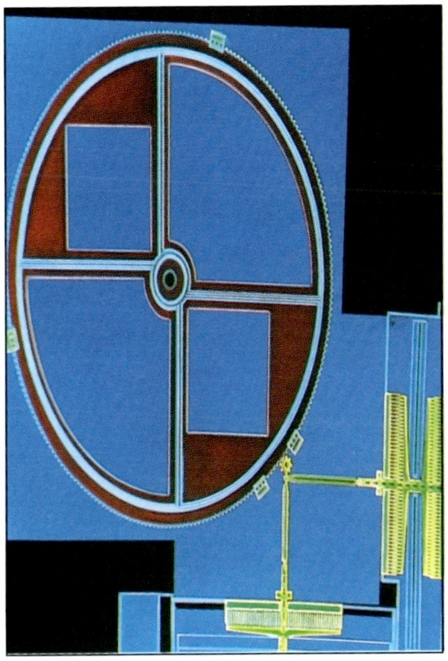

Mikromotor, 28fach vergrößert. Das kleine Getriebe ist viel kleiner, als ein menschliches Haar dick ist.

Gegenwärtig werden verschiedene Mikromaschinen wie diese entwickelt. Eine ihrer möglichen Anwendungen ist der Betrieb kleiner Pumpen im Körper. Damit könnte man z. B. in regelmäßigen Abständen eine Wirkstoffdosis in die Blutbahn abgeben.

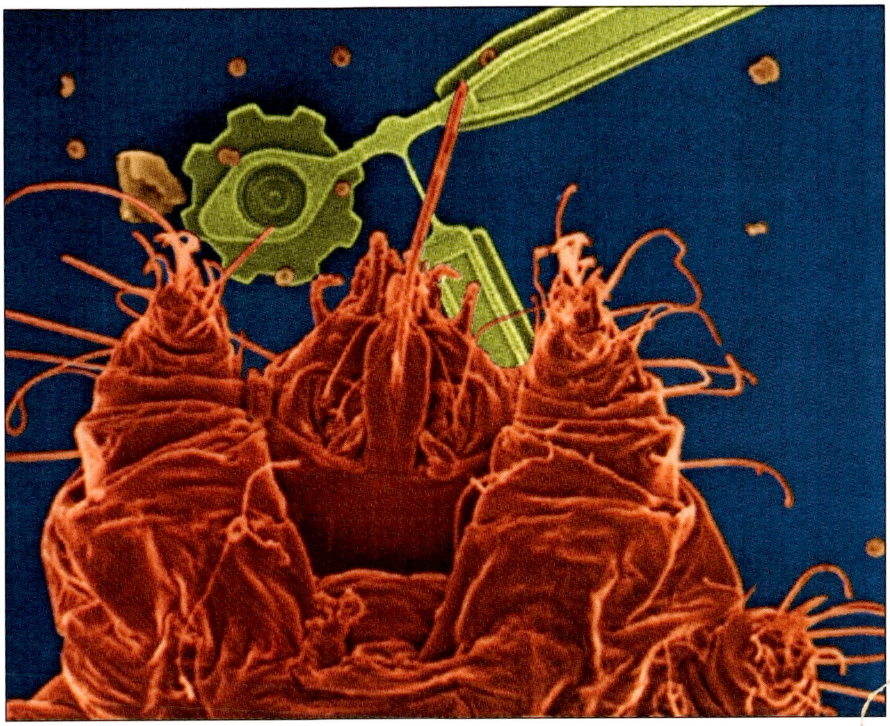

Dieses elektronenmikroskopische Bild zeigt eine Staubmilbe auf dem Mikromotor aus dem Bild links. Selbst die hier riesig erscheinende Milbe ist mit bloßem Auge nicht zu erkennen.

Kompaktautos

Dieses betriebsfähige Miniauto-Modell wurde von Toyota im Jahre 1997 aus Anlass des 60-jährigen Firmenbestehens gebaut. Es ist weniger als fünf Millimeter lang. Obwohl dieses Modell nur aus Spaß gefertigt wurde, beweist es, dass man heute extrem kleine und sehr genau arbeitende Maschinen bauen kann.

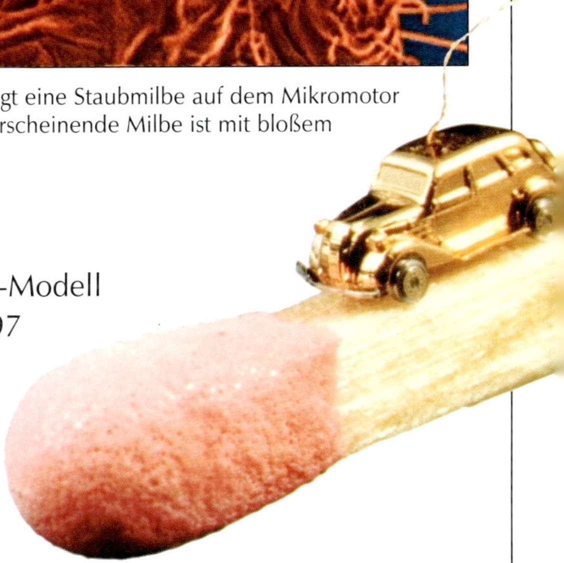

Das Miniauto von Toyota braucht für 1,6 km einen ganzen Tag. Es hat einen eigenen Motor und wird von einer Batterie angetrieben, die im Modell allerdings keinen Platz findet.

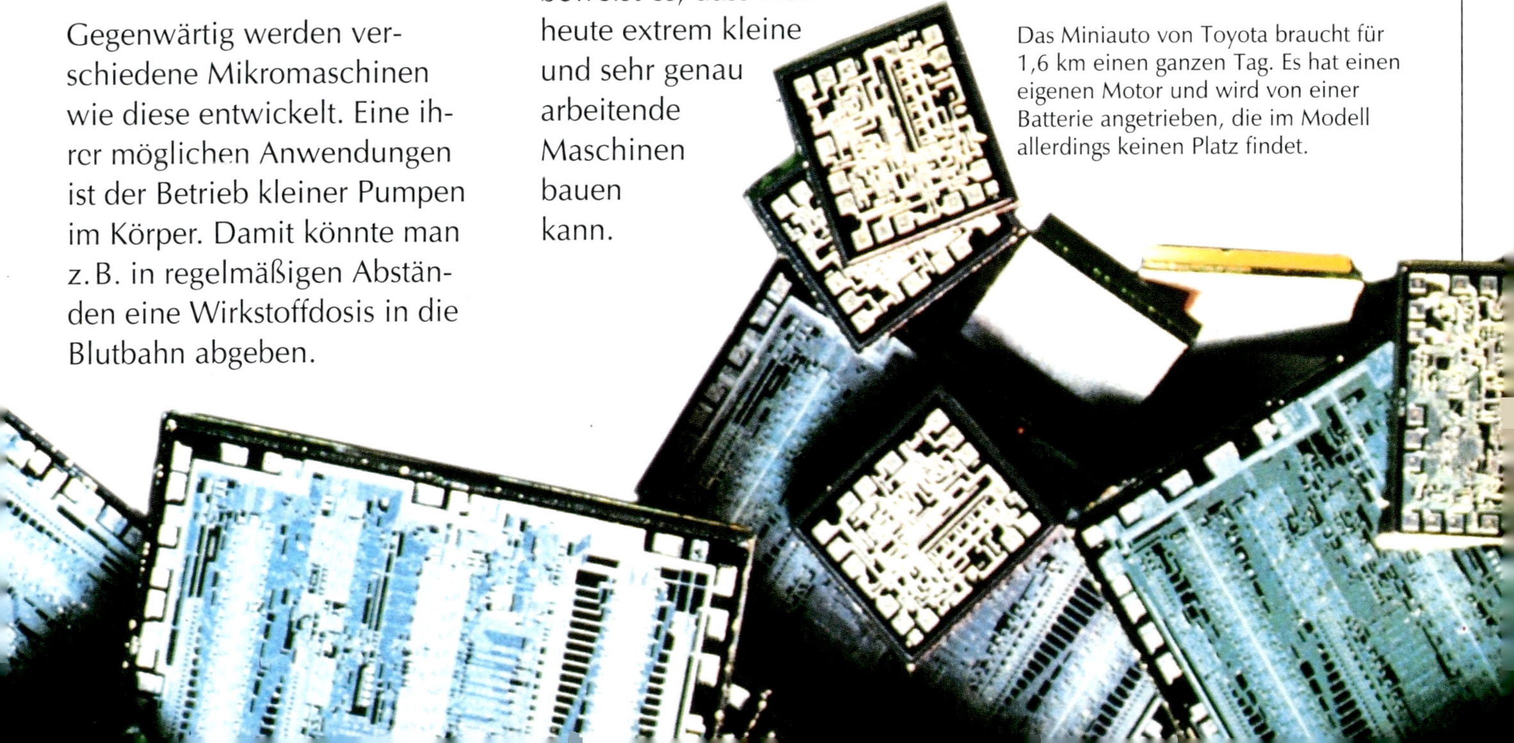

Nanotechnologie

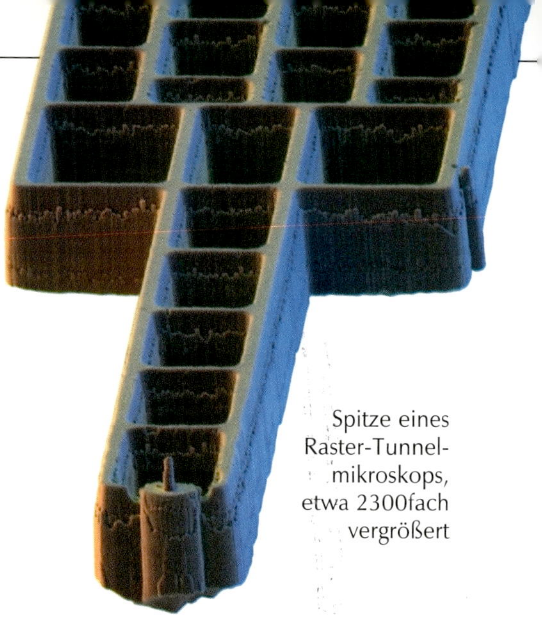

Spitze eines Raster-Tunnelmikroskops, etwa 2300fach vergrößert

Die Wissenschaftler können heute einzelne Atome oder Moleküle (Atomgruppen) aufnehmen und sie bewegen. Das bedeutet, dass man in der Zukunft möglicherweise komplexe Maschinen bauen kann, die für das bloße Auge unsichtbar sind. Dieses Forschungsgebiet heißt Nanotechnologie.

Winzige Spitzen

Atome kann man mit einem speziellen Elektronenmikroskop aufnehmen, das Raster-Tunnelmikroskop heißt. Eines seiner wichtigsten Bauteile siehst du ganz oben auf dieser Seite.

Diese Spitze kann ein Atom nur im Hochvakuum bewegen, wenn sich in der Umgebung keine Luft oder sonstigen Gase befinden.

Atome bewegen

Die Bilder unten zeigen eine Anzahl Moleküle, die von der Spitze eines Raster-Tunnelmikroskops bewegt wurden und ein neues Muster ergeben. Der Ring im Bild rechts hätte sich in der Natur von selbst nicht bilden können.

Kleine Welt

Atome sind die Bausteine der Materie und jedes Stoffes. Etwa 15 Millionen davon passen auf eine Nadelspitze!

Atommaschinen

Wissenschaftler hoffen, dass sie durch die gezielte Steuerung von Atomen komplexere Strukturen aufbauen können. Gegenwärtig gibt es das Rad aus unterschiedlichen Atomen im Bild links nur als Computergrafik. Jeder Ball stellt ein eigenes Atom dar. Eines Tages können solche Bauteile vielleicht für richtige Minimaschinen gebaut werden, beispielsweise für sehr kleine Motoren, Pumpen oder Roboterarme.

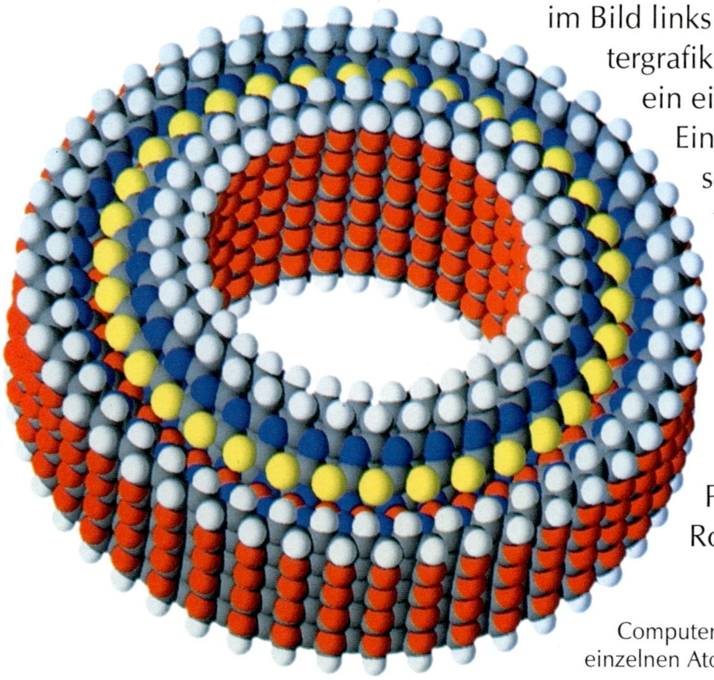

Computergrafik eines Rades aus einzelnen Atomen

Die Moleküle im unteren Teil der Bilder wurden von der Spitze eines Raster-Tunnelmikroskops zu einer Ringstruktur zusammengelegt.

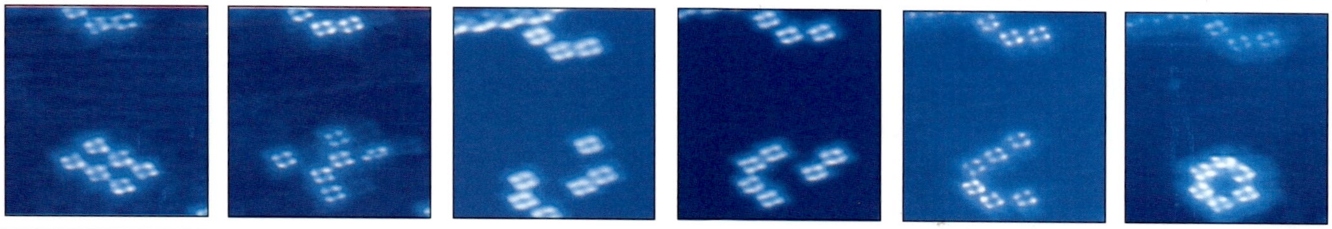

Atomschrift

Die Bilder auf dieser Seite sind alle mit einem Elektronenmikroskop aufgenommen worden. Sie zeigen die Anordnungen von Atomen, welche die Wissenschaft bisher schon erreicht hat. Wissenschaftler der Elektronikfirma IBM produzierten dieses Firmenlogo mit den Atomen des Edelgases Xenon.

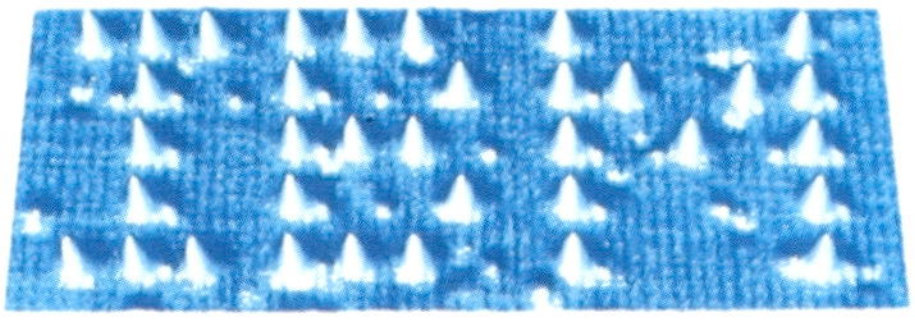

Jede Spitze ist ein einzelnes Atom.

Unten steht das japanische Wort für Atom. Auch dieses wurde von IBM-Wissenschaftlern hergestellt, wobei sie Eisenatome auf einem Kupfer-Hintergrund verwendeten.

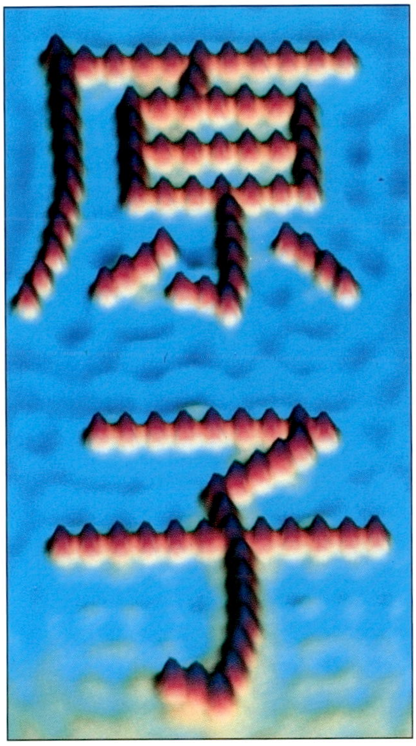

Das japanische Wort für »Atom«

Atomrechner

Das Falschfarbenbild rechts in der Mitte zeigt einen atomaren Abakus, der einzelne Moleküle zum Zählen verwendet.

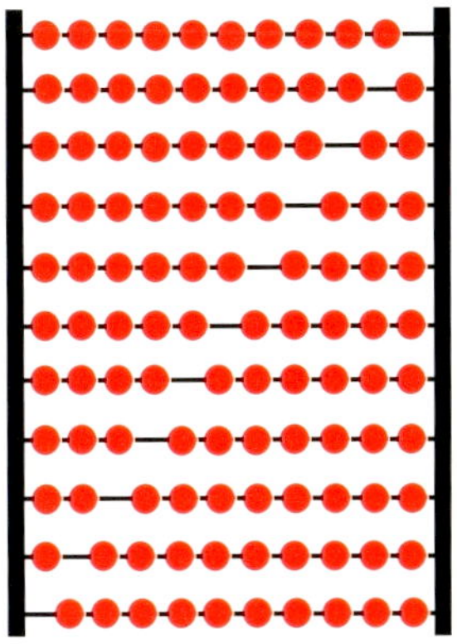

Diese Zeichnung zeigt, wie ein echter Abakus die Zahlenfolge Zehn bis Null darstellen würde.

Kohlenstoffbälle

Jeder Zähler besteht aus 60 Kohlenstoff-Atomen, die in Löchern auf einer Kupferoberfläche liegen.
Die Zähler können mit der Spitze eines Raster-Tunnelmikroskops von Loch zu Loch bewegt werden.

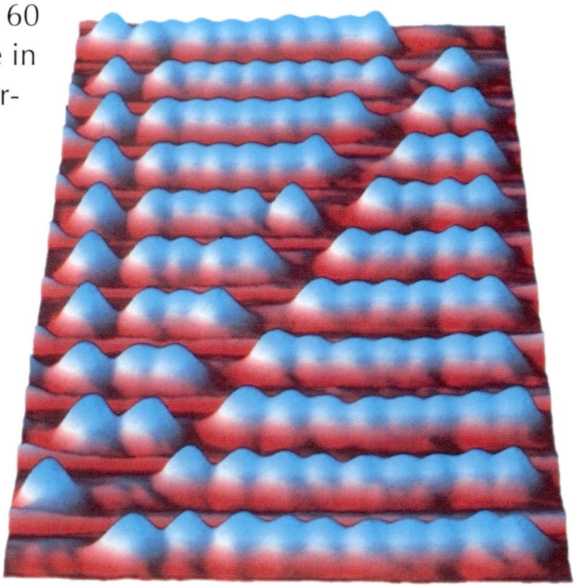

Rechen-Abakus aus Molekülen mit den Zahlen Null bis Zehn. Jeder Zähler ist weniger als ein Nanometer (ein Millionstel eines Millimeters) groß.

Kristallgitarre

Diese Gitarre wurde aus einem Silizium-Kristall hergestellt – das Material, aus dem man auch Computerchips fertigt. Sie hat etwa die Größe einer menschlichen Zelle. Jede Saite ist etwa ein Tausendstel so dick wie ein menschliches Haar. Der Grund, warum sich Wissenschaftler überhaupt mit solchen Problemen befassen, ist die Erforschung und Entwicklung von Verfahren, mit denen man sehr kleine Maschinen bauen kann.

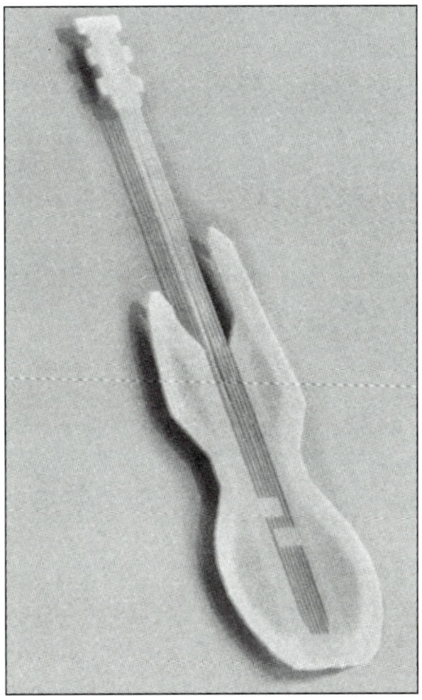

Die Gitarre wurde 1996 an der Cornell University in New York gebaut.

Auf in die Nanozukunft?

Gegenwärtig befasst sich die nanotechnologische Forschung mit Vorhaben, die schon bald zum Einsatz kommen könnten.
Wissenschaftler arbeiten daran, viel kleinere Chips herzustellen, als sie im Augenblick in Gebrauch sind.
Andere aktuelle Forschungsgebiete sind die Konstruktion leichtgewichtiger Raumfahrzeuge (die beim Abheben von der Erde weniger Treibstoff benötigen), der Bau von Hörhilfen, die bequem in den Gehörgang passen, oder die Entwicklung winziger Bauteile für militärische Zwecke, z. B. Spionageflugkörper.

Weiter und weiter?

Die begeisterten Verfechter der Nanotechnologie sehen für dieses neue Gebiet noch aufregendere Entwicklungsmöglichkeiten. Sie sagen z. B. die Erfindung winziger, komplexer Nanomaschinen voraus, wie sie unten zu sehen sind.

Nachbau der Natur

Einige Wissenschaftler glauben, dass sie die Natur kopieren können, wenn sie erst gelernt haben, wie diese auf der mikroskopischen Ebene wirklich funktioniert. Dann ließen sich Nanomaschinen entwickeln, die Grundstoffe wie Wasser, Luft, Boden verwenden könnten, um sich wie Pflanzen selbst nachzubauen.

Mögliche Grenzen

Die meisten Wissenschaftler glauben jedoch nicht, dass es möglich sein wird, solche komplexen Nanomaschinen nachzubauen. Sie vergleichen die extremen Voraussagen für die Nanotechnologie mit den fantastischen Träumen mancher Zeitgenossen in den sechziger Jahren. Damals stellte man sich vor, weit entfernte Planeten zu besiedeln oder Computer zu bauen, die wie Menschen denken können. Das Schlimmste von allem, sagen die Zweifler, wären vermehrungsfähige Maschinen, die außer Kontrolle geraten. Das könnte zu äußerst bedrohlichen Situationen führen, wenn Nanomaschinen sich vermehren wie Krebszellen und alles verschlingen, was ihnen im Weg steht.

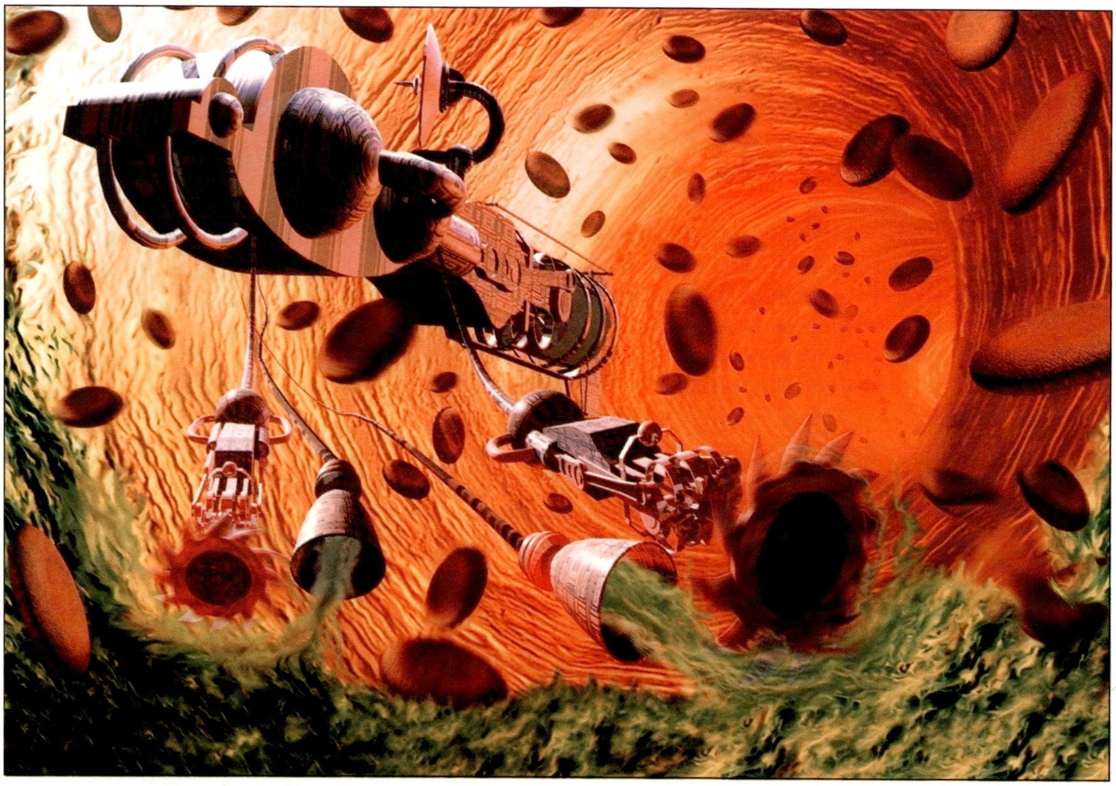

Eine künstlerische Vorstellung von Nanomaschinen in der Zukunft: Ein kleines Gerät, einem U-Boot ähnlich, fährt durch eine menschliche Schlagader und reinigt sie von schädlichen Ablagerungen (grün).

Vergangenheit und Gegenwart

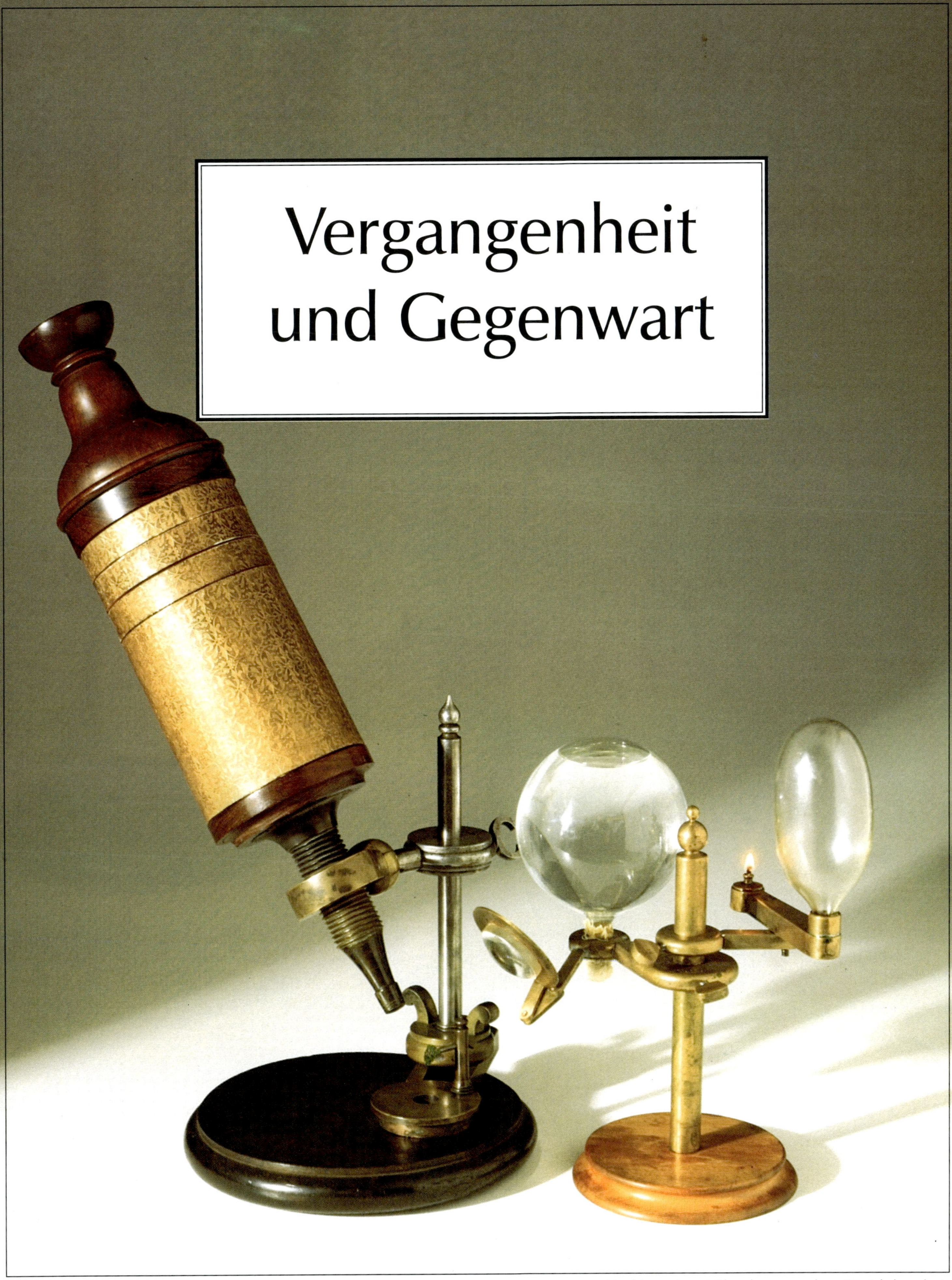

Nachbau eines Mikroskops aus dem 17. Jahrhundert

Frühe Mikroskope

Im frühen 17. Jahrhundert begann die Entwicklung des Mikroskops. Es ist nicht die Erfindung einer einzigen Person; vielmehr tauchten etwa gleichzeitig mehrere verschiedene Bautypen auf. Diese Konstruktionen waren noch unvollkommen, verhalfen aber zu grundlegenden Entdeckungen.

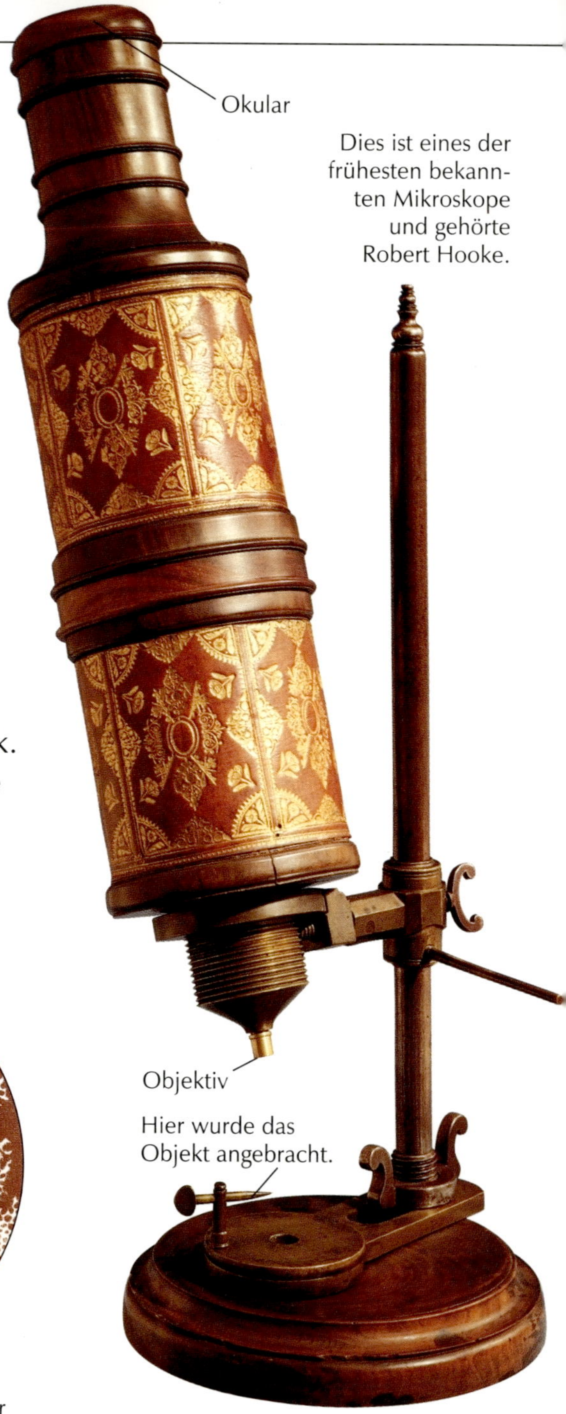

Dies ist eines der frühesten bekannten Mikroskope und gehörte Robert Hooke.

Robert Hooke

Das Bild der Brennhaare einer Brennnessel zeichnete der englische Wissenschaftler Robert Hooke, es erschien in seinem Buch »Micrographia«, das er 1665 veröffentlichte. Es enthält Zeichnungen verschiedener Objekte, die er mit dem Mikroskop untersucht hatte. Er beschäftigte sich mit Läusen, Pflanzenzellen, Pilzen und Schneeflocken.

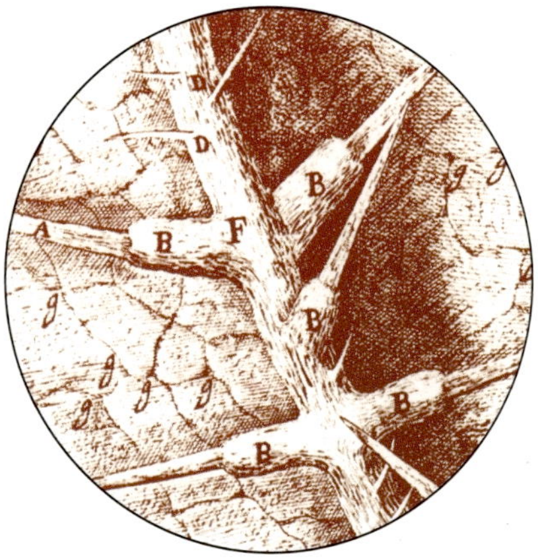

Hooke zeichnete diese Ansicht der Brennhaare einer Brennnessel.

Mit seinem Mikroskop entdeckte er auch, warum Brennnesseln Brennen verursachen, denn er sah, wie der Giftstoff in seinen Finger übertrat.

Unten siehst du Hookes Zeichnung von Flaschenkork. An diesem Objekt entdeckte er die Zelle – den Baustein, aus dem alle Lebewesen zusammengesetzt sind.

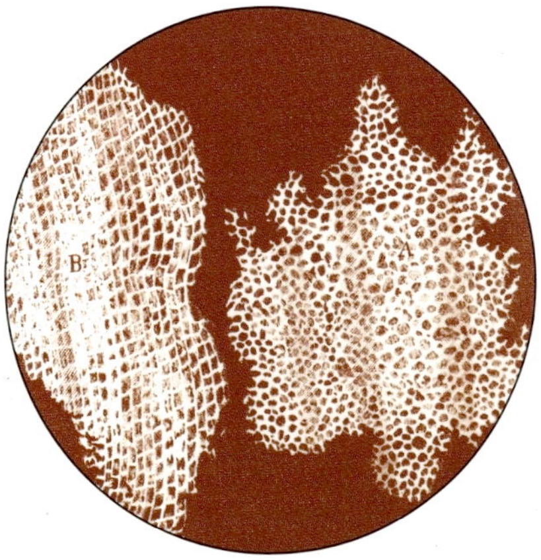

Von Hooke gezeichnete Korkzellen. Er war der Erste, der den Begriff Zelle auf die »Kämmerchen« anwendete, aus denen alle Lebewesen bestehen.

Hookes Flohdarstellung ist fast so exakt wie das Bild eines modernen Mikroskops auf Seite 52.

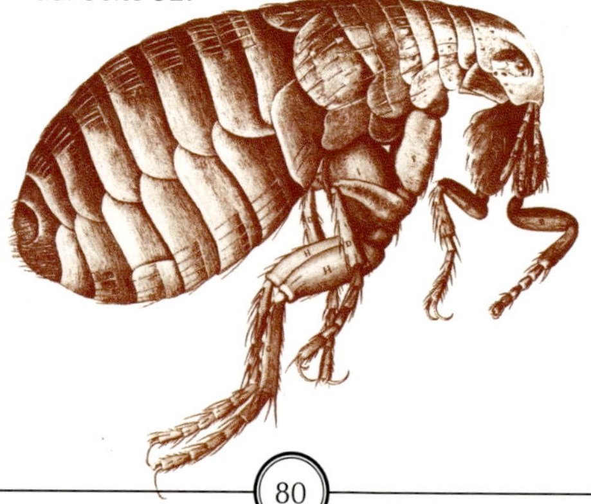

Hookes Mikroskop

Hooke fertigte seine Zeichnungen bei der Arbeit mit einem Mikroskop an, wie es das Bild oben zeigt. Es hatte drei Linsen zur Vergrößerung. Als Lichtquelle diente eine Öllampe. Das Licht wurde durch wassergefüllte Glaskugeln zu einem hellen Fleck gebündelt (siehe S. 79).

Ein »Tropfoskop«

Du kannst dir leicht ein Mikroskop bauen, das ähnliche Abbilder liefert wie die früheren Instrumente. Dazu verwendest du einen Wassertropfen als Linse. Du brauchst einen dünnen Nagel, Bleistift, Karton, ein Stück Plastikfolie, Klebeband und Knetgummi.

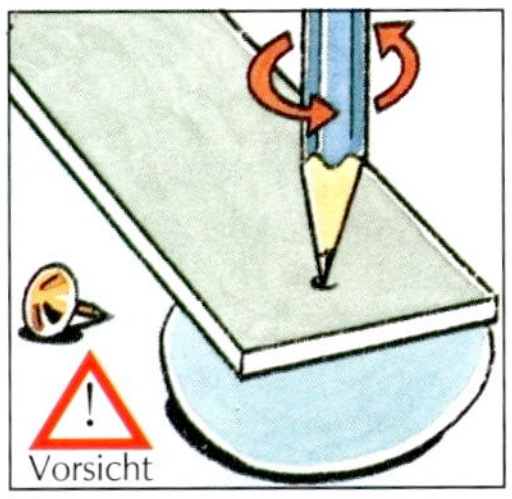

1. Lege den Karton auf Knetgummi, bohre mit dem Nagel ein Loch hinein. Vergrößere das Loch mit dem Bleistift.

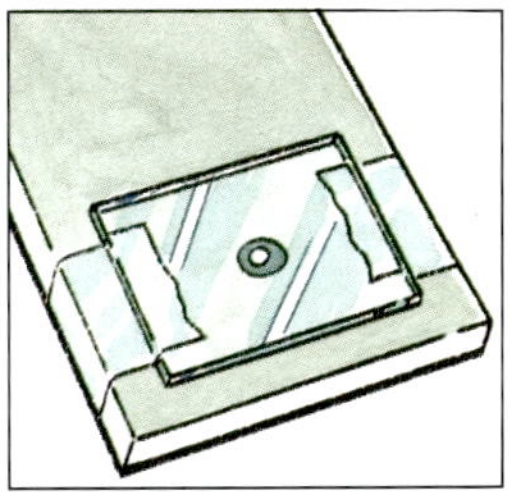

2. Entferne die Knetmasse. Lege ein Stück klare Plastikfolie über das Loch und befestige sie mit Klebeband.

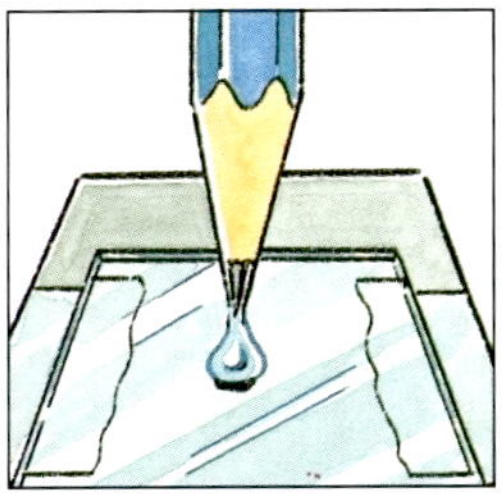

3. Tauche den Bleistift kurz in Wasser und übertrage einen Wassertropfen auf das Loch.

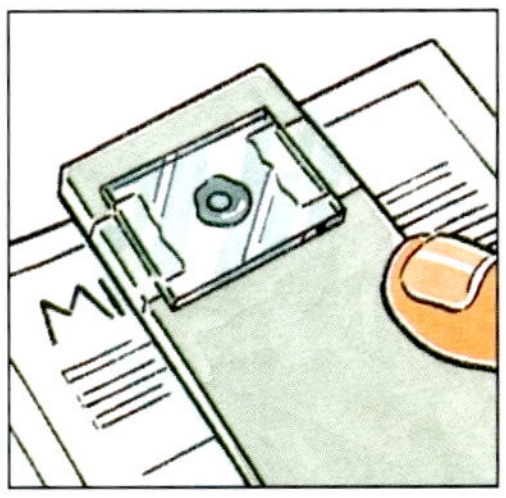

4. Halte dein »Tropfoskop« dicht über diese Seite. Die Buchstaben sollten jetzt deutlich vergrößert erscheinen.

Trübe Bilder

Die Linsen in den frühen Mikroskopen hatten noch nicht die Qualität wie die heutigen optischen Gläser. Sie ergaben Abbildungen, die häufig verzerrt waren oder an den Rändern breite Farbsäume aufwiesen.

Erstaunlich genau

Trotz solcher Schwierigkeiten beweisen die Bildbeispiele dieser Doppelseite, dass die frühen Beobachter sehr genau arbeiteten. Es gab jedoch auch andere Fälle! Vergleiche beispielsweise die rechts wiedergegebene Zeichnung einer Samenzelle mit deren elektronenmikroskopischem Bild auf Seite 31. Diese Abbildung stammt von dem niederländischen Mikroskopbauer Nicolaas Hartsoeker. Er war überzeugt, dass Samenzellen winzige Babys enthalten.

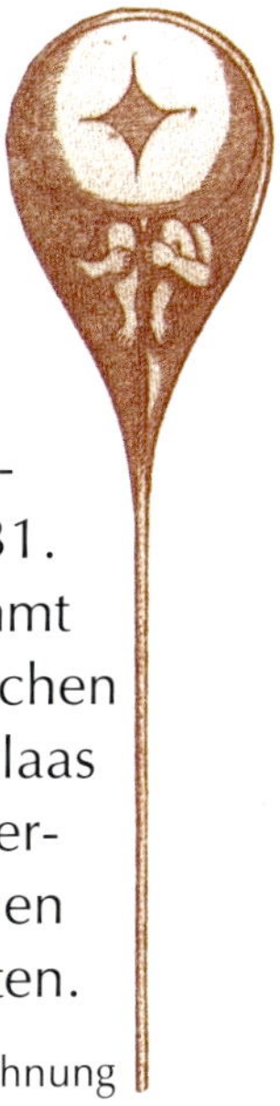

Hartsoekers Zeichnung

Einfache Ausstattung

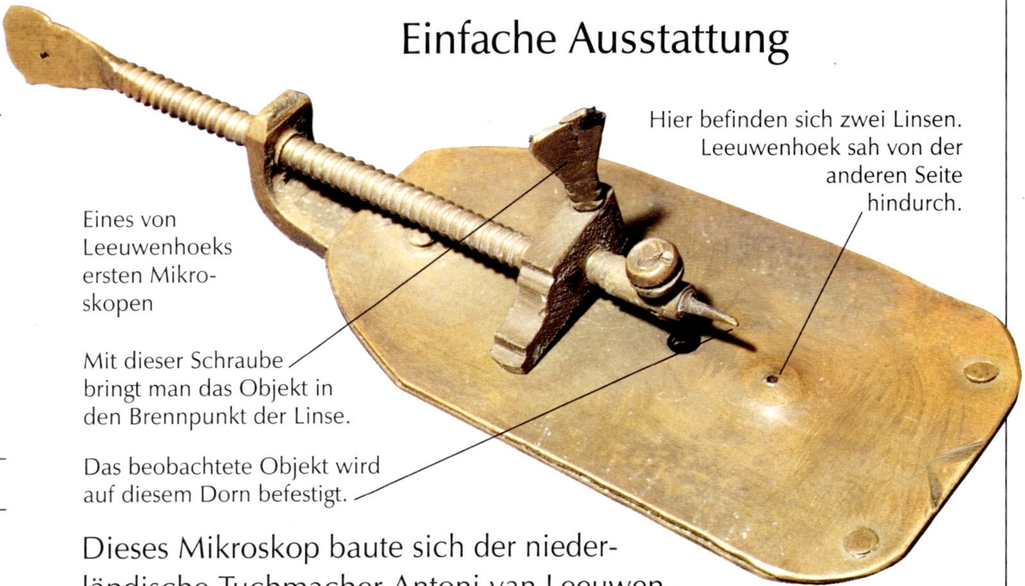

Eines von Leeuwenhoeks ersten Mikroskopen

Hier befinden sich zwei Linsen. Leeuwenhoek sah von der anderen Seite hindurch.

Mit dieser Schraube bringt man das Objekt in den Brennpunkt der Linse.

Das beobachtete Objekt wird auf diesem Dorn befestigt.

Dieses Mikroskop baute sich der niederländische Tuchmacher Antoni van Leeuwenhoek im Jahre 1686. Mit dem einfachen Gerät entdeckte Leeuwenhoek viele kleine Strukturen, die zuvor noch niemand gesehen hatte, beispielsweise Blutkörperchen und Bakterien. Letztere fand er zum ersten Mal im weißlichen Zahnbelag.

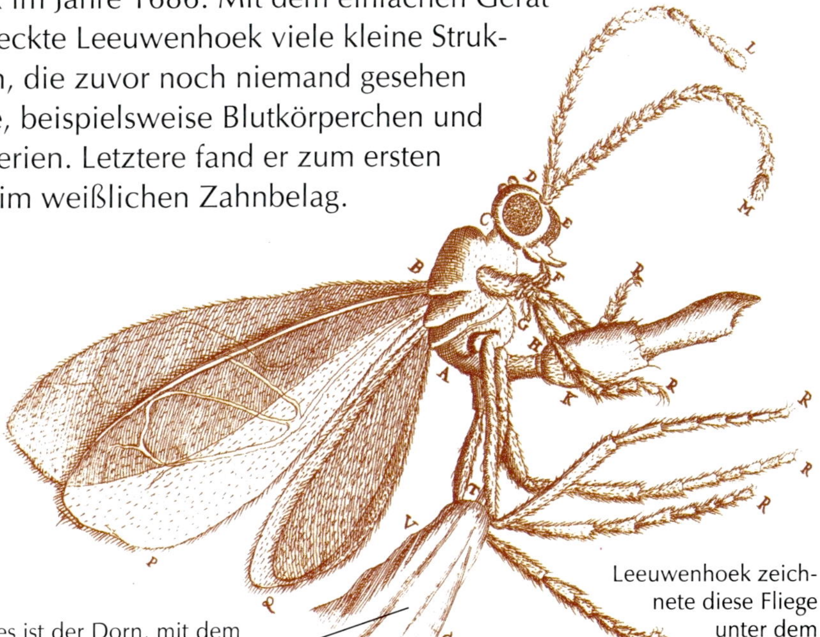

Dies ist der Dorn, mit dem Objekte am Mikroskop befestigt wurden.

Leeuwenhoek zeichnete diese Fliege unter dem Mikroskop ab.

Im Kampf gegen Keime

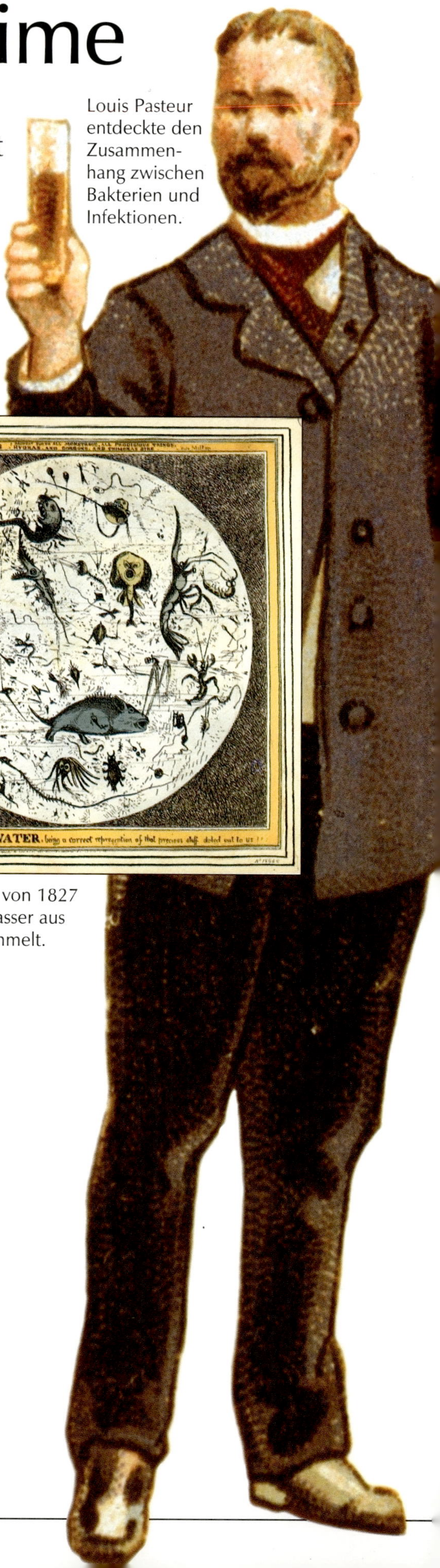

Louis Pasteur entdeckte den Zusammenhang zwischen Bakterien und Infektionen.

Die Linsen früherer Mikroskope waren noch nicht sehr leistungsfähig und vergrößerten höchstens 200fach. Im frühen 19. Jahrhundert gab es dann fast 2 000fache Vergrößerungen. Mit der Erfindung des Elektronenmikroskops 1931 wurden Vergrößerungen bis 1 000 000fach möglich.

Durchbruch

Joseph Lister entwickelte neben einigen anderen Forschern im 19. Jahrhundert deutlich verbesserte Mikroskope.
Im Jahre 1830 stellte Lister Glaslinsen her, die schon sehr klare und deutliche Bilder der untersuchten Objekte lieferten. Mit solchen Linsen konnte er Objekte bei viel stärkeren Vergrößerungen beobachten, als sie mit den früheren Mikroskopen möglich waren.

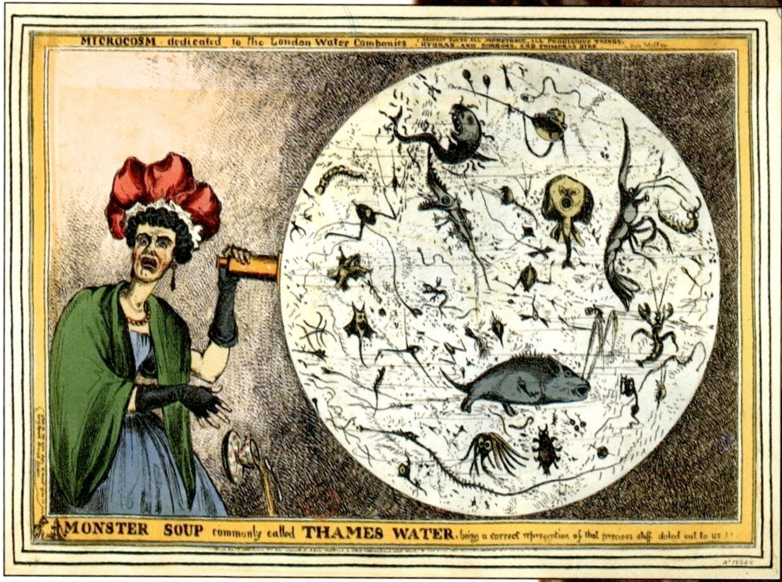
MICROCOSM dedicated to the London Water Companies
MONSTER SOUP commonly called THAMES WATER, being a correct representation of that precious stuff doled out to us!!!

Die englische Lady in dieser Zeichnung von 1827 betrachtet durch ein Mikroskop Trinkwasser aus der Themse, in dem es von Keimen wimmelt.

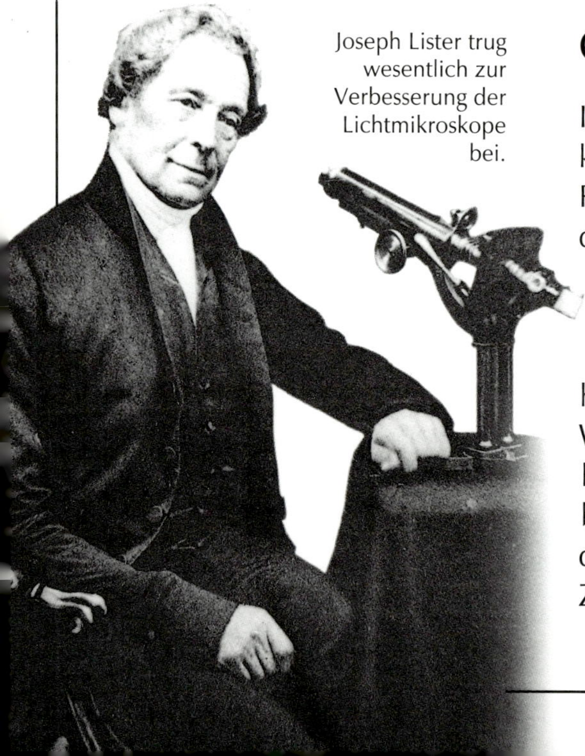

Joseph Lister trug wesentlich zur Verbesserung der Lichtmikroskope bei.

Gefährliche Bakterien

Im frühen 19. Jahrhundert erkannten Wissenschaftler wie Robert Koch und Paul Ehrlich die Verbindung zwischen Bakterien und Krankheiten. Auch in der Öffentlichkeit wurde bekannt, dass Krankheitserreger von unreinem Wasser übertragen werden können. Die von Lister verbesserten Mikroskope trugen dazu bei, dass man diesen Zusammenhang erkannte.

Louis Pasteur

Der französische Arzt und Mikrobiologe Louis Pasteur lebte im 19. Jahrhundert. Er verwendete ein Mikroskop, um zu beweisen, was viele andere Wissenschaftler längst vermutet hatten – dass winzige Keime Krankheiten von einem Lebewesen auf ein anderes übertragen.
Mit seinem Mikroskop entdeckte Pasteur außerdem, warum Milch, Bier und Wein sauer werden können. Er beobachtete, wie sich in diesen Flüssigkeiten winzige Bakterien stark vermehren und die Getränke verderben.

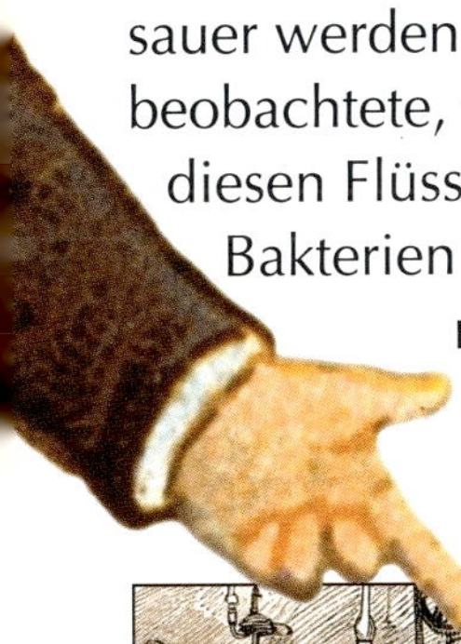

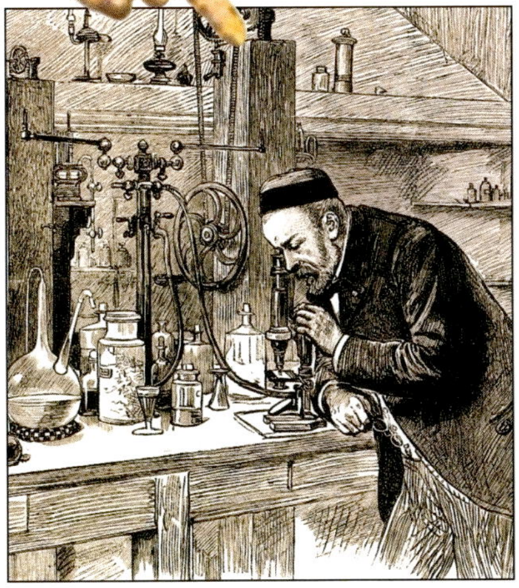

Pasteur kam Säure bildenden Bakterien auf die Spur, die Getränke verderben.

Pasteurisieren

Durch vorsichtiges Erhitzen, so fand Louis Pasteur heraus, kann man viele Bakterien in Getränken abtöten. Anschließend sind sie wesentlich länger haltbar. Diese Behandlung heißt Pasteurisieren.

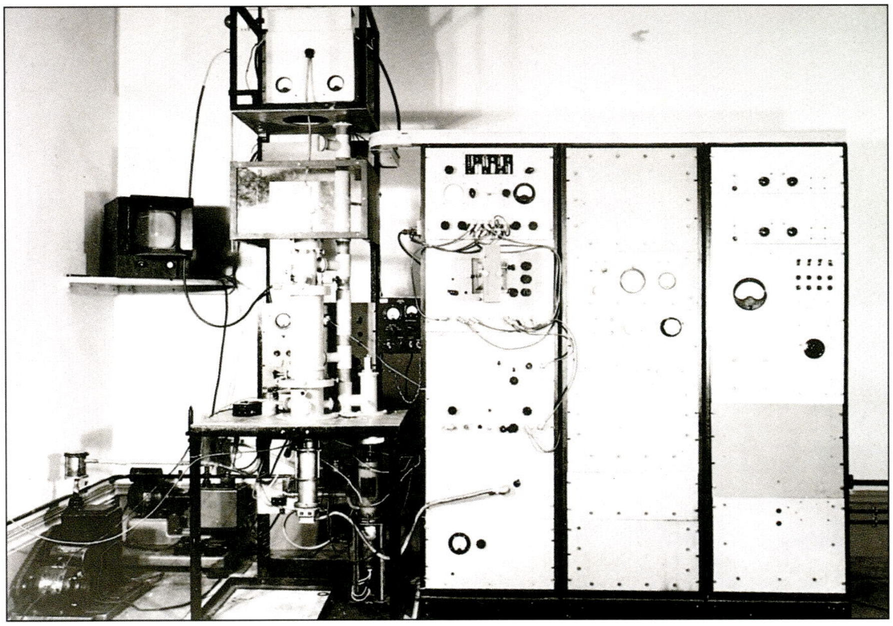

Frühe Version eines Elektronenmikroskops, gebaut in den 50er Jahren

Elektronen

1931 baute Ernst Ruska das erste Elektronenmikroskop. In Lichtmikroskopen ist sichtbares Licht der Informationsträger. Elektronenmikroskope verwenden Elektronen, winzig kleine Bauteile von Atomen (siehe auch Seite 9).

Kleinste Objekte

Die Elektronenmikroskope öffneten den Zugang in eine neue Welt. Nur mit diesen leistungsfähigen Instrumenten konnte man die kleinsten Objekte auf der Erde untersuchen, z. B. Viren oder Atome. Rechts siehst du eine der ersten Darstellungen eines Virus, die um 1950 mit einem Elektronenmikroskop gewonnen wurde. Im Lichtmikroskop kann man Viren nicht sehen.

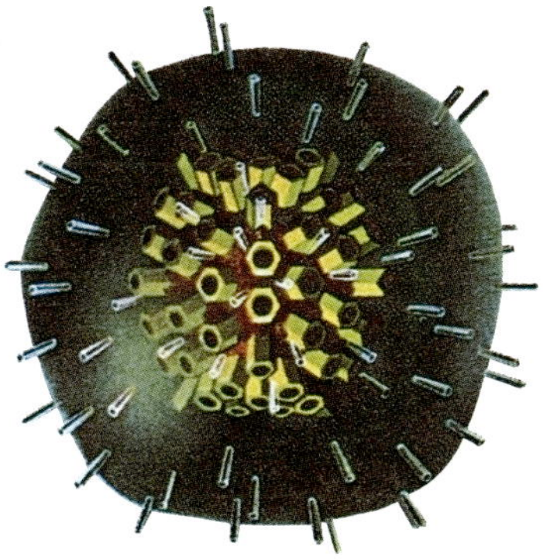

Dieses Virus verursacht Entzündungen.

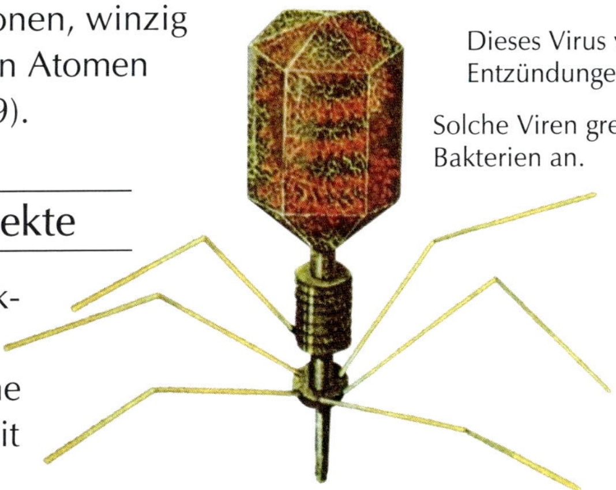

Solche Viren greifen Bakterien an.

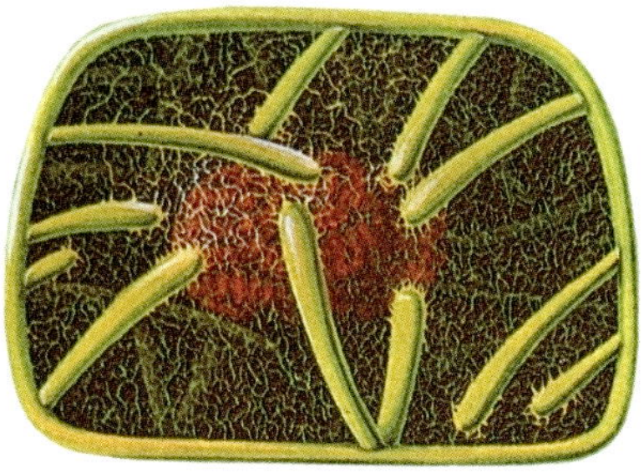

Frühes Bild des Windpockenerregers

Modernste Mikroskope

Erst im 20. Jahrhundert kamen unsere Möglichkeiten, Objekte stark zu vergrößern, gewaltig voran. Im 19. Jahrhundert standen ausschließlich Lichtmikroskope zur Verfügung. Obwohl auch diese Instrumente wesentlich verbessert wurden, arbeiteten sie grundsätzlich genauso wie die ersten Mikroskope aus dem Beginn des 17. Jahrhunderts. Lichtmikroskope leisten immer noch sehr gute Dienste. Heute können Wissenschaftler unter 40 verschiedenen Mikroskoptypen auswählen, um ein bestimmtes Problem zu bearbeiten. Diese Mikroskope arbeiten nach verschiedenen Verfahren.

Atombilder

Eines dieser neuen Instrumente ist das Raster-Tunnelmikroskop. Es ist so leistungsfähig, dass es Abbilder einzelner Atome erzeugen kann. Kontrolliert von einem Computer bewegt dieses Mikroskop eine extrem scharfe Spitze ganz nahe an eine zu untersuchende Oberfläche heran. Dann registriert es minimale elektrische Kräfte zwischen Spitze und Oberfläche und verwendet diese Messungen, um ein Profilbild des Objekts zu entwerfen. Ein Bild dieser Spitze und Darstellungen einzelner Atome findest du auf den Seiten 76 und 77.

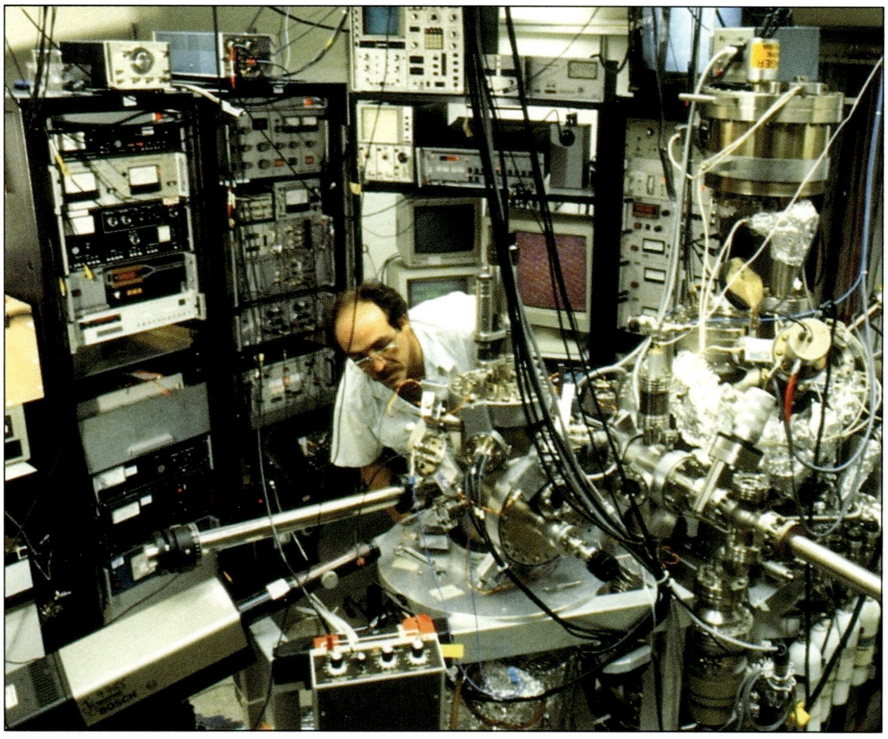

Ein Raster-Tunnelmikroskop: Das zu untersuchende Objekt befindet sich in der kleinen Kammer rechts oben. Man kann es auf den Computermonitoren betrachten.

Schall und Bild

Ein anderes modernes Untersuchungsinstrument ist das akustische Mikroskop. Es »schaut« seine Objekte, z. B. Metalloberflächen, mithilfe von Schallwellen an und kann diese auf kleine Bereiche von

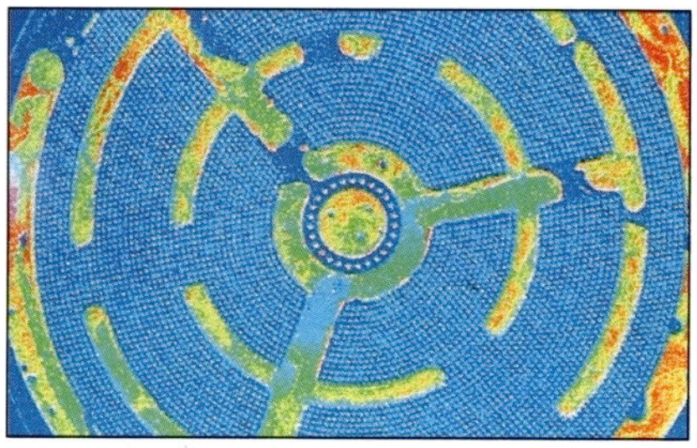

Schallwellen erzeugten dieses Bild einer Schraubenspitze.

etwa einem Millimeter Durchmesser bündeln. Das Bild oben wurde von einem akustischen Mikroskop aufgenommen. Es zeigt die Nahansicht einer Schraubenspitze aus einem Kernreaktor. Andere moderne Mikroskope arbeiten mit Röntgenstrahlen, Magnetfeldern oder Temperaturunterschieden. Die meisten modernen Hochleistungsmikroskope zeigen das Abbild des Objekts auf dem Bildschirm. Die Darstellung kann man elektronisch nachbearbeiten, um sie deutlicher zu machen. Viele Bilder in diesem Buch sind mit dem Computer gewonnen und verbessert worden. Außerdem wurden sie eingefärbt, damit man ihren Inhalt besser erkennt.

Praktische Hinweise

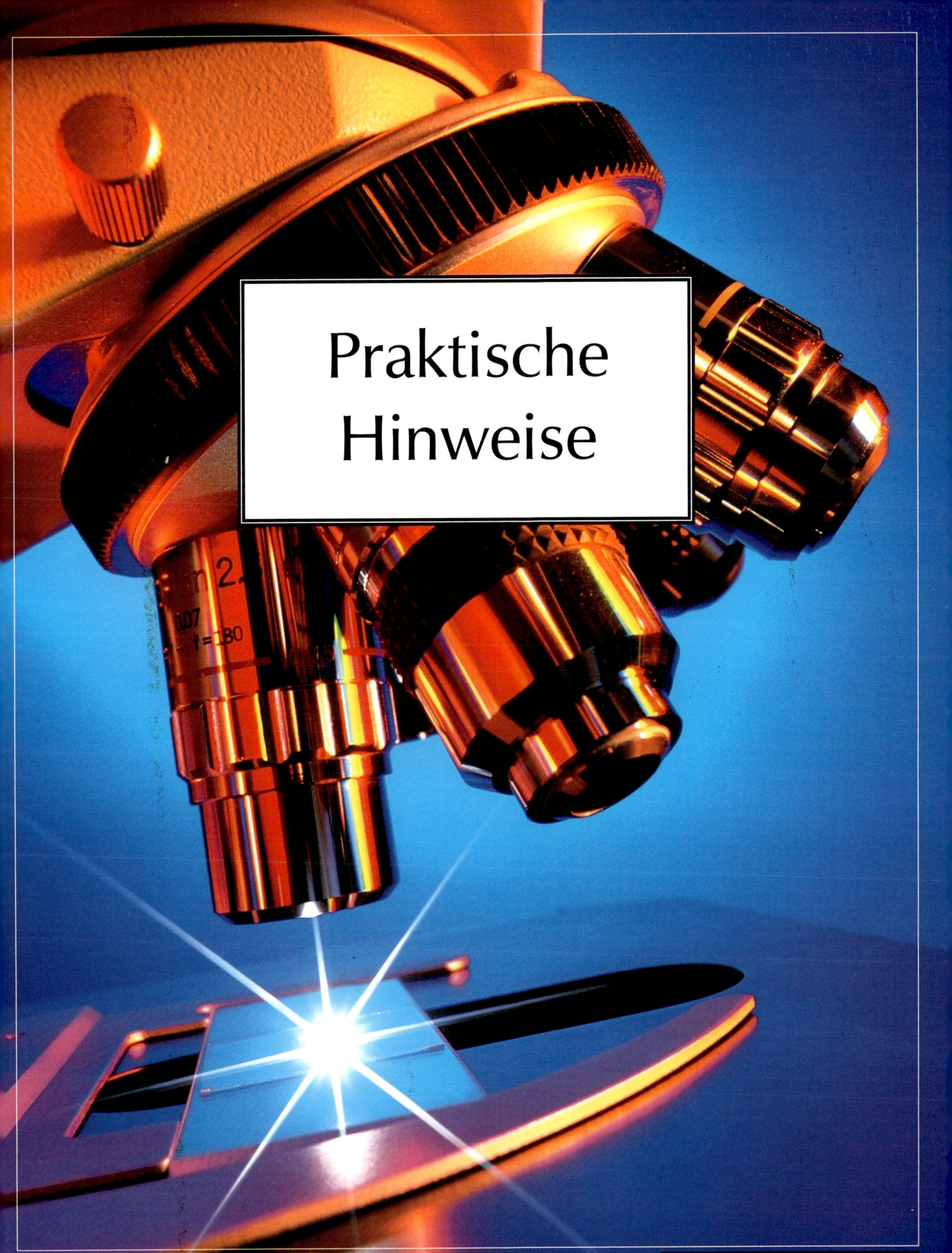

Objektive eines modernen Lichtmikroskops

Ein Mikroskop kaufen

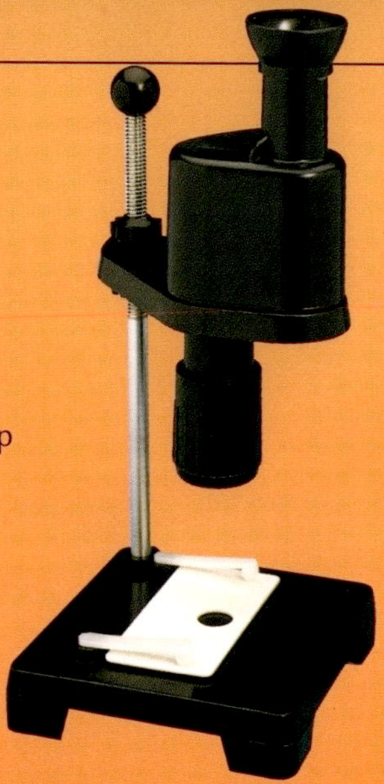

Einfaches Mikroskop

Wenn du Spaß daran findest, dir die mikroskopische Welt zu erobern, möchtest du sicher gerne ein eigenes Mikroskop besitzen. Alle hier vorgestellten Instrumente sind Lichtmikroskope und arbeiten ähnlich wie das auf Seite 8 abgebildete. Der Fachhandel bietet verschiedene Modelle an.

Was man kauft

Als Anfänger brauchst du noch kein teures Mikroskop. Es ist viel besser, ein ausbaufähiges Basismodell von guter Qualität zu erwerben. Später kannst du mit Zubehör wie verschiedenen Okularen oder stärker vergrößernden Objektiven nachrüsten.

Solide Geräte

Ein solides Mikroskop mit gut auflösender Optik bietet dir wesentlich bessere Ergebnisse als ein Billiginstrument, das damit wirbt, 600- oder gar 1000fach zu vergrößern. Die Qualität der Linsen und die Mechanik der Billigangebote lassen fast immer zu wünschen übrig. Meist liefern sie unklare oder verzerrte Bilder.

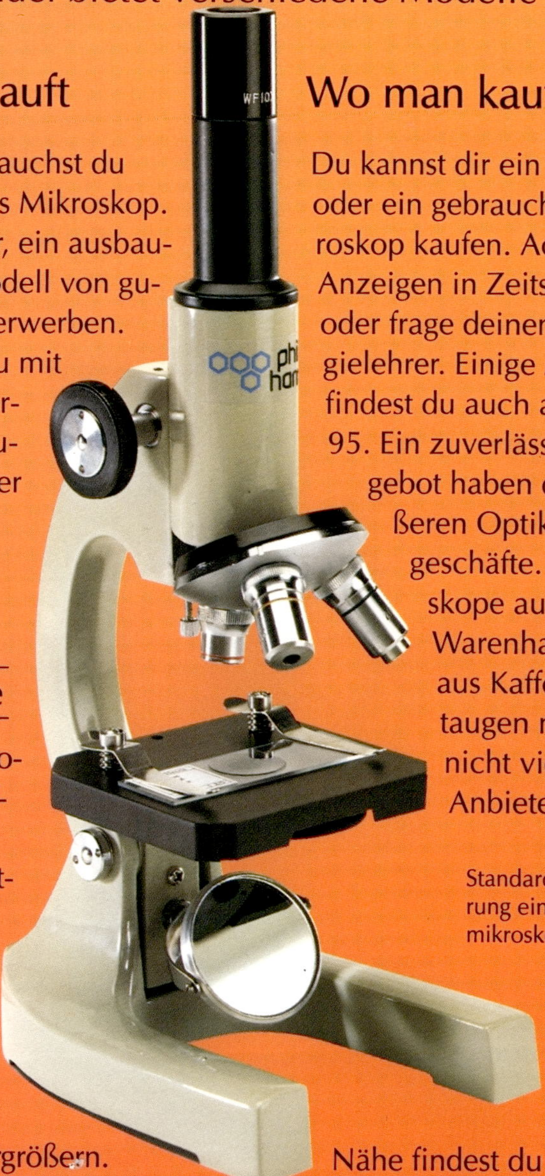

Standardausführung eines Lichtmikroskops

Wo man kauft

Du kannst dir ein neues oder ein gebrauchtes Mikroskop kaufen. Achte auf Anzeigen in Zeitschriften oder frage deinen Biologielehrer. Einige Adressen findest du auch auf Seite 95. Ein zuverlässiges Angebot haben die größeren Optik-Fachgeschäfte. Mikroskope aus dem Warenhaus oder aus Kaffeeläden taugen meist nicht viel. Einen Anbieter in der Nähe findest du über das Branchenbuch (unter »Optik«). Viele große Markenfirmen bieten im Internet an. Versuche es unter »Mikroskope« oder »Mikroskopie«.

Gute Qualität

Das Modell oben ist ein einfaches Mikroskop. Es ist nicht allzu teuer und liefert zufrieden stellende Qualität bei nicht allzu starker Vergrößerung. Meist gehört eine Lampe dazu, die von oben oder unten beleuchtet. Es ist leicht zu bedienen und eignet sich besonders für Anfänger.

Unterschiedlich groß

Vielleicht möchtest du gleich ein Standardmodell erwerben (siehe links). Es hat einen Revolver mit drei auswechselbaren Objektiven, um Objekte in verschiedenen Vergrößerungen zu betrachten.

Licht von unten

Unten am Mikroskop ist ein Spiegel angebracht, mit dem man das Licht einer Schreibtischlampe auf das Objekt umlenken kann. Bei vielen Mikroskopen ist eine Leuchte im Fuß eingebaut. Diese Modelle sind etwas teurer.

Stereo sehen

Ein Stereomikroskop hat für jedes Auge ein eigenes Okular und ist so eigentlich ein Doppelmikroskop. Damit kannst du sogar räumlich sehen, denn jedes Auge betrachtet das Objekt unter einem geringfügig anderen Winkel. Obwohl die Vergrößerung nicht allzu stark ist (etwa 10- bis 35fach), können die Bilder faszinierend sein. Dieser Mikroskoptyp eignet sich besonders zur Beobachtung größerer Objekte, z.B. von Insekten, Blättern, Blüten, Gewebe, Federn, Münzen.

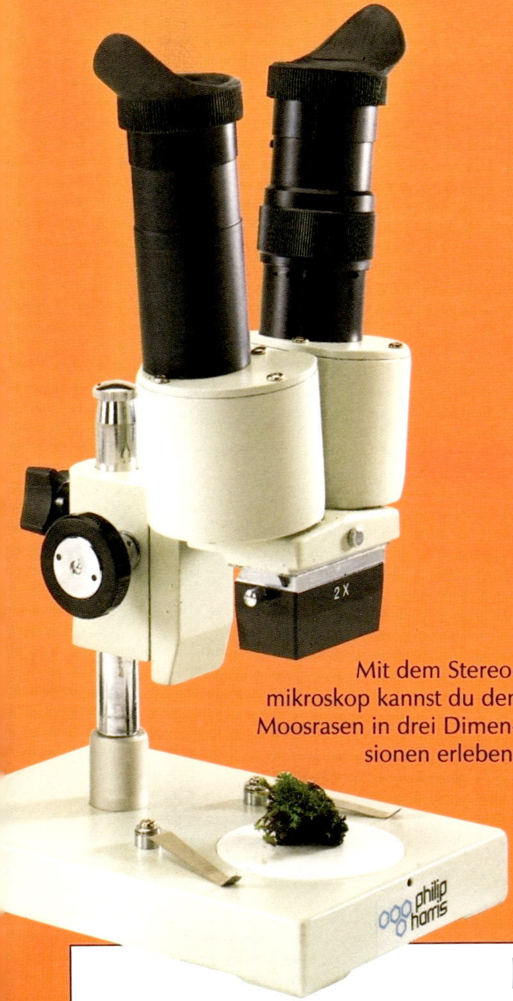

Mit dem Stereomikroskop kannst du den Moosrasen in drei Dimensionen erleben.

Zubehör

Bei vielen Lichtmikroskopen kann man zwischen mehreren Okularen und Objektiven unterschiedlicher Vergrößerung wählen. Achte darauf, dass du die passende Auswahl für ein Mikroskop triffst.

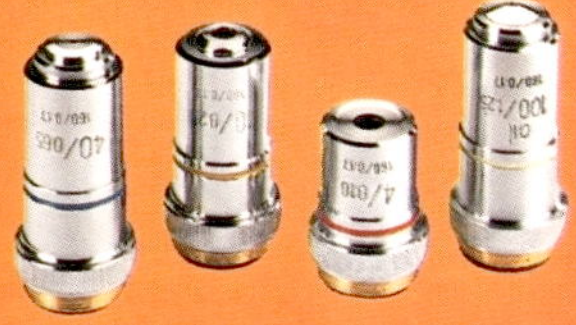

Alle Objektive passen auf das gleiche Mikroskop.

Draußen mikroskopieren

Taschenmikroskope wie das im Bild rechts sind leicht und so klein, dass man sie ins Gelände mitnehmen kann. Dieses Modell zeigt 80- bis 200fach vergrößerte Bilder von Objekten. Es verfügt sogar über eine kleine eingebaute Leuchte.

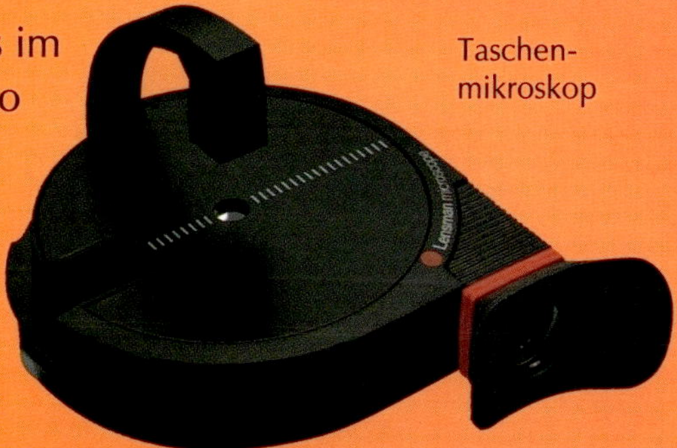

Taschenmikroskop

Die Pflege des Mikroskops

Um immer gute Beobachtungsergebnisse zu erzielen, musst du dein Mikroskop natürlich gut instand halten und pflegen.
Staub und Fettverschmutzung auf den Linsen liefern dir nur trübe, unklare Bilder. Beim Reinigen der Linsen musst du vorsichtig sein, damit sie von den Staubkörnchen keine Kratzer abbekommen. So kannst du dein Mikroskop vor dem Verstauben schützen:

1. Entferne Staub oder Fettbelag von den Linsen durch vorsichtiges Abwischen mit einem Brillenputztuch (vom Optiker oder Fotogeschäft) oder einem weichen Pinsel. Viele Fachgeschäfte bieten auch Blaspinsel an, mit denen man Staub wegpusten kann.

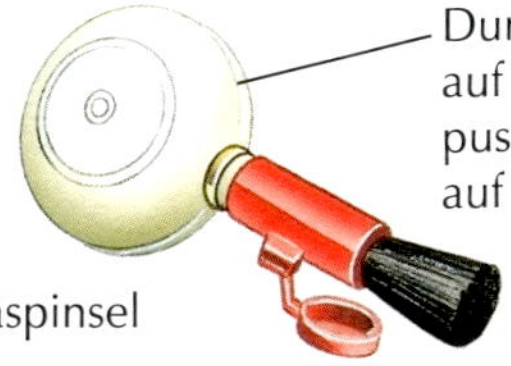

2. Lass immer ein Okular auf dem Tubus. Damit verhinderst du, dass Staubteilchen in den offenen Tubus fallen und sich dort festsetzen.

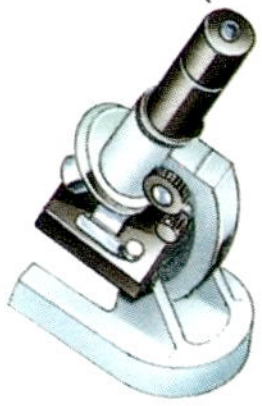

3. Stülpe bei längeren Pausen immer eine Staubschutzhülle übers Mikroskop.

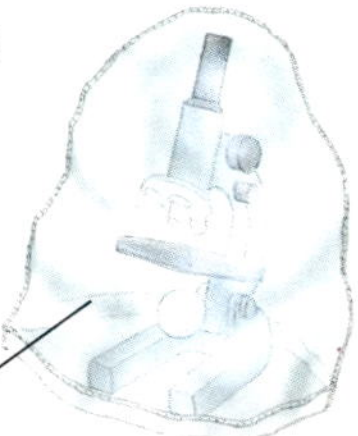

Die Ausrüstung

Hier findest du eine Zusammenstellung nützlicher Dinge für deine Arbeit mit dem Mikroskop. Manches davon erhältst du in der Drogerie oder Apotheke, anderes beim Fachhändler, der auch Mikroskope vertreibt. Für spezielle Artikel gibt es außerdem den Versandfachhandel (siehe S. 95).

① Messbecher
② Marmeladenglas mit durchlöchertem Deckel für Teich- und Tümpelwasser. Die Löcher lassen Luftsauerstoff hindurch, sodass die Kleinlebewesen im Wasser nicht ersticken.
③ Verschieden große Gläser mit Schraubverschluss zum Aufbewahren von Objekten
④ Linsenputztücher und Blaspinsel zum Reinigen der Mikroskopoptik
⑤ Deckgläser, die du auf deine Präparate legst, damit sie während der Beobachtung nicht austrocknen.
⑥ Ring- und ⑦ Hohlschliff-Objektträger zur Untersuchung kleiner Lebewesen im Wassertropfen. Beim Ring-Objektträger wurde ein kleiner Glasring auf einen Objektträger geklebt. Solche Glasringe kann man beim Fachhändler kaufen. Du kannst aber auch mit einem Klebstoff Ringe auftragen, die einen Wassertropfen festhalten.
⑧ Gewöhnlicher, flacher Objektträger im Standardformat 26 x 76 mm. Er wird für fast alle Objekte verwendet.
⑨ Objektmikrometer und
⑩ Okularmessplatte zur absoluten Größenbestimmung deiner Objekte
⑪ Farbstofflösungen (siehe S. 91)
⑫ Uhrglas oder flacher Behälter zum Präparieren kleiner Objekte
⑬ Petrischale aus Plastik zum einmaligen Gebrauch

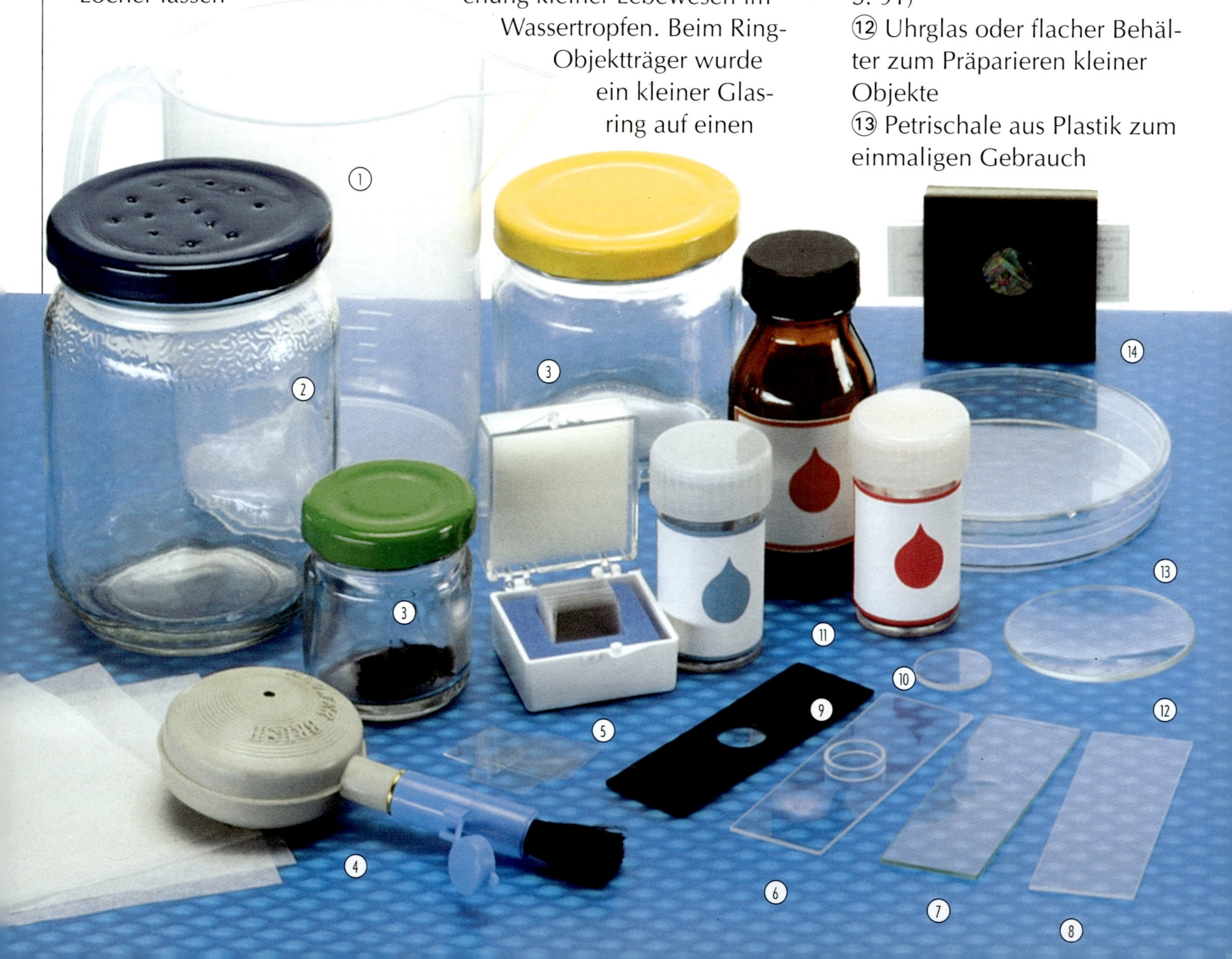

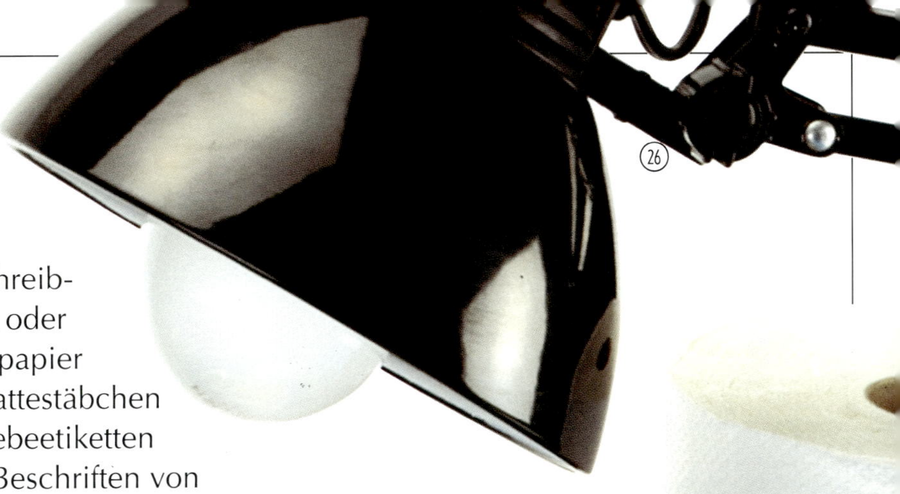

⑭ Polarspex: Dies ist ein einfaches und billiges Hilfsmittel zum Polarisieren von Licht. Zwei Stücke dünner Polarisationsfolie werden von steifem Karton gehalten. Wenn du hier Kristallproben einführst, kannst du die bunten Polarisationsfarben sehen.
⑮ Skalpell und scharfes Küchenmesser mit einer Schneidunterlage aus Hartplastik. Gehe mit scharfen Klingen immer sehr vorsichtig um!
⑯ Präpariernadeln im Holzgriff zum Ausrichten und Festhalten kleiner Objekte
⑰ Pinzetten. Du solltest möglichst eine feine, spitze und eine etwas kräftigere Pinzette mit stumpfen Enden haben.
⑱ Tropfpipette und Glasstab zum Übertragen von Flüssigkeiten auf den Objektträger
⑲ Schreibblock oder Notizpapier
⑳ Wattestäbchen
㉑ Klebeetiketten zum Beschriften von Objektträgern oder Petrischalen
㉒ Einweghandschuhe aus Kunststoff
㉓ Saugfähiges Papier, z. B. Küchenrolle, Papierhandtücher oder Taschentücher
㉔ Klebeband, Schere, ein weicher, dünner Malpinsel, Bleistift und Kugelschreiber
㉕ Desinfektionsmittel zum Reinigen von Objektträgern, Deckgläsern und Präparierbesteck
㉖ Schwenkbare Schreibtischlampe

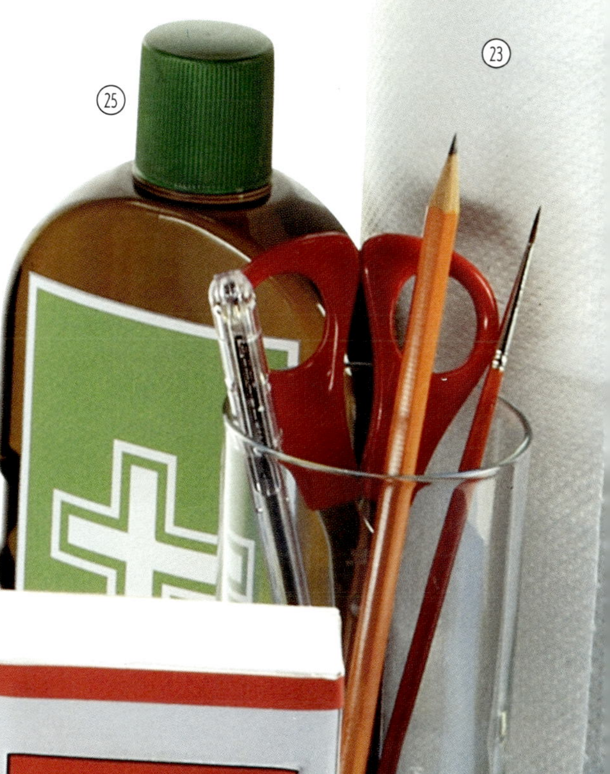

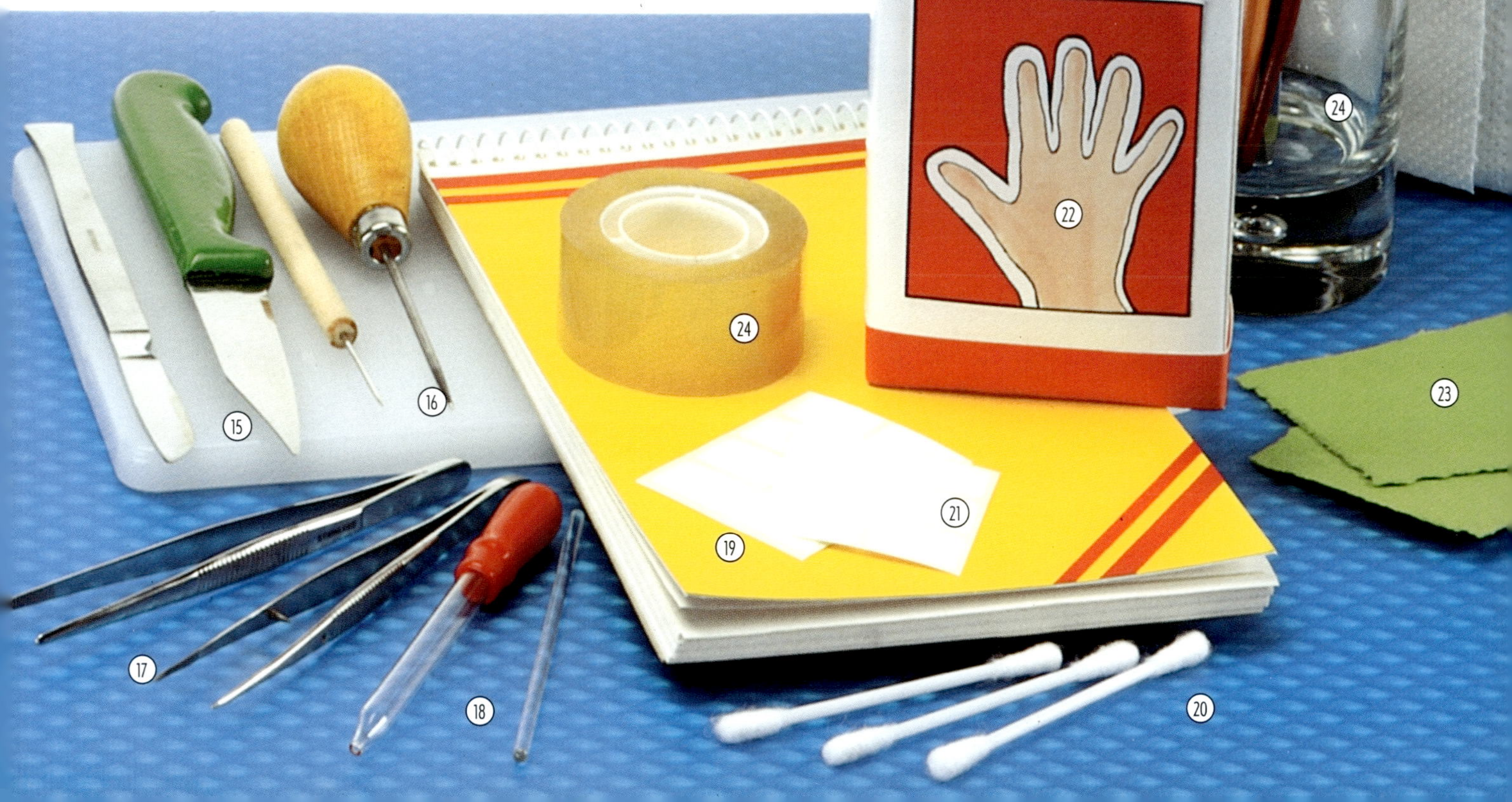

Fortgeschrittene Arbeitstechnik

Die meisten Experimente in diesem Buch sind leicht durchzuführen. Diese Seiten hier zeigen etwas aufwendigere Techniken. Dafür benötigst du ein paar Spezialteile aus dem Fachhandel (siehe S. 95).

Schnitte anfertigen

Dünnschnitte durch ein Objekt fertigt man am besten mit einem besonderen Werkzeug, dem Mikrotom, an. Dessen einfachste Ausführung heißt Handmikrotom. Damit kannst du dünne Querschnitte durch weichere Pflanzenteile wie Stängel und Blätter anfertigen.

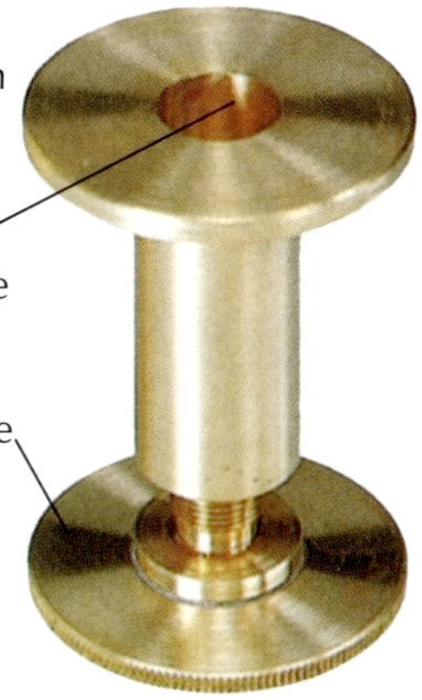

Du brauchst: Handmikrotom, Rasierklinge, einen etwa 2 cm langen Pflanzenstängel (z.B. von einer Tulpe), Möhre, Wasserschale und feinen Pinsel.

Warnung:
Rasierklingen sind scharf! Sei sehr vorsichtig bei der Arbeit mit dem Mikrotom!

Mit dem Mikrotom schneiden

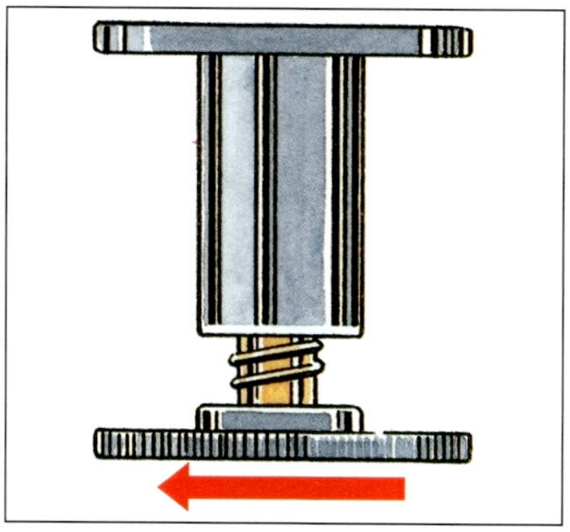

1. Halte das Mikrotom fest und drehe die Schraube in der Lochöffnung so weit wie möglich herunter.

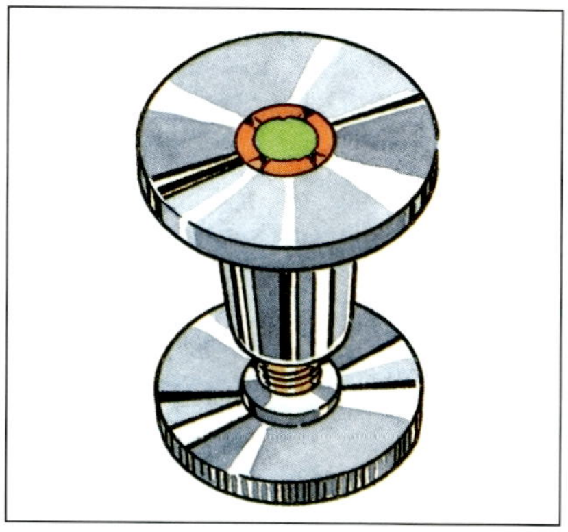

2. Lege dein Objekt oben in die Lochöffnung. Wenn das Objekt kleiner als die Bohrung ist, kannst du es mit Möhrenstreifen darin verkeilen.

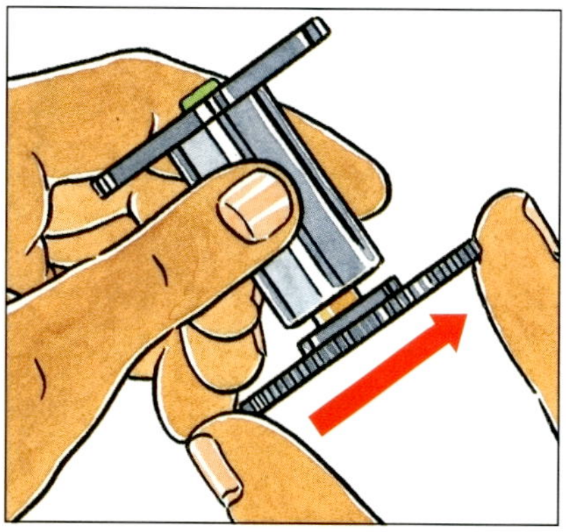

3. Drehe nun die Schraube vorsichtig im Uhrzeigersinn, damit sie dein Objekt langsam aus der Öffnung schiebt.

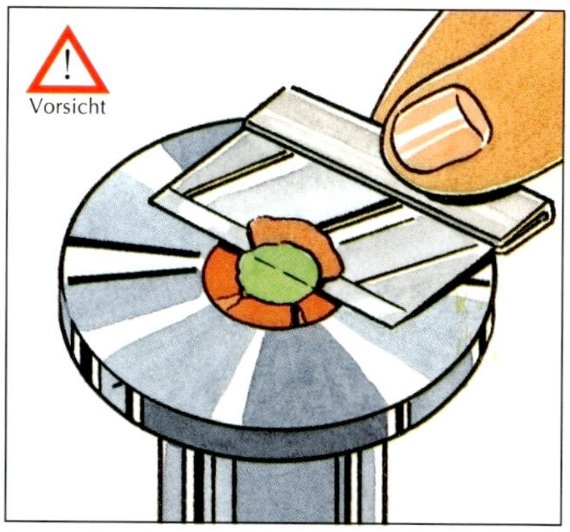

4. Schneide dann vorsichtig ein paar dünne Scheibchen ab. Ihre Dicke hängt davon ab, wie weit du die Schraube gedreht hast.

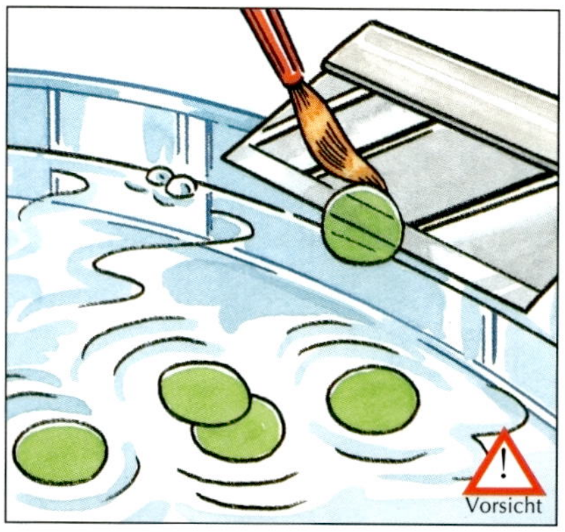

5. Nimm jedes Scheibchen mit dem Malpinsel von der Klinge und lege es in Wasser. Damit bleiben deine Schnitte bis zur näheren Untersuchung frisch.

Farbiges Licht

In farbigem Licht erkennt man Details besser. Stelle mit farbigen Zellophanbögen Farbfilter her.

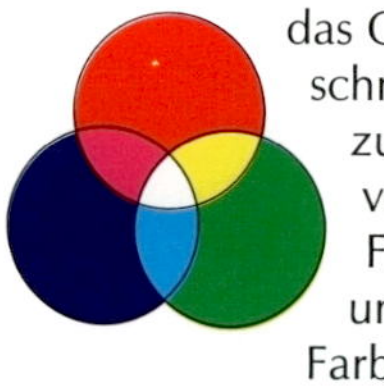

Halte Zellophan unter das Objektiv oder schneide es passend zum Spiegel. Mit verschiedenen Filtern erzeugst du unterschiedliche Farbeffekte.

Farbstoffe

Mit Farbstoffen kannst du bestimmte Bestandteile der Objekte besser erkennen. Zwei Färbemethoden stehen bereits auf den Seiten 41 und 43. Mit Lebensmittelfarbstoffen erscheinen helle und durchsichtige Objekte dichter. Andere Farbstoffe färben nur bestimmte Zellbestandteile an.

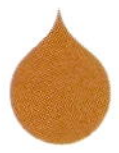

Jodlösung erhältst du als Jodtinktur in der Apotheke. Sie färbt Zellkerne bräunlich und das Zellplasma gelb. Alle Teile, die Stärke enthalten, färben sich mit Jodtinktur in Pflanzenzellen blauschwarz, in tierischem Gewebe braunrot.

Karmin gibt es als Lebensmittelfarbstoff unter verschiedenen Handelsnamen in der Drogerie oder im Supermarkt. Es färbt besonders gut den Zellkern an. Du kannst aber auch blaue oder rote Tinte verwenden.

Dauerpräparate

Zur längeren Aufbewahrung kannst du die rechts beschriebene Methode anwenden. Das Ergebnis ist ein Dauerpräparat von zumindest einigen Tagen Haltbarkeit. Du brauchst dazu Glyzerin und Gelatine, die du dir aus der Drogerie oder aus dem Supermarkt besorgst. Außerdem benötigst du Gummi arabicum (aus dem Bastelgeschäft) und etwas Nagellack.

Objekte einbetten

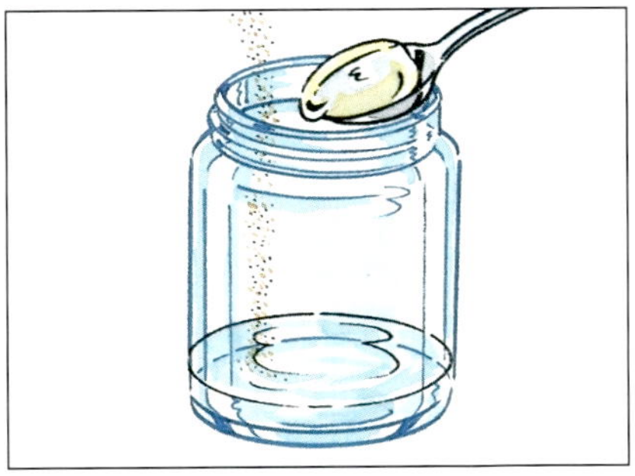

1. Gib ein Tütchen Gelatinepulver zu fünf Teelöffeln Wasser und fünf Teelöffeln Glyzerin in ein Glas.

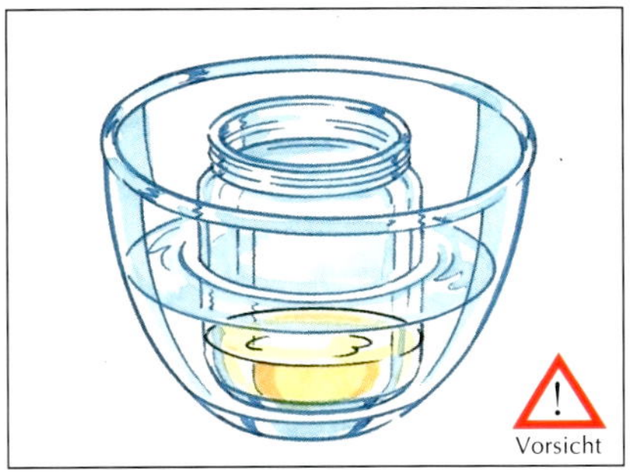

2. Stelle das Glas in eine größere Schale mit heißem Wasser und warte, bis sich die Gelatine aufgelöst hat. Verrühre sie mit der Glyzerin-Wasser-Mischung.

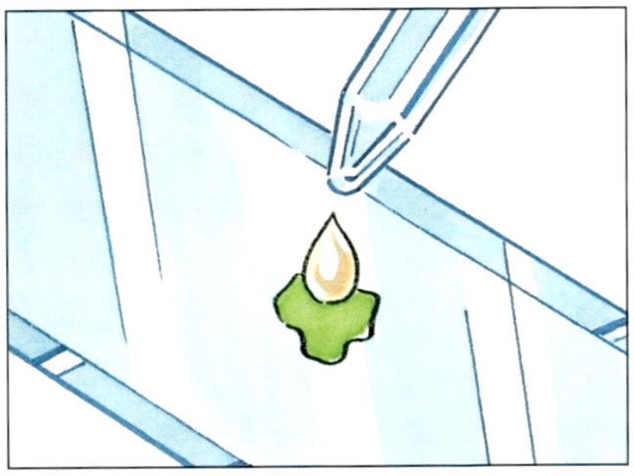

3. Lege dein Objekt auf den Objektträger und träufele drei Tropfen des warmen, flüssigen Gelatine-Gemischs darauf.

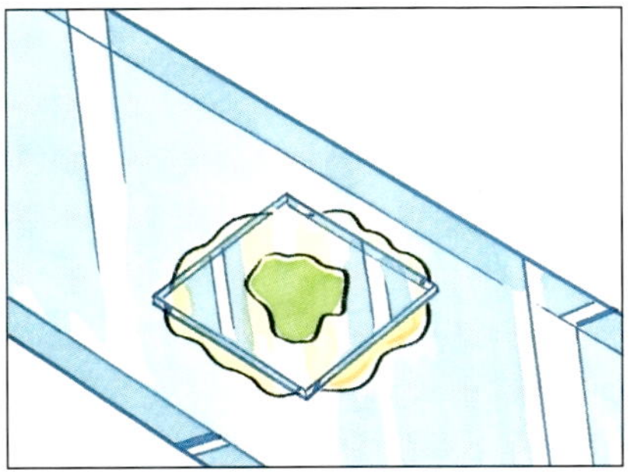

4. Lege ein Deckglas auf und lass die Gelatine erstarren. Vermeide Luftblasen unter dem Deckglas.

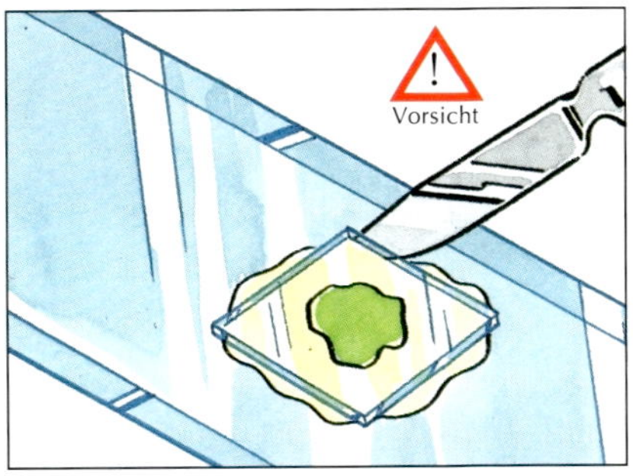

5. Entferne mit einem Messer oder Skalpell die überschüssige Gelatine, die unter dem Deckglas hervorgequollen ist.

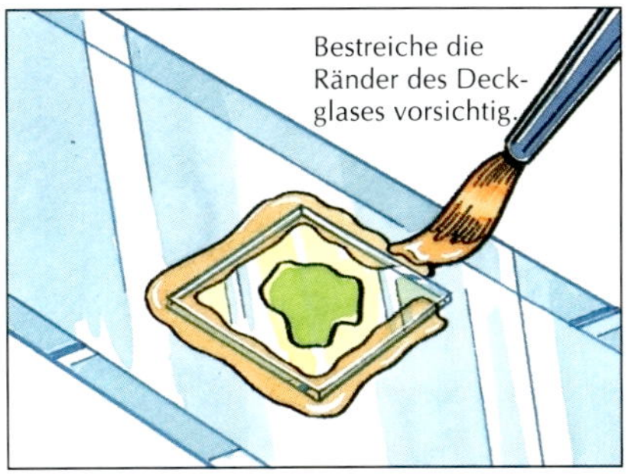

6. Ziehe mit dem Malpinsel einen Streifen Gummi arabicum entlang der Deckglasränder und lass ihn trocknen.

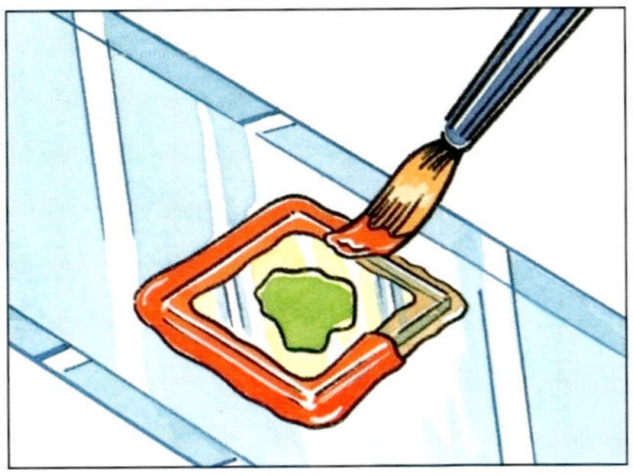

7. Dann trägst du rundherum einen Streifen Nagellack auf, der das Deckglas leicht überdeckt, wie es die Zeichnung zeigt. Lass den Nagellack trocknen.

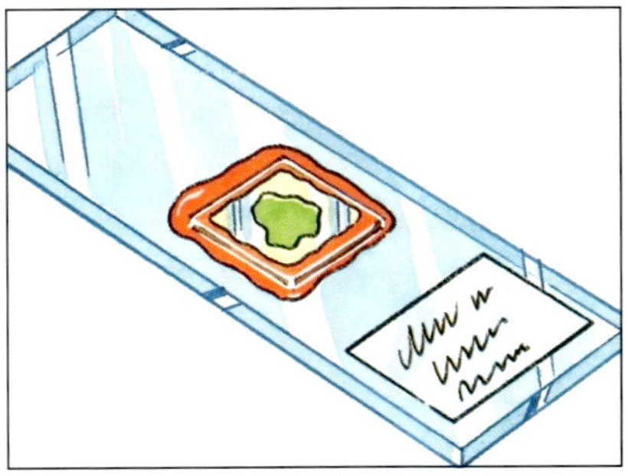

8. Beschrifte dein Präparat mit den nötigen Angaben: Woher stammt das Objekt, wann hast du es präpariert und womit wurde es gefärbt?

Glossar

Dieses Glossar erläutert die wichtigsten Begriffe, die dir begegnen, wenn du mit diesem Buch arbeitest.

Antibiotikum (Mehrzahl: Antibiotika) Arzneistoff aus Pilzen, der Bakterien abtötet.

Antikörper Von den weißen Blutzellen hergestellter Abwehrstoff, der Krankheitskeime unschädlich macht.

Atom Kleinster Bestandteil eines Stoffes, der noch alle typischen Merkmale aufweist. Alle festen, flüssigen und gasförmigen Stoffe der Welt bestehen aus Atomen.

Auflösung Genauigkeit, mit der die Linsen des Mikroskops ein vergrößertes Bild eines Objekts wiedergeben.

Bakterien (Einzahl: Bakterium) Manchmal auch Bazillen genannte, mikroskopisch kleine Lebewesen, die überall in der Natur vorkommen und auch auf dem Menschen oder im Menschen leben. Viele Bakterien sind harmlos, andere rufen Krankheiten hervor.

Binokular Besonderer Typ eines Lichtmikroskops, in den man mit beiden Augen hineinblickt, sodass man die Objekte bequemer betrachten kann.

Chromatische Aberration Technischer Fehler mancher Glaslinsen, die an den Objekträndern bunte Farbsäume zeigen.

Chromosomen Mikroskopisch kleine Bündel, die im Zellkern während der Zellteilung sichtbar werden. Auf den Chromosomen liegen die einzelnen Erbanlagen oder Gene.

DNS Kompliziert aufgebaute Substanz mit dem Namen Desoxyribonukleinsäure, aus denen die Chromosomen und Gene bestehen.

Dunkelfeldbeleuchtung Besondere Beleuchtungstechnik, die sehr gut die Einzelheiten durchsichtiger Objekte darstellt. Nur vom Objekt zurückgeworfenes Licht tritt in die Frontlinse des Objektivs ein und erzeugt ein Bild davon. Die Objekte erscheinen dabei leuchtend hell auf dunklerem Hintergrund.

Elektron Kleiner Baustein der Atome, wird im Elektronenmikroskop als Trägerstrahlung eingesetzt.

Elektronenmikroskop Spezielles, hochauflösendes Mikroskop, das Elektronen zur Erzeugung stark vergrößerter Bilder eines Objektes verwendet.

Feintrieb Drehknopf am Lichtmikroskop, mit dem man das Objekt zum Scharfeinstellen sehr langsam an die Frontlinse des Objektivs heranführt. Er dient der Feineinstellung (siehe auch Grobtrieb).

Fokus Brennpunkt. Wenn ein Objekt sich im Brennpunkt des Objektivs bzw. im Fokus befindet, wird es scharf abgebildet.

Gen Chemische Botschaft auf einem Chromosom, die der Zelle Betriebsanweisungen gibt. Sie sind damit für bestimmte Körpermerkmale wie Augen- oder Haarfarbe verantwortlich.

Gesamtvergrößerung Sie wird am Lichtmikroskop berechnet durch die Vergrößerung des Objektivs mal der Vergrößerung des Okulars (beispielsweise 40 x 10 = 400fach).

Gesichtsfeld Das gesamte hell erleuchtete Feld, das du im Mikroskop siehst.

Grobtrieb Drehknopf am Lichtmikroskop, mit dem man das Objekt zum Scharfeinstellen schnell an die Frontlinse des Objektivs heranführt (siehe auch Feintrieb).

Keim Mikroskopisch kleines Lebewesen wie ein Bakterium oder ein Pilz. Auch Viren, die keine Lebewesen sind, rechnet man zu den Keimen, da sie Krankheiten hervorrufen können.

Kristall Festes, regelmäßig aufgebautes Gebilde mit festgelegten Flächen und Kanten.

Legierung Eine Mischung aus zwei oder mehr Metallen bzw. von Metallen und Nichtmetallen.

Lichtmikroskop Mikroskop, das Glaslinsen und Lichtstrahlen zur Erzeugung vergrößerter Bilder eines Objekts verwendet.

Linse Gekrümmtes Bauteil aus Glas oder aus Plastik, das Lichtstrahlen bricht und dadurch ein Objekt vergrößert erscheinen lässt.

Lösung Feststoff, Flüssigkeit oder Gas, in einer Flüssigkeit aufgelöst.

Magnetlinse Starke Magneten in einem Elektronenmikroskop lenken und bündeln den Elektronenstrom zu einem feinen Strahl, der das Objekt durchleuchtet.

Mikroben Sammelausdruck für mikroskopisch kleine Lebewesen, beispielsweise Bakterien oder pflanzliche und tierische Einzeller.

Mikrochip Kleines Bauteil (auch nur Chip genannt) aus Silizium mit Tausenden elektronischer Schaltkreise, wird in Computern und anderen elektronischen Geräten verwendet.

Mikrochirurgie Medizinischer Eingriff am Körper (zum Beispiel am Auge) mithilfe eines Mikroskops und besonders kleiner Instrumente.

Mikrofossil Überbleibsel eines kleinen Lebewesens, das vor langer Zeit gelebt hat und im Gestein Spuren hinterließ.

Mikrofoto Fotografisches Bild, das mit dem Licht- oder Elektronenmikroskop aufgenommen wurde.

Mikrotom Schneidegerät zur Herstellung dünner Schnitte eines Objekts.

Minerale In der Natur vorkommende Stoffe, die Gesteine aufbauen. Sie bestehen aus den chemischen Verbindungen von Substanzen, die man Elemente nennt. Diese kann man nicht weiter zerlegen, ohne dass sie ihre typischen Eigenschaften verlieren. Elemente sind beispielsweise

Gold, Eisen, Calcium oder Kohlenstoff. In Quarz sind z. B. verschiedene Elemente miteinander verbunden.

Molekül Kleinstbestandteil eines Stoffes. Er besteht aus mindestens zwei Atomen, die chemisch miteinander verbunden sind.

Multiokularmikroskop Mikroskop mit mehr als zwei Okularen, durch die gleichzeitig mehrere Personen das gleiche Objekt betrachten können.

Nanotechnologie Wissenschaftliches Forschungsgebiet, in dem besonders kleine Maschinen aus einzelnen Molekülen oder Atomen entwickelt werden.

Objekt Gegenstand oder Probe, die man im Mikroskop genauer untersucht.

Objektiv Linse des Lichtmikroskops, die am Tubus unten angebracht und somit dem Objekt zugewandt ist.

Objektmikrometer Film- oder Glasstück mit feiner Strichmarkierung in genau bekanntem Abstand. Man legt das Objektmikrometer auf den Arbeitstisch und misst seine Striche bei verschiedenen Vergrößerungen zusammen mit der Okularmessplatte aus.

Objekttisch Arbeitsplatte am Mikroskop, auf die man den Objektträger mit dem Objekt legt. In der Mitte befindet sich ein Loch, durch das Licht von der Mikroskopierleuchte oder vom Spiegel auf das Objekt fällt.

Okular Bauteil des Lichtmikroskops, durch das man in das Mikroskop hineinschaut. Es enthält vergrößernde Linsen.

Okularmessplatte Film- oder Glasplättchen mit aufgetragenen feinen Strichen, das in ein Okular passt. Es wird zusammen mit dem Objektmikrometer zum genauen Ausmessen von Objekten verwendet.

Organelle Kleine Zellbestandteile von Pflanzen, Pilzen und Tieren.

Organismus Lebewesen wie Bakterien, Pflanzen, Pilze und Tiere.

Partikel Kleines Teilchen aus beliebigem Material.

Pilz Lebewesen ohne Blätter, Stängel und Wurzeln. Beispiele sind Schimmel, Mehltau und Hutpilze.

Plankton Mikroskopisch kleine Lebewesen, die frei im Wasser (meist nahe der Oberfläche) von Teichen, Seen oder Ozeanen schweben.

Polarisationsmikroskop Spezielles Mikroskop, das polarisiertes Licht verwendet, um bestimmte Substanzen an ihren Kristallen zu bestimmen oder Fehler in Werkstoffen aufzudecken.

Polarisiertes Licht Die Wellen in diesem Licht schwingen alle in der gleichen Richtung, beispielsweise nur von oben nach unten. Im gewöhnlichen Licht sind die Schwingungsrichtungen beliebig und völlig ungeordnet. Polarisiertes Licht stellt man aus gewöhnlichem Licht mit speziellen Filtern her, die nur Licht mit einheitlicher Schwingungsrichtung durchlassen. Wenn man Kristalle im polarisierten Licht betrachtet, erkennt man sehr auffällige Farbmuster.

Pollen Blütenstaub. Er entsteht in den Staubblättern der Blüten und enthält die Gene der männlichen Fortpflanzungszellen, die für die Befruchtung der Samenanlage benötigt werden.

Reflektion Umlenkung von Lichtstrahlen an einem Spiegel.

Refraktion Ablenken von Lichtstrahlen durch Brechung in Linsen.

Revolver Drehbarer Bauteil, an dem die Objektive des Mikroskops befestigt sind.

Sediment Kleine Teilchen aus Ton, Lehm oder Sand, mit pflanzlichen und tierischen Bestandteilen. Sie setzen sich am Gewässergrund ab, bilden ein Sediment und mit der Zeit ein Festgestein (Absatzgestein).

Stereomikroskop Spezielles Lichtmikroskop mit meist zwei Okularen, durch die man Objekte räumlich sehen kann.

Tiefenschärfe Bereich, über den ein Vergrößerungsglas oder ein Mikroskop ein scharfes, vergrößertes Bild eines Objekts erzeugt. Je größer die Tiefenschärfe ist (beispielsweise am Stereomikroskop), um so mehr erscheint ein Objekt dreidimensional.

Tubus Bauteil eines Lichtmikroskops, an dem oben das Okular und unten die Objektive befestigt sind.

Ultramikrotom Schneidegerät zur Herstellung sehr dünner Schnitte von Objekten, die im Elektronenmikroskop betrachtet werden sollen (siehe auch Mikrotom).

Vakuum Leerer Raum, der keine Luft oder andere Gase enthält. Der Tubus eines Elektronenmikroskops muss zum Vakuum leer gepumpt werden.

Vergrößerung Zahlenangabe, um welchen Faktor ein Objekt größer abgebildet wird. Die Vergrößerung »200fach« besagt, dass ein Objekt 200-mal größer erscheint, als es in Wirklichkeit ist.

Viren (Einzahl: das Virus!) Sie bestehen aus besonders großen Molekülen, beispielsweise aus DNS. Viren können sich nur in lebenden Zellen vermehren. Da sie selbst nicht aus Zellen aufgebaut sind, stellen sie auch keine Lebewesen dar.

Zelle Kleinster allein lebensfähiger Baustein von Mikroorganismen, Pflanzen, Pilzen, Tieren und Menschen. Eine Zelle kann sich ohne Hilfe von anderen Zellen ernähren oder teilen.

Zellkern Rundlicher oder ovaler Bestandteil in den Zellen von Pflanzen, Pilzen und Tieren und Menschen. Er kontrolliert alle Abläufe in der Zelle.

Zellplasma Wässrige, manchmal gelartige Flüssigkeit in den Zellen, in denen Organellen schwimmen.

Register

Nützliche Adressen

Geräte und Zubehör für Mikroskope liefern die folgenden Firmen:

Ehlert & Partner
Oberstr. 18
53859 Rheidt
Tel.: (02208) 5118
Fax: (02208) 5119

R. Göke
Bahnhofstr. 27
58095 Hagen
Tel./Fax: (02331) 31754

Kosmos Service
Postfach 10 60 11
70049 Stuttgart
Tel.: (0711) 2191342
Fax: (0711) 2191350

Ein gutes Mikroskop, an dem man lange Zeit Freude haben möchte, stellt Hochleistungsoptik dar – man kauft es daher nicht im Supermarkt. Leistungsfähige Mikroskope von Marktanbietern für den Anfänger oder Fortgeschrittenen erhält man in allen Optikfachgeschäften. Bei der Auswahl eines geeigneten Instruments beraten auch die oben genannten Firmen sehr gerne.

Mikroskopische Fertigpräparate sind zu beziehen bei:

Johannes Lieder
Laboratorium für Mikroskopische Präparate
Solitüdeallee 59
71636 Ludwigsburg
Tel.: (07141) 921919
Fax: (07141) 902707

Wer Freude an der mikroskopischen Arbeit gefunden hat, mag vielleicht weitere Anregungen und Informationen bei einer Mikroskopischen Arbeitsgemeinschaft einholen, in der sich Hobbymikroskopiker zusammengeschlossen haben. Hier einige Adressen:

Berliner Mikroskopische Gesellschaft
Königin-Luise-Straße 1-3
14195 Berlin

Mikrobiologische Vereinigung München
Auf der Scheierlwiese 13
85221 Dachau

Mikrobiologische Vereinigung Hamburg
Rupertistr. 7a
22609 Hamburg

Mikroskopische Arbeitsgemeinschaft Hannover
Sonnenweg 33
30171 Hannover

Mikroskopische Arbeitsgemeinschaft Köln
Amsterdamer Straße 34
50735 Köln

Mikrographische Gesellschaft Wien
Postfach 255
A-1081 Wien

Mikroskopische Gesellschaft Zürich
Bruggerweg 14
CH-8037 Zürich

Danksagung

Der Verlag dankt den folgenden Institutionen und Personen für Hilfe und Ratschläge: DuPont; Histological Equipment Ltd.; Harry Kenward, Environmental Archaeology Unit, University of York; Eric Marson, Northern Biological Supplies Ltd.; Philip Harris Education; Alan Pipe und Jane Sidell, Museum of London Archaeology Service; Dr. Rob Scaife, Department of Geography, University of Southampton.

Bildnachweise

Abkürzungen: o – oben, M – Mitte, u – unten, l – links, r – rechts, SPL – Science Photo Library

Umschlag: Vorderseite: Leica Microsystems Wetzlar GmbH (ol); SPL (oM, ul, ur); Dr. Bruno P. Kremer (or, Ml, Mr). Rücken: Dr. Bruno P. Kremer. Rückseite: SPL (oM, or, Ml, uM, ur); Dr. Bruno Kremer (ul).

1: David Scharf/SPL. **2-3:** Eye of Science/SPL. **4-5:** SPL. **6:** David Scharf/SPL (u, M); Jan Hinsch/SPL (o). **7:** Dr. Kari Lounatmaa/SPL (l); David Scharf/SPL (o); Philippe Plailly/SPL (u). **8:** Biophoto Associates/SPL (o); James King-Holmes/SPL (l); Eric Grave/SPL (M). **9:** Andrew Syred/SPL (o); Secchi-Lecaque/CNRI/SPL (M); David Scharf/SPL (r). **10:** Astrid und Hanns-Frieder Michler/SPL. **11:** Andrew Syred/SPL (or, Mr, ur). **12:** Astrid und Hanns-Frieder Michler/SPL (l); David Scharf/SPL (M); Dr. Jeremy Burgess/SPL (o). **13:** SPL (or); Bruce Iverson/SPL (r). **14:** Andrew Syred/SPL (l, Mr); Dr. Jeremy Burgess/SPL (M). **14-15:** SPL. **15:** SPL (M, r, u). **16:** SPL (l, M). **16-17:** SPL. **17:** Eye of Science/SPL (M). **18:** Jan Hinsch/SPL (l); Museum of London Archaeology Science (o, ur). **19:** Dr. Rob Scaife, Department of Geography, University of Southampton (l); Museum of London Archaeology Science (M, u); Environmental Archaeology Unit, University of York (or). **20:** Dr. Jeremy Burgess/SPL. **21:** J. C. Revy/SPL. **22:** John Burbidge/SPL (ul); David Scharf/SPL (Mr). **22-23:** Manfred Kage/SPL. **23:** BSIP VEM/SPL (ul); Prof. P. M. Motta/Fachbereich Anatomie/Universität La Sapienza, Rom/SPL (or, ur). **24:** Prof. P. M. Motta/Fachbereich Anatomie/Universität La Sapienza, Rom/SPL (l); Eddy Gray/SPL (o); Philippe Plailly/SPL (ur). **25:** Carlos Munoz-Yague/ Eurelios/SPL (l); Richard Wehr/Custom Medical Stock Photo/SPL (ur); Hossler/Custom Medical Stock Photo/SPL (or). **26:** Biophoto Associates/SPL (l); K. R. Porter/SPL (o). **27:** Bruce Iverson/SPL (l); National Cancer Institute/SPL (r). **28:** © Carolina Biological Supply Co./Oxford Scientific Films (l); Prof. P. M. Motta und Prof. T. Naguro/SPL (u). **28-29:** Prof. P. M. Motta, Prof. S. Makabe und Prof. T. Naguro/SPL. **29:** Prof. P. M. Motta und Prof. T. Naguro/SPL (u, r). **30:** Prof. P. M. Motta, Prof. S. Makabe und Prof. T. Naguro/SPL (ol); Prof. P. M. Motta und Prof. T. Naguro/SPL (Ml); Biophoto Associates/SPL (u). **30-31:** Lawrence Berkley Laboratory/SPL. **31:** Francis Leroy, Biocosmos/SPL (or). **32:** Alfred Pasieka/SPL (l); BSIP VEM/SPL (M); A. B: Dowsett/SPL (o). **33:** CNRI/SPL (l); Dr. Kari Lounatmaa/SPL (ul); Alfred Pasieka/SPL (r). **34:** NIBSC/SPL (u); Dr. Kari Lounatmaa/SPL (o). **35:** NIBSC/SPL (M); Richard J. Green/SPL (o). **36:** Geoff Tompkinson/SPL (l); Nancy Kedersha/Immunogen/SPL (o). **37:** Dr. Kari Lounatmaa/SPL (ul); Biology Media/SPL (ur); Alfred Pasieka/SPL (o). **38:** SIO/SPL. **39:** David Scharf/SPL. **40:** Sidney Moulds/SPL (M); J. C. Revy/SPL (o). **41:** Dr. Jeremy Burgess/ SPL (l, M); Andrew Syred/SPL (r). **42:** © Dr. B. Booth, GeoScience Features Picture Library (l); Claude Nuridsamy und Marie Perennou/ SPL (M); J. C. Revy/SPL (ur). **42-43:** © Scott Camazine/George Hudler/ Oxford Scientific Films. **43:** J. C. Revy/SPL (r). **44:** Dr. Jeremy Burgess/ SPL (Ml); Volker Steger, Peter Arnold Inc./SPL (o); Andrew Syred/SPL (u); David Scharf/SPL (Mr). **45:** Andrew Syred/SPL (l, u); David Scharf/SPL (M); Dr. Jeremy Burgess/SPL (Mr). **46:** M. I. Walker/SPL (l); Manfred Kage/SPL (or); Jan Hinsch/SPL (ol, ur). **47:** Sinclair Stammers/SPL (M); Alfred Pasieka/SPL (u). **48:** G. F. Gennaro/ SPL. **49:** Andrew McClenaghan/SPL (l); Dr. Jeremy Burgess/SPL (r). **50:** Dr. Jeremy Burgess/SPL (ol); CNRI/SPL (ul); BSIP VEM/SPL (o); A. B. Dowsett/ SPL (M). **51:** David Scharf/SPL. **52:** Manfred Kage/SPL (l); David Scharf/ SPL (or). **53:** Dr. Tony Brain/SPL. **54:** CNRI/SPL (ol); David Scharf/SPL (Ml); © Manfred Kage/Oxford Scientific Films (ol); Biophoto Associates/ SPL (o); J. C. Revy/SPL (ur). **55:** © Kjell B.Sandved/Oxford Scientific Films (ul); Claude Nuridsany und Marie Perennou/SPL (ur). **56:** David Scharf/ SPL (l); Claude Nuridsany und Marie Perennou/SPL (M); John Walsh/SPL (o). **57:** Biophoto Associates/SPL (ol, l2, l3, ul); © Harold Taylor Abipp/ Oxford Scientific Films (M); John Burbidge/SPL (ur). **58:** David Scharf/SPL (l); K. H. Kjeldsen/SPL (r). **59:** Dr. Jeremy Burgess/SPL (ul); David Scharf/ SPL (oM, ur); Andrew Syred/SPL (Mr). **60:** Eye of Science/SPL (u); Prof. M. Motta und Prof. F. M. Magliocca/SPL (o). **61:** K. H. Kjeldsen/SPL (Ml, u); Eye of Science/SPL (or). **62:** Andrew Syred/SPL (l); ManfredKage/SPL (M); Biophoto Associates/SPL (r). **63:** Sinclair Stammers/Oxford Scientific Films. **64-65:** SPL. **65:** Mike McNamee/SPL (Ml); Alfred Pasieka/SPL (u). **66:** Alfred Pasieka/SPL (M); Dr. Ann Smith/SPL (ol); Dr. Tony Brain/SPL (or). **67:** Dr. Ann Smith/SPL (ol); Philippe Plailly/Eurelios/SPL (M, u); NASA/SPL (r). 68: Andrew Syred/SPL (l); Manfred Kage/SPL (r). **69:** Alfred Pasieka/SPL. **70:** Michael W. Davidson/SPL (ol); Dr. Clive Kocher/SPL (ul); Sinclair Stammers/SPL (r). **71:** John Walsh/SPL (l); Michael W. Davidson/ SPL (r). **72:** G. Müller, Struers GmbH/SPL (l, rM). **72-73:** G. Müller, Struers GmbH/SPL. **73:** Manfred Kage/SPL (ul); Astrid und Hanns-Frieder Michler/ SPL (r). **74:** David Parker/SPL (l); David Scharf/SPL (M, o). **74-75:** George Bernard/SPL. **75:** Sandia National Laboratories/SPL (l); Photo Courtesy of Paul McWhorter, Sandia National Laboratories (or); Toyota (GB) Ltd. (Mr). **76:** David Scharf (o); Peter Menzel/SPL (M);IBM Forschungs-Abteilung, Zürich (u). **77:** IBM Corporation, Forschungs-Abteilung, Almaden Forschungs-Zentrum (ul); IBM Forschungs-Abteilung, Zürich (ol, or); Prof. Harold G. Craighead, Cornell University, New York (ur). **78:** Julian Baum/SPL. **79:** Science Museum/Science and Society Picture Library. **80:** Dr. Jeremy Burgess/SPL (l, oM); SPL (uM); Science Museum/Science and Society Picture Library (r). **81:** Science Museum/Science and Society Picture Library (oM); mit freundlicher Genehmigung des Präsidenten und Rats der Royal Society, London (ur). **82:** SPL (l); © The British Museum (M); Jean-Loup Charmet/SPL (r). **83:** Custom Medical Stock Photo/SPL (l); D. McMullan/SPL (o). **84:** IBM Forschungs-Abteilung, Zürich (l); Philippe Plailly/Eurelios/SPL (r). **85:** David Parker/SPL. **86-87:** Philip Harris Education. **88-89:** Howard Allman. **90:** Philip Harris Education.

Es wurden alle Bemühungen unternommen, die Inhaber der Bildrechte herauszufinden. Sollte dies in Einzelfällen nicht gelungen sein, ist der Verlag gerne zu weiteren Vereinbarungen bereit.

Redaktion der Originalausgabe: Paul Dowswell
Gestaltung: Laura Fearn, Jane Rigby
Illustrationen: Kim Lane, Gary Bines und Peter Bull
Umschlagentwurf der Originalausgabe: Stephen Wright und John Russell
Beratung: Michael Reiss und Max Parsonage
Gesamtleitung: Judy Tatchell

Nach den Regeln der neuen Rechtschreibung

Aus dem Englischen von Dr. Bruno P. Kremer
Titel der Originalausgabe: »The Usborne Complete Book of the Microscope«

Lektorat: Heike John · Umschlaggestaltung: Eva Schindler
 · Printed in Great Britain · ISBN 3-7607-4680-2